보건조사방법론

손애리 저

METHODOLOGY
OF
HEALTH
SURVEYS

계축문화사

머리말

오늘날 우리는 정보의 홍수 속에서 살고 있어 어떤 정보가 믿을만한지, 과학적 근거에 의해서 생성된 근거인지를 판단하려는 노력이 그 어느 때 보다 강조되고 있다. 특히 사회과학을 연구하는 학자나 학생들의 주요 관심은 사회적 현상이나 행동이 왜 일어나며, 어떻게 전개될 것이며, 앞으로 어떻게 해결할 수 있는지를 찾고, 이를 과학적 방법에 근거하여 설명하는 것이다. 일반적으로 과학적인 주장은 논리적이고 경험적인 입증이 전제되어야 한다. 사회과학에서 인식은 앎의 과학이며, 방법론은 발견의 과학이라고 할 수 있다. 방법론을 크게 철학적 배경, 조사방법 및 자료분석으로 구분한다면 이 책은 조사방법에 초점을 두었다. 이 책을 집필하기 전에 사회현상과 관련된 조사방법 책이 매우 많음에도 불구하고 이 책을 집필할 필요가 있는지를 고민하였다. 그러나 보건학적 관점에서 사회현상을 이해하고 인간의 건강 행동을 다루는 책은 많지 않았다. 그래서 보건학적 관점에서 연구를 어떻게 수행하고 해석해야 하는지를 구체적인 사례를 가지고 설명하려고 노력하였다. 질병관리청이나 다른 공공기관에서 보건 조사를 어떻게 하는지, 실제로 연구자가 조사를 수행한다고 가정하고 가설 세우기 위한 이론 탐색, 표집, 설문지 개발, 조사방법, 조사원 관리 등에 많은 지면을 할애하였다. 그리고 조사분석에 관한 내용은 기존 통계학 책에서 자세히 다루기 때문에 매우 짧게 기술하였다.

이 책은 전부 13장으로 구성되어 있다. 첫 장은 조사연구에 대한 개괄적인 원리, 2장은 오차와 무응답, 3장과 4장은 조사설계와 수집방법, 5장은 표본추출법, 6장부터 9장은 설문지 작성에 필요한 설문지 개발, 측정과 척도, 조사관리를 다루었다. 10장은 자료의 처리, 11장은 질적 연구방법에 관하여 간단하게 소개하였다. 12장부터 13장은 보건조사에 대한 실제적인 사례를 소개하였다.

이 책은 보건학에 입문하는 학생들에게는 보건조사방법론을 소개하는 역할 뿐만 아니라 연구를 실제로 수행하는 대학원생 이상의 학생에게도 도움을 줄 수 있도록 복잡한 연구설계를 간단히 소개하였다. 필자는 이 책에서 조사방법의 기초에 초점을 두어 서술하였으나, 추후에 출판될 보건조사방법론 교재는 깊이 있는 연구설계에 대해서도 다루고 싶다. 필자는 평소에 조사방법론은 단순히 이론을 배우는 것도 중요하지만 적어도 간단한 경험적 연구는 수행해낼 수 있는 능력이 있어야 한다고 생각하였다. 따라서 필자는 최소한의 연구수행 능력을 함양하기 위한 목적으로 실제 실습할 수 있는 사례를 12장과 13장에 제시하였다. 본 교재의 9장까지는 사회조사분석사와 보건교육사 시험을 대비할 수 있도록 요약과 기출문제를 제시하였다. 결론적으로 이 책은 보건 문제로부터 가설을 세우고 연구설계에 맞추어 설문지를 개발하고 자료를 수집한 후 이를 분석해서 보고서를 스스로 작성하는 일련의 연구 과정을 다루었다.

이 책은 학부나 대학원의 교재뿐만 아니라 보건조사를 하는 연구기관에서도 활용될 수 있다. 이 자리를 빌려서 본 원고가 나오기까지 원고의 틀을 제안해 주시고 많은 격려와 지지를 해 주신 서울대학교 보건대학원 명예교수님이신 조병희 교수님에게 무한한 감사함을 전하고 싶다. 또한, 항상 아낌없는 지지와 응원을 해 준 학생들에게 고마움을 표시하고 싶다. 그리고 원고의 오·탈자와 편집을 처음부터 끝까지 몇 번이나 꼼꼼하게 점검해 주고 도와준 엄선화에게 고마울 따름이다. 마지막으로, 이 책이 잘 출판될 수 있도록 배려해 주시고 도와주신 계축문화사 사장님 이하 직원 여러분께 감사를 드린다.

2021년 12월

손 애 리

차례

제12장 연구보고서 작성 237

제13장 조사 실습 가이드라인 257

표 차례

부록

그림 차례

부록

제1장

1

조사연구의 원리

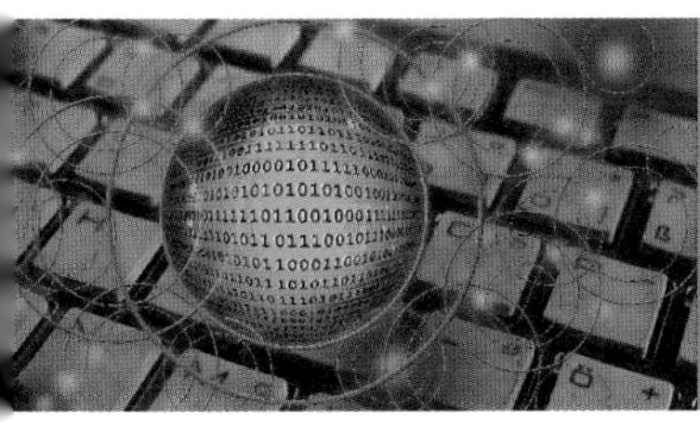

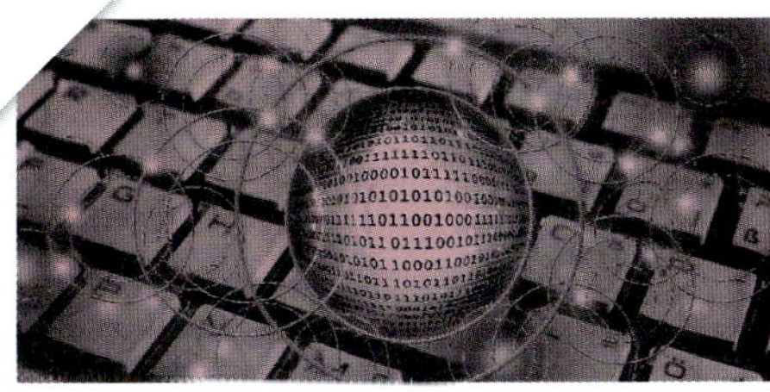

제 1 장

조사연구의 원리

1.1 | 조사연구란 무엇인가?

우리는 일상적으로 다양한 서베이를 접하고 있다. 선거철이면 정당이나 공직 후보자들에 대한 선호도를 조사하는 서베이도 있고, 회사에서 신제품에 대한 소비자 인식도를 조사하여 마케팅에 활용하는 서베이도 있으며, 가치관을 파악하는 서베이도 있다. 서베이를 통해서 우리가 얻고자 하는 것은 표본에서 얻어진 수치, 즉 **통계치**(statistics)이다. A 정당에 대한 국민의 지지도가 36.4%라거나 일상생활에서 스트레스를 느끼는 국민이 48.2%라는 통계는 여러 가지로 함축적 의미를 내포하고 있다. 한 시점에서 국민들의 정치적 성향이 어떠한지 또는 정신적 건강상태가 어떠한지에 대하여 궁금해하는 사람들이 많이 있고 서베이는 그에 대한 답을 제공해 주는 것이다. 이처럼 서베이란 어떤 관심 주제에 대하여 일정한 대상 집단이나 사람들에게 질문하는 방식으로 체계적으로 정보를 얻어서 통계를 산출하는 방법을 의미한다.

서베이는 비교적 오랜 역사를 갖고 있다. 19세기에도 서구에서는 근로자들의 생활상을 조사하는 서베이들이 실시된 역사를 갖고 있다. 건강과 관련해서는 미국에서 1920년대에 의료비 위원회가 설치되어 활동하면서 미국인의 질병 발생과 의료비 지출에 관한 서베이를 실시한 것이 전국건강조사의 효시가 된다. 1928년부터 1931년까지 진행된 이 서베이는 17개 주에서 8,000가구 이상이 여러 시점에 면접조사를 받았다(Johnson, 2015). 비슷한 시기에 뉴욕시 등에서 유병률을 조사하는 건강조사가 시행되었다. 2차 세계대전 이후에 표집이론과 조사방법론이 발전하면서 건강조사는 더 활발하게 실시되었다. 일반적인 유병률 조사나 의료이용 조사 이외에도 정신건강 조사, 의료전문직 행태조사, 흡연과 암 발생에 관한 전향적 조사 등 다양한 건강 이슈들을 조사하기 시작하였다.

그런데 전국 규모의 서베이는 이론적으로는 가능했지만, 현실에서 실행하기는 쉽지 않았다. 당시의 서베이는 대부분 가구를 표집하여 방문조사하는 방식으로 진행되었는데 전국 규모의 표집을 하고, 조사원을 파견하여 조사하는 것은 상당한 시간과 비용이 필요하였다. 또한, 수집된 자료를 코딩하고, 집계하고, 변수 간의 연관성을 밝혀내는 작업도 모두 수작업으로 진행됐기 때문에 상당한 시간이 필요했고, 통계분석의 수준도 깊지 못하였다. 앞서 언급한 최초의 전국건강조사가 3년에 걸쳐서 실시된 것도 이러한 열악한 조사 여건 때문이었다. 그렇지만 설문조사 방식으로 국민의 건강과 관련된 정보를 수집하여 데이터를 구축하고 정책개발에 필요한 통계적 정보를 얻을 수 있다는 연구자들의 확신은 강하였고, 건강 서베이들이 진행되면서 건강 데이터와 통계들이 제공하는 효용성이 확인되면서 서베이는 보건 분야에서 핵심적인 자료수집방법으로 자리 잡게 되었다.

건강 서베이를 획기적으로 발전시킨 것은 1960년대 컴퓨터의 개발 덕분이다. 컴퓨터를 이용한 데이터의 입력이 가능해지고 이어서 수리적 데이터를 통계 처리와 통계분석을 할 수 있는 프로그램들이 개발되면서 건강 서베이들은 새로운 시대를 맞게 되었다. 과거 수작업으로 진행되던 코딩, 데이터 입력, 데이터 클리닝, 빈도분포와 같은 기초분석이 모두 기계적으로 진행됨으로써 서베이에 걸리는 시간과 비용을 획기적으로 줄여주었다. 더욱이 통계 패키지의 개발로 고급통계분석도 가능해지면서 서베이 데이터의 활용도는 더욱 높아졌다.

한국에서도 사정은 비슷하다. 컴퓨터가 도입되기 전에는 인구 총조사(census)를 비롯한 모든 서베이가 수작업으로 진행되었다. 그렇지만 서베이의 개념은 해방 이전에 이미 도입되어 있었고 공장근로자들의 건강상태 조사 등 보건 분야 연구들은 서베이에 근거하여 자료를 수집하여 진행된 바 있다. 1970년대에 국내에도 컴퓨터가 도입되고 통계 프로그램도 개발되면서 일반적인 사회조사와 함께 건강 서베이도 활성화하게 되었다.

건강 서베이는 1960년대에 처음으로 도입되었다. 1962년에 정부에서 국민건강 및 보건의식행태조사를 시작하였고, 1969년부터 매년 국민영양조사를 실시하였다. 이 두 조사를 통합하여 1998년에 국민건강영양조사가 실시되기 시작하였다. 또 다른 전국 규모 건강조사는 통계청의 '사회조사'이다. 통계청이 1977년에 '한국의 사회지표' 체계를 개발하면서 소득, 소비, 교육 등과 함께 보건 지표를 개발하게 되고 이를 위한 근거 데이터 확보를 위해서 전국에서 17,664가구를 대상으로 사회조사를 시행하였다. 전국 규모의 대규모 건강 데이터가 수집되기 시작한 것이다. 2000년대 들어와 청소년 건강행태 조사, 지역사회 건강조사, 의료패널조사 등 다양한 건강 서베이들이 새롭게 시작되었다. 아울러 개인 연구자나 학교 또는 연구소에서 실시하는 다양한 형태의 수많은 건강 서베이들이 수행됨으로써 서베이는 전성시대를 맞고 있다. 최근 10여 년간 인터넷과 정보통신, 온라인조사가 빠르게 발전하면서 기존의 가구방문조사를 대체해 가고 있다.

서베이는 건강에 관한 신뢰할만한 데이터, 즉 건강통계를 제공해 준다. 건강정보는 이제 전문 연구자나 정부의 정책개발 담당자들한테만 필요한 것이 아니게 되었다. 일반인들도 건강에 관한 관심이 높아지면서 건강통계의 수요는 개인이나 기업 등 폭넓은 수요를 갖게 되었다. 신뢰할만한 건강통계가 만들어지기 위해서는 서베이가 과학적으로 진행되어야 한다. 표집을 하는 것이나 질문 문구를 만드는 과정은 엄격한 과학적이고 중립적인 자세를 견지하지 않을 경우 서베이는 자칫 오차를 만들고 왜곡된 통계를 산출하게 될 수도 있다. 우리가 조사방법론을 배우는 이유는 그러한 오류의 함정에 빠지지 않고 서베이를 통해서 과학적이고 신뢰할만한 데이터를 생산하는 방법을 체득하기 위함이다.

1.2 | 과학적 원리와 서베이

서베이는 자료에 입각하여 논증하는 과학적 원리에 근거하고 있다. 과학적 원리는 자연과학에서 먼저 발전하였다. 갈릴레오나 뉴턴 같은 과학자들은 자연현상이 규칙적으로 움직인다고 추론하였고, 관찰이나 실험적 방법에 따라 규칙성을 밝혀냈고, 그러한 일련의 규칙성들의 집합을 법칙으로 정리하였다. 이렇게 엄격한 실험의 과정을 거쳐서 정립된 지식을 과학적 지식이라고 한다. 지식을 앎의 한 형태라고 할 때 앎을 얻게 되는 길은 과학적 실험 이외에도 직관적 사유나 개인적 경험 등이다. 그렇지만 **과학적 지식**은 다른 형태의 앎보다 객관성이 담보되고 신뢰성과 타당성을 갖춤으로써 우리에게 믿을 만한 지식을 제공해 준다.

예를 들어 우리가 아프다는 것은 스스로 경험함으로써 알 수 있다. 몸 상태가 평소와 다르고 통증이나 열이 나거나 정상적으로 작동되지 않는다면 우리는 병에 걸린 것을 의심해 볼 수 있다. 그런데 우리는 의료기관에서 의사의 진단을 받아서 질병 여부를 확인받는다. 의사는 과학적으로 정립된 진단법을 적용하여 우리 몸의 이상 여부를 판단한다. 우리는 개인적 경험을 통해서도 질병 여부를 느낄 수 있지만, 의사의 진단법, 즉 과학적 지식을 활용하여 더 정확하게 질병 여부를 알 수 있게 된다. 여기서 의학적 진단은 개인적 경험보다 객관성이 높고, 더 신뢰할만하고 타당한 결과를 도출해 주는 것으로 볼 수 있다.

1.2.1 과학적 지식의 특징

과학적 지식은 몇 가지 특징을 갖는다. 과학은 철학이나 형이상학과 달리 **경험적 자료**에 의하여 지식을 구성한다. 경험적 자료란 우리가 체험적으로 얻은 사실적 자료를 말한다. 사실적 자료에 근거한 추론은 보편성을 갖는다. 고혈압에 대한 진단은 우리나라에서나 다른 나라에서나 동일하게 적용된다. 동일한 방법을 적용하였을 때 동일한 결과가 도출되는 것이 과학적 지식의 중요한 원리가 된다. 만일 고혈압 진단이 지역마다 다르거나 의료기관마다 다르다면 그것은 측정 방법에 무엇인가 문제가 있을 가능성이 크다.

과학적 지식은 반박의 가능성을 인정하는 **개방성**을 추구한다. 종교는 변화하지 않는 교리를 설파하고 그러한 불변의 진리를 우리는 그대로 믿는다. 반면 과학은 새로운 증거에 의하여 기존의 지식이 반박될 가능성을 열어놓고 있다. 인간 생활이 복잡해지고 고혈압에 관한 새로운 연구들이 진행되면서 과거 수축기-이완기의 고혈압 판단기준이 130-90mmHg이었으나 최근에는 120-80mmHg로 낮추어졌다. 즉 **고혈압에 대한 과학적 지식은 한번 정립되면 불변적으로 통용되는 것이 아니라 사회환경의 변화와 새로운 이론의 발전으로 변화될 수 있는 것이다.** 과학적 지식은 가능한 원인과 결과의 인과관계 형태를 취하게 된다. 혈압이 높아지는 것은 유전적 요인과 함께 식생활이나 스트레스 등 여러 요인이 작용하는 것으로 알려져 있다. 과학적 지식이 인과성을 내포하는 형태로 구성되면서 우리의 삶의 질을 높이는데 더욱 유용해지게 된다. 고혈압의 원인이 알려지면서 고혈압 예방을 위한 식생활 개선 등의 건강증진 활동이 더 효과적으로 추진될 수 있게 되었다. 인과성은 원인과 결과 사이의 확률적 관계를 말한다. 짠 음식을 좋아하면 혈압이 높아질 수 있는 개연성이 있다는 것이지 짠 음식의 섭취가 곧바로 고혈압을 초래하는 결정론적 관계는 아니다.

1.2.2 사회과학의 연구

사회과학은 인간의 행동을 연구하는 학문 분야인데 인간의 행동도 자연현상과 마찬가지로 규칙적임을 가정하고 이를 밝혀내기 위하여 관찰, (유사)실험, 심층면접, 서베이 등의 방법을 활용한다. 인간 행동의 규칙성은 자연현상만큼 엄밀하지는 않을 수 있다. 인간은 자유의지를 갖고 행동하기 때문에 정해진 상황에서 '남들 하는 것처럼' 하지 않고 독자적인 행동을 취할 수도 있다. 그렇지만 보편적으로 볼 때 인간은 특정한 상황에서 특정한 방식으로 행동하는 경향이 있고 이것을 규칙성으로 규정할 수 있으므로 사회현상-인간행동에 대한 과학적 탐구도 가능하다. 연구(research) 또는 탐구(inquiry)란 **"어떤 의문 혹은 질문(question)이나 문제(problem)에 대한 해답을 얻는 과정 및 절차"**를 의미한다. 사회과학의 연구는 사회현상이나 인간 행동의 특정 문제에 대한 의문으로부터 출발한다. 그리고 그 문제에 대한 해답을 찾는 과정에서 잠정적 해답인 가설을 제시하고 그 가설을 검정하는 과정이다.

흡연이나 음주에 대한 건강행동의 예를 살펴보자. 흡연이나 음주는 문화 현상이면서 건강에 직접적 영향을 미치는 건강행동으로 볼 수 있다. 흡연자는 몇 살에 흡연을 시작하는지, 성별에 따라 흡연율이 다른지, 흡연량은 얼마나 되는지, 금연 시도는 어느 시점에서 성공하는지 등은 인간의 의지가 작용하면서도 사회문화적인 경향성을 갖는 구조적 현상으로 볼 수도 있다. 2019년 성인 남자의 흡연율은 35.7%, 여자 흡연율 6.7%로 성별 격차가 상당히 크다. 이러한 현상이 규칙적이라는 의미는 지역적으로 서울이나 부산에서 측정해도 비슷한 결과를 도출할 것이고 오늘 측정하나 다음 주에 측정해도 역시 비슷한 결과를 나타낼 것이라는 의미이다. 또한, 조사 방법이나 표본의 특성에 따라서 측정치가 달라질 수는 있지만, 오차의 범위를 크게 벗어나지는 않음을 의미한다.

그런데 사회과학은 자연과학과 달리 보편성의 범위가 제한적일 수 있다. 자연현상은 전 지구적으로 그 원리가 통용되는 것이 보통이다. 짠 음식을 많이 섭취하면 고혈압이 될 위험성은 지구상의 어디서나 통용되는 보편적인 현상으로 볼 수 있다. 그런데 성별 흡연격차는 우리나라의 사회문화적 영향에서만 통용되는 현상이고 다른 문화권에 가면 그 격차는 매우 좁혀질 수 있다. 실제로 유럽 국가들은 남성 흡연율은 우리보다 낮고, 여성 흡연율은 우리보다 높아서 흡연율의 성별 격차가 크지 않다. 즉 **사회과학의 대상이 되는 인간의 행동은 사회문화적 영향을 많이 받게 됨으로써 보편성이 제한**된다고 할 수 있다.

과학적 지식을 산출하는 방법은 여러 가지이다. 관찰, 실험, 문헌연구, 조사연구, 초점집단 면접, 생활사연구, 역사적 접근, 비교 방법 등 다양한 방법들이 개발되어 있다. 어떤 연구에 어떤 방법이 적합한지는 연구주제의 특성에 따라 정해진다. 심리학에서는 실험적 방법을 많이 사용하는 반면 인류학에서는 참여 관찰이나 생활사연구 등을 적용한다. 과거 사회를 연구한다면 역사적 접근이나 비교 방법 또는 문헌연구 등을 활용할 수 있다. 이 책의 주제인 조사연구 또는 서베이는 사회학 분야에서 발전해 왔는데 현재는 경영학이나 정치학 등에서도 활용하고 있다. 학계를 넘어서 회사나 정당, 직업집단 등도 실용적 목적에서 서베이를 활용한다. 서베이는 응답자들의 생각과 태도, 행동, 지식 등에 대한 질문을 통하여 인간 행동을 밝혀내는데 유용한 도구이다. 경우에 따라서는 여러 방법이 함께 사용될 수도 있다. 음주행태를 연구하는 데 있어서 서베이를 활용해서 음주량이나 음주 장소, 동반자, 음주동기 등에 대한 포괄적인 질문에 대한 답을 얻은 다음에 특정한 연령이나 직업을 가진 사람들을 모아서 초점집단(focus group)을 구성하고 음주 과정에 대한 집중적인 토의를 진행할 수 있다. 서베이가 횡단면 조사로서 보편성을 추구하고, 초점집단 면접은 특정 이슈에 대한 심층적인 자료를 획득하는 방법이 된다. 이러한 혼합적 연구방법은 질적 연구와 양적 연구를 조화시키는 새로운 추세가 되고 있다.

우리가 과학적 연구를 수행하는 이유는 3가지로 요약된다. **첫째는 탐색적 연구이다.** 어떤 현상이 충분히 밝혀지지 않은 상황에서 실태를 파악하기 위한 목적에서 진행되는 연구를 말한다. 예를 들어 코로나19 상황이 장기간 지속하면서 사회적 약자들이 더 큰 어려움을 겪는 것으로 보고되고 있다. 중노년층보다는 청년층이, 또 남성보다는 여성들이 더 많은 어려움을 겪는다고 한다. 한 연구자가 20대 여성의 자살률이 과거보다 높아진 것을 발견했다고 하자. 그는 이것이 코로나19라는 보건 위기 상황에 대한 피해를 여성 청년들이 더욱 심각하게 받아들이고 있음을 암시하는 것으로 추론할 수 있다. 이에 따라 남성과 여성을 모두 포함하는 20대 청년들의 정신건강 상태에 대한 광범위한 조사를 벌여 자신의 추론을 확인해 나가는 것이 탐색적 목적의 연구라고 할 수 있다.

둘째는 기술적 연구이다. 탐색적 연구를 통해서 20대 여성의 정신건강 악화가 어느 정도 사실로 밝혀진다면 그다음 단계로 문제가 얼마나 심각한지 체계적이고 심층적 조사가 필요하게 된다. 정신건강 상태를 측정하는 여러 선별검사 척도들을 적용하여 20대 여성들이 의학적 도움이 필요할 정도로 정신건강이 악화하였는지를 가름할 수 있는 체계적인 자료 파악을 위하여 실시되는 것이 기술적 목적의 연구라고 할 수 있다.

셋째는 설명적 연구이다. 인과관계를 설정하고 원인을 파악하기 위한 목적에서 진행되는 연구로서 주로 학술적 목적의 연구들이 여기에 해당한다. 20대 여성의 정신건강 악화의 원인으로 취업난이 추정될 경우 취업의 어려움을 겪는 여성들이 취업한 여성보다 스트레스와 우울의 정도가 더 높은지를 서베이를 통해 인과관계 성립 여부를 파악할 수 있을 것이다. 일단 인과관계가 성립되면 향후의 추세에 대해 예측을 할 수 있게 된다. 즉 취업난이 더욱 심화하면 우울증 위험군이 몇 % 증가할지 반대로 취업률이 높아지면 우울증 위험군이 얼마나 낮아질지 예측할 수 있게 된다.

과학적 방법에서 얻어진 지식의 세 가지 특성 – 재생가능성, 경험성, 객관성

재생가능성

과학적 지식의 재생가능성(reproducibility)이란 일정한 절차나 방법을 다른 연구자가 다시 수행하더라도 누구나 같은 결론을 내릴 가능성을 의미한다. 재생가능성은 ① **과정 혹은 절차에 관한 것과 ② 결과에 대한 것으로 구분할 수 있다. 전자를 입증가능성 또는 타당성이라 하며, 후자는 신뢰성이라 한다.** 그리고 이러한 재생가능성을 확보하려면 **조사방법이 표준화**가 되어야 한다. 많은 과학적 조사는 절차와 방법을 포함하고 있는데 이를 **표준화하여야 재생이 가능하다.** 재생가능성이란 그러한 표준화된 방법에 따라 동일한 결과나 결론을 얻을 수 있는 가능성을 의미하므로 이는 통계적 확률을 통하여 산출할 수 있다.

경험성

경험성이란 연구대상이 우리의 감각기관에 의해서 지각될 수 있어야 함을 의미한다. 그러나 결국 추상적인 개념도 구체적인 사실들과 연관되어 있으므로 그 자체가 추상적이라고 하더라도 궁극적으로는 경험적인 인식이 가능하다.

객관성

객관성이란 여러 사람이 같은 사물이나 대상을 인식할 때 누구에게나 동일하거나 비슷하게 인식되는 것이다. 객관성의 문제와 구별해야 하는 것은 다수결(多數決)이다. 다수결은 선택수단일 뿐이지, 어떤 상황이 과학적인지 객관적인지를 말해주지는 않는다. 결국, 과학적 사실은 모든 이로부터 객관적으로 인식되어야 한다. 객관성을 가지려면 각각의 사람들이 서로 다른 감각기관을 가졌다고 하더라도 동일하게 자극할 경우 동일한 지각을 산출하는 **객관적 도구**가 필요하고 감각 경험을 정밀하게 기술하고 전달할 수 있는 **조사표**(schedule), **채점표**(score card) **또는 척도**(scale) 등과 같은 표준화된 용어나 기준이 있어야 한다.

1.3 | 조사연구의 과정

조사연구의 과정은 주제 선정, 연구설계, 조사 실시, 분석과 보고의 단계를 거친다.

1.3.1 주제선정

주제 선정은 모든 연구의 시작이다. 연구 주제는 실용적 관심사나 학술적 목적에서 선택되는 것이 보통이다. 주제 선정을 위해서는 중심적 현상을 분명히 해야 한다. 기왕에 많이 조사되거나 연구된 주제라면 우리가 새로 연구를 시작해야 될 필요가 적을 것이고, 기존 연구를 잘 이해하고 활용하면 될 것이다. 즉, **새로운 연구를 한다는 것은 기존 연구들과는 다른 무엇이 있어야 한다.** 기존 연구가 어느 범위에서 얼마나 심층적으로 이루어졌는지를 살펴보면서 기존 연구에서 부족하거나 미흡했던 점을 발견할 수도 있고, 또는 새로운 관점에서 기존 연구를 비판하고 접근해 볼 수도 있다. 어느 경우든지 기존 연구 또는 유관 연구에 대한 폭넓은 검토는 필수적이다.

1.3.2 연구 문제의 조작화

연구 주제는 처음에는 추상적인 경우가 많다. 실제 서베이가 실행되기 위해서는 **추상적 주제를 구체적 이슈로 전환**시키는 작업이 필요하다. 이것을 **연구 문제의 특정화 또는 조작화**(operationalize)라 한다. 예를 들어 근로자들의 고용 지위에 따른 건강상태의 차이를 연구한다고 하자. 고용 상태의 지위는 비교적 구체적 개념이다. 한 사람의 고용지위를 정규직/비정규직/자영업/무직 등으로 나누어서 응답하도록 할 수 있을 것이다. 즉 고용지위는 곧바로 측정이 가능한 구체적 개념이다. 그러나 건강상태는 상당히 추상적인 개념으로 다양한 측정방법이 적용될 수 있다. 질병유무로 측정될 수도 있고, 신체건강/정신건강/사회적 건강 등으로 나누어 측정될 수도 있다. 일상활동의 수행여부에 따라서도 건강상태를 나눠 볼 수 있다. 즉 건강상태란 상당히 추상적 개념이기 때문에 어떤 관점에서 측정하는 것이 필요한지를 정하고 그에 따른 구체적 측정방법을 정해야 한다. 예를 들어 의학적 정의를 적용한다면 질병 유무로 측정할 수 있을 것이고 사회학적 개념을 적용한다면 일상적 역할 수행여부로 측정할 수 있을 것이다. 이와 같이 연구 주제를 측정이 가능한 상태로 개념을 구체화하고 조작화함으로써 우리는 서베이에 한걸음 다가가게 된다.

1.3.3 연구설계

연구 주제를 구체화한 다음에 연구설계를 하게 된다. 주택을 건설할 때 우리는 설계도를 먼저 작성한다. 여기에는 전체 면적을 얼마나 할지, 방을 몇 개로 할지, 욕실과 주방이나 창고 등 부속시설을 어떻게 설치할지 등 주택의 세부적 사항을 담게 된다. 설계도가 정확하게 만들어져야 주택을 차질없이 지을 수 있게 된다. 조사연구를 수행할 경우에도 마찬가지이다. 조사연구의 설계에 담겨야 할 내용은 다음과 같다.

① **연구 주제와 세부적 이슈**

② **주요 변수들 간의 관계 또는 개념틀**: 독립변수(영향요인), 종속변수, 매개변수 등 제 변수들의 관계를 포함하는 연구의 개념틀

③ **표본의 규모와 표본추출 방법**: 연구 주제에 부합되는 표본의 규모, 확률 표집(무작위 표집, 층화표집, 집락표집 등) 또는 비확률표집(할당표집 등) 여부

④ **횡단조사, 종단조사, 패널조사 여부**: 조사 시점 기준으로 동일 시간에 다수의 응답자들에게서 서베이를 실시하든지(횡단조사), 시간의 흐름을 따라서 두 개의 다른 시점에 조사를 실시하든지(종단조사), 종단조사 설계에서 동일 집단에 대하여 다른 시점에 반복하여 조사를 하는 경우(패널조사) 등을 선택

⑤ **면접조사, 전화조사, 우편조사, 온라인 조사 등 자료수집 방법**

1.3.4 설문지 개발

연구설계에서 제시된 세부적 이슈와 개념틀에 기초하여 이를 설문으로 만드는 과정이 필요하다. 이슈별로 설문 형식이 다를 수 있고, 개념틀에 부합되도록 충실한 자료수집이 되기 위해 필요한 설문의 개수 등이 정해져야 하고, 설문의 배열과 디자인 등도 고려되어야 한다. 아울러 설문 개발이 종료되면 설문의 적합도를 평가하는 검증이 필요하다.

1.3.5 조사 실시

설문개발이 완료되고, 연구대상이 되는 집단에 대한 표본추출을 완료해야 한다. 이후 조

사원을 선발하고 훈련시켜 조사를 시작한다. 온라인 조사 등 자기기입식 조사의 경우에는 연구자가 응답자(표본)에게 직접 연구 참여에 대한 안내를 보내고 응답을 독려하게 된다. 조사원을 활용할 경우 활동의 적합성을 수시로 모니터링하여 조사의 질을 유지하도록 노력해야 한다.

1.3.6 자료 분석과 보고

자료수집이 완료되면 응답을 부호(code)로 변환하는 부호화(coding)가 필요하다. 아울러 응답이 제대로 부호로 변환되었는지를 검토하고 잘못된 응답을 가려내는 데이터 클리닝(data cleaning)을 거친 후에 통계적 분석을 하게 된다. 통계분석의 결과는 표 또는 그림으로 만들어서 자료가 한눈에 잘 들어오게 하고, 여러 통계치를 활용하여 보고서를 만든다. 보고서를 작성하여 제출 또는 공표(publish)하는 것으로 연구는 종료된다.

1.4 | 조사환경의 급격한 변화

정보통신과 인터넷의 발전이 우리의 일상생활에 심대한 영향을 미치고 있다. 조사연구의 환경도 빠르게 변화하고 있다. 10여 년 전만 해도 서베이는 주로 전화조사나 대면 면접조사 방식으로 이루어졌다. 그러나 대면조사는 갈수록 어려워지고 있다. 사람들이 과거에는 낮에 일하고 밤에 휴식했기 때문에 조사는 낮에 거주지를 찾아가서 진행하는 것이 보편적 방식이었다. 그런데 이제 거주환경이 아파트 중심으로 바뀌었고 보안장치 운영이 보편화되면서 가구를 직접 방문하는 것이 어려워졌다. 사람들의 일하는 시간대도 매우 다양화되면서 언제 어디로 찾아가야 응답자를 만날 수 있을지가 상당히 불확실해졌다. 따라서 대면 방식의 조사는 점차 축소되고 있고 반면 전화조사 또는 온라인조사에 의한 서베이가 활성화되고 있다. 온라인 조사 또는 웹 조사가 활성화되면서 생긴 변화는 설문지의 형식과 디자인의 혁신이다. 과거 종이 설문지와 비교해 보면 온라인 조사나 웹 조사는 색깔과 소리, 디자인 등 시각적 요소를 설문지에 도입할 수 있으므로 보다 다양한 표현이 가능해졌다. 또한, 정보통신 기기의 발전으로 스마트폰 같은 개인 통신기기가 발전하면서 스마트폰을 활용한 조사도 가능해졌다. 스마트폰은 PC에 비하면 화면이 작으므로 모바일에 적합한 형식의 디자인이 필요하다. 개인의 전자적 소통 수단인 '사회적 연결망 서비스'(social network service, SNS)를 활용한 서베이도 개발되고 있다. 즉 과거에는 조사연구가 거주지를 중심으로 표본을 추출하여 응답자와 접촉이 이루어지고 조사가 진행되었다. 지금도 전인구 대상 센서스 같은 조사나 국민건강영양조사와 같은 대규모 표본조사의 경우에는 전국의 행정단위를 중심으로 조사구를 설정하고 조사구에 거주하는 인구에 대한 표집 조사를 한다. 반면 최근의 많은 조사들은 전화번호나 이메일 주소 또는 가입자 명 같은 새로운 표집틀을 근거로 서베이를 실시하고 있다. 사람들의 주거환경과 생활방식이 변화하여 기존의 조사방식으로는 응답자와 접촉하기가 어려워졌다면 변화하는 환경에 부합되게 새로운 조사방식이 개발될 필요가 있다. 인구 총조사의 경우에도 조사원의 가구 방문에 의한 면접조사가 원칙이지만 부차적으로 응답자가 온라인으로 조사 서버에 직접 접촉하여 응답할 수 있도록 하고 있다. 즉 **대면조사와 온라인조사가 모두 활용되는 혼합조사가 새로운 조사방법으로 발전**하고 있다. 온라인조사나 웹 조사는 조사원이 따로 없고 연구자가 제공하는 조사 플랫폼에 응답자가 직접 접속하여 응답하는 방식이기 때문에 조사원으로 인한 오차는 애당초 발생하지 않게 되고 또 응답이 곧바로 코딩되어 저장되기 때문에 응답 오류의 가능성도 낮은 장점이 있다. 그렇지만 조사원이 응답자를 동기화시켜 조사를 완료하도록 만드는 기능도 사라지게 되어 응답자가 임의로 조사를 중단할 가능성이 남게 된다.

급변하는 사회환경이 조사연구에 초래하는 어려움은 새로운 조사방법의 개발 필요성뿐만 아니라 계층 간 매체의 이용양상이 다른 데서도 발견된다. 인터넷 시대가 되었다고 해도 모든 사람이 인터넷을 원활하게 활용하는 것은 아니다. 인터넷은 대부분 유료로 이용할 수 있으므로 저소득층은 인터넷을 이용하지 못할 수 있고 그러면 이들은 인터넷을 활용한 조사에서 원칙적으로 배제된다. 인터넷을 활용한 조사는 원천적으로 배제된다. 인터넷 이용이 가능할 때도 그것을 얼마나 능숙하게 이용하는가의 문제가 남는다. 저소득층일수록 저학력자이거나 고령자일 가능성이 크고 그들의 인터넷 사용능력 또는 문해력은 낮을 가능성이 크다. 따라서 온라인 방식으로 제공되는 조사연구에 이들이 응답할 가능성은 그만큼 낮아진다. 결국, 해결책은 조사대상자들의 특성에 따라 여러 형태의 자료수집 방법을 적용하는 것인데 그럴 경우 단일적 조사방법을 적용하는 것보다 비용과 시간이 많이 소요되어 또 다른 어려움을 초래하게 된다.

1.5 | 연구윤리

과학적 연구를 진행하면서 제기되는 문제 중 하나는 인간 대상 실험이나 조사에서 윤리적 기준을 정립하고 준수하는 것이다. 과학 연구에서 윤리성이 문제가 된 것은 제2차 세계대전 중에 독일군과 일본군에 소속된 의사(군의관)들이 인체를 대상으로 실험을 하였는데 종국에는 피실험자들의 생명을 손상시켰던 것으로 알려져 있다. 과학 또는 의학은 인간의 삶을 개선하기 위하여 존재하는데, 그러한 기술을 개발하는 과정에서 도리어 인간에게 해악을 끼치는 행위들이 자행된 것이다. 실험 대상이 되었던 적군 포로 등은 같은 인간으로서의 존엄을 보호받지 못하고 실험동물이나 다름없는 취급을 받았다. 전쟁 후 이러한 비윤리적 행동에 대한 국제적 비판이 제기되었고, 그 결과 세계 의사회를 중심으로 의사윤리강령을 제정하게 되었다. 여기서 핵심적 요소는 의사는 환자의 이익을 위해서 복무해야 하고 환자에게 해로운 시술을 해서는 안 된다는 원칙이 정립되었다.

과학연구에서도 윤리성이 의심되는 사건들이 발생하였다. 대표적인 사안이 터스키기 매독 실험(Tuskegee syphilis experiment)이다. 이 실험은 1932년부터 미국의 앨라배마 농촌지역에서 흑인을 대상으로 진행된 일종의 생체실험이었다. 이 연구는 미국 정부 산하 공중보건국의 지원으로 매스키기 연구소가 수행하였는데 600명의 빈곤한 흑인을 대상으로 매독의 자연사(natural history of syphilis)를 연구하는 것이었다. 질병의 자연사란 치료를 하지 않은 상태에서 질병이 시간 경과에 따라 어떻게 발전해 나가는지를 파악하는 것이다. 실험군 중 399명은 매독에 감염된 적이 있었고 201명은 감염된 적이 없었다. 이들에게는 이 실험이 “나쁜 피”를 치료하는 실험이란 정보가 제공되었으나 실제로 매독을 치료할 수 있는 항생제가 공급되지는 않았다. 당시에 페니실린이 개발되어 매독 치료에 활용되고 있었음에도 불구하고 연구 목적에 따라 치료제를 제공하지 않은 것이다. 이들은 연구 참여에 대한 보상으로 무료검진, 무료식사 및 사망 시 무료 장례서비스가 제공되었다. 실험 때문에 많은 사람들이 죽었고, 다른 사람을 감염시키거나 자식에게 물려주었다. 이러한 사실이 묻혀 있다가 1972년에 언론 보도를 통해서 알려졌고, 정부의 조사위원회가 사건을 검토하면서 최종적으로 이 연구가 비윤리적이었다고 판정하였고 당시까지 생존했던 피험자들에게 적절한 의료서비스를 제공토록 조치하였다.

이 사건이 밝혀진 뒤에 미국 의회는 과학연구법을 통과시켰고, 여기에 생의학 및 행동과학 연구에시 인간 피험자를 보호를 위한 국가 위원회 설치가 이루어졌다. 아울러 벨몬트 보고서(Belmont Report)로 불리는 과학 연구에서 연구윤리 가이드라인이 제정되었다. 이에 따르면 모든 인간을 대상으로 하는 과학연구는 다음의 세 가지 원칙을 준수해야 한다.

① **인간에 대한 존중**: 모든 사람은 자율적 존재로 대접받아야 하고, 자율성의 행사가 제약받는 사람들의 경우 보호받아야 한다.

② **선행**: 연구자는 (연구대상자의) 이득은 최대로 하고 손해는 최소화해야 한다.

③ **정의**: 모든 사람은 동등하게 대접받아야 하며, 연구를 위한 선정은 엄격해야 하고 누구라도 특정한 인종, 민족, 계급 또는 다른 요인들 때문에 선정되지 않아야 한다.

1.5.1 사전동의와 자발적 참여

그리고 이러한 원리에 근거하여 연구에 참여할 때는 반드시 당사자에게 정도를 알려준(숙지된) 동의(informed consent) 또는 사전동의를 받아야 함을 명시하였다. 사전 동의란 연구참여자의 이해력의 수준에 맞게 연구 목적과 당사자에게 미칠 영향 등을 충분히 설명하고 당사자가 이를 이해하고 동의하는 것을 의미한다. 흔히 연구자들은 연구참여자들보다 학력 수준이 높고 사회적 지위도 높은 경향이 있다. 이렇게 힘의 우열이 작용하는 관계에서 연구자들이 자신들에게 익숙한 전문적 용어를 구사하면서 연구에 대해 설명을 하면 일반인들은 제대로 이해하지 못한 상황에서 연구 참여에 대한 압력을 받게 되고 수동적이거나 형식적 동의를 하는 경우들이 많다. 벨몬트 보고서에서는 이러한 상황을 우려하면서 충분한 설명과 이해에 바탕을 둔 동의를 얻을 것을 요구하게 되었다. 즉 사전동의에 부합하려면 연구참여자에게 ① **충분한 정보가 제공되어야 하고,** ② **어떤 연구인지 제대로 이해할 수 있어야 하며,** ③ **자발적으로 본인 의사에 따라 동의**를 해야 한다. 이 세 가지 요건을 모두 충족하지 못하면 숙지된 동의라고 할 수 없다. 어린아이나 인지능력이 저하된 노인 같은 경우 보호자가 대리하여 사전동의를 한다.

사회연구는 개인의 생활에 개입되는 경우가 많다. 예를 들면 조사원이 직접 방문해서 질문한다거나, 혹은 우편으로 설문지를 보내서 참여를 요구할 경우 조사대상자는 응답을 꺼릴 수도 있고, 기꺼이 응답할 의지가 있다고 하여도 대상자의 시간과 노력이 수반된다. 더욱 이러한 연구는 사람들에게 그들 자신에 대한 정보, 그것도 친구나 동료에게 알려지지 않은 정보를 노출하도록 하며, 조사원이라는 낯선 사람에게 정보를 노출하게 한다. **자발적 참여라는 규범**은 과학적 관심에 배치되는 개념이다. 쉽게 설명하면 **조사대상자의 특성이 조사에 참여하지 않은 사람과 차이가 난다면 결과를 일반화하는 데 한계**가 있다. 그러므로 과학적 방법의 특징인 일반화 가능성을 위협하게 된다. 즉 표본으로 선정된 상당수의 사람이 실제로 참여하지 않는다면 표본조사의 결과를 전체 모집단에 일반화하기가 어렵다. 연구의 이러한 면에서 사회과학 연구는 윤리적 딜레마를 안고 있다. 연구자는 연구대상자가 연구에 참여할 의지가 있다면 이에 대한 동의서를 서면으로 혹은 구두로 받아야 한다(동의서 샘플 참조). 물론 조사자는 연구의 목적이나 방법 등에 대해서 먼저 설명을 하고 구두나 서면으로 동의를 받아야 할 것이다.

동 의 서(예)

1. 나는 본 연구의 설명문를 읽었으며 담당 연구원과 이에 대하여 의논하였습니다.
2. 나는 위험과 이득에 관하여 들었으며 나의 질문에 만족할 만한 답변을 얻었습니다.
3. 나는 이 연구에 참여하는 것에 대하여 자발적으로 동의합니다.
4. 나는 이 연구에서 얻어진 나에 대한 정보를 현행 법률과 연구윤리심의위원회 규정이 허용하는 범위 내에서 연구자가 수집하고 처리하는 데 동의합니다.
5. 나는 담당 연구자나 위임받은 대리인이 연구를 진행하거나 결과 관리를 하는 경우와 보건 당국, 학교 당국 및 보건복지부 지정 생명윤리위원회가 실태조사를 하는 경우에는 비밀로 유지되는 나의 개인 신상 정보를 직접적으로 열람하는 것에 동의합니다.
6. 나는 언제라도 이 연구의 참여를 철회할 수 있고 이러한 결정이 나에게 어떠한 해도 되지 않을 것을 압니다.
7. 나의 서명은 이 동의서의 사본을 받았다는 것을 뜻하며 연구 참여가 끝날 때까지 사본을 보관하겠습니다.

연구대상자	성명	서명	서명일
법정대리인 (필요시)	성명: 연구대상자와의 관계:	서명:	서명일:
입회인 (필요시)	성명:	서명:	서명일:
연구책임자	성명:	서명:	서명일:

1.5.2 참여자에 대한 피해

사회연구는 참여자가 자발적 · 비자발적이었느냐의 여부를 떠나서 참여자에게 해를 끼쳐서는 안 된다. 실제로 참여자의 가정생활, 친구, 직업 등을 위험에 처하게 할 수 있는 정보는 누설되지 않아야 한다. 조사하는 과정에서도 조사대상에게 심리적으로 해를 미칠 수 있으므로 연구자는 미묘한 위험과 그 보호에 신경을 써야 한다. 흔히 연구대상자들은 일탈행위라든가 처신을 떨어뜨리는 개인적 특성을 노출하도록 요청받지만 이러한 정보를 노출하는 것은 그들이 불안을 느끼도록 할 가능성이 있다. 실제로 수행되는 대부분의 사회조사연구는 다른 사람에게 해를 끼칠 위험이 있다. 연구자가 참여자에게 생길 수 있는 모든 피해를 예방할 수 있는 방법은 없다. 어떤 특정한 연구절차가 연구대상에게 불쾌한 효과를 발생시킬 가능성이 있는 경우 연구자는 그렇게 하는 것에 대한 확고한 과학적 토대를 갖고 있어야 한다. 자발적 참여와 마찬가지로 사람들에게 해를 끼치지 않는다는 것은 윤리적으로는 납득가는 규범이지만 실제로 연구를 수행할 경우 확보하기 어려울 때가 많다.

1.5.3 개인의 사생활에 대한 침해

사생활(privacy)의 권리란 태도, 의견, 행동 및 개인적 사실들을 다른 사람들과 어느 정도로 알릴 것인지에 대한 결정권이며, 이는 개인의 권리이다. 연구가 이 같은 권리를 빼앗거나 영향을 미친다면 윤리적인 문제가 발생한다. 만약 연구설계가 개인의 프라이버시를 침해할 가능성이 있다면 연구하지 않거나 최소화 할 수 있는 방법으로 이루어져야 한다.

1.5.4 익명성과 비밀보장성

사회연구에서는 조사대상의 신분을 보호하는 일이 중요하다. 연구대상의 응답이 누구 것인지 다른 사람이 알게 되면 프라이버시를 해치게 되므로 익명성(anonymity)과 비밀보장성(confidentiality)은 지켜져야 한다.

첫째, 익명성의 측면에서 연구자는 설문지의 응답이 누구의 것인지 확인할 수 없을 경우 익명으로 생각할 수 있다. 그러나 조사대상자는 면접설문의 경우 조사원과 면접을 하고, 우편조사의 경우 주소와 이름이 있으므로 익명이 될 수 없다고 생각할 수 있다. 윤리적인 연구가 되려면, 연구자가 참여자로부터 입수한 자료의 비밀성을 유지하여야 한다. **이 같은 비**

밀성을 보장하기 위한 하나의 방법은 자료수집을 할 때 익명으로 응답하도록 하는 것이다. 그러나 참여자가 익명으로 자료를 제공할 수 없는 연구의 경우에는, 연구자가 이 같은 자료의 비밀성을 유지하기 위하여 필요한 모든 조치를 취해야 한다.

둘째, 비밀보장성의 측면에서 연구자는 누구의 응답인지 확인하거나 공개적으로 확인하지 않을 것을 약속하여야 한다. 이를 위해서 몇 가지 기법을 사용할 수 있다.

① 조사원에게 윤리적 책임을 갖도록 훈련시킨다.
② 가능한 한 빨리 이름과 주소를 설문지에서 제거시키고 확인 번호로 대체한다.
③ 나중에 빠진 정보와 모순되는 정보를 수정할 수 있도록 이름과 번호를 연결하는 확인용 마스터 파일을 작성한다. 그러나 이 파일은 합법적 목적 이외에 사용되어서는 안 된다.

이러한 방법을 이용할지라도 응답자의 비밀을 보장하는 것은 생각보다 복잡할 수 있다. 대부분 설문지에서 명시적으로 응답자의 이름을 쓰도록 하지는 않는다. 그렇지만 이 경우에도 응답자가 제공한 몇몇 정보를 합치면 응답자의 신원이 드러날 수도 있다. 예를 들어 출생지, 거주지, 직업, 연령, 학력 등이 조합되면 특정 응답자의 신원이 밝혀질 수도 있다. 이러한 가능성을 최소화하기 위해서 연구자는 응답과 응답자의 신원 정보의 연결을 어렵게 만들어야 한다. 이름, 이메일, 주소, 전화번호 등은 대표적인 신원 정보에 해당한다. 이러한 정보들은 조사 데이터를 구축할 때까지만 사용하고 일단 데이터 구축이 완료된 후에는 데이터와 분리하여 별도로 보관하는 등의 조치가 필요하다.

1.5.5 연구윤리위원회의 연구심의

연구윤리는 일정한 제도적 틀 속에서 구현된다. 대학이나 연구소는 자체적으로 기관 연구윤리위원회(Internal Review Board, IRB)를 구성해야 하고, 구성원들은 연구 시작 전에 연구 목적과 표본선정 방식, 위해성 여부 등을 명시한 연구윤리심의 서류를 제출하여 승인을 얻어야 한다. 즉 IRB의 연구윤리 승인을 받지 않고 수행된 연구는 모두 무효가 되어 과학 학술지에 게재할 수 없도록 생명윤리법에 규정되어 있다. 연구자들은 연구윤리에 관한 교육을 주기적으로 받을 의무가 있다. 국가과학기술인력개발원이나 질병관리청 등에 연구윤리 교육이 제공되고 있고, 일정한 교육 이수 후에 수료증을 받아서 연구윤리 심의 때 IRB에 제출하게 되어 있다. 여기서 윤리교육을 이수해야 하는 대상자는 교수 등 연구책임자나 공동연구자들은 물론이고 연구를 도와 실무를 담당하는 사람들도 모두 대상이 된다. 연구가 종료되고 연구 결과가 제출되거나 학술지에 출판될 때 저자로 이름이 올려지는 사람들은 모두 연구윤리 교육을 받을 의무가 있다. 즉 연구에 참여하는 대학원생들은 물론이고 학부생의 경우에도 연구에 참여할 경우 연구윤리 교육을 받아야 한다.

IRB라는 제도가 만들어진 것은 연구와 관련하여 피험자는 물론 연구자와 기관 모두 보호하기 위한 것이다. IRB의 일차적 관심은 연구과정에서 피험자에게 어떤 위험이 가해질 수 있는지를 따지는 것이다. 여기서 위험은 코로나19 백신을 개발할 때 피험자가 되어 먼저 백신 시제품을 투약받을 경우 발생할 수 있는 여러 신체적 부작용과 같이 비교적 큰 위험을 상상할 수 있다. 그런데 보건학에서 수행하는 많은 연구들은 피험자에게 어떤 물리적인 투입을 하지 않고 단순히 설문조사에 그치는 경우도 많다. 이럴 경우 일반인들은 연구로 인해 초래될 수 있는 '위험'을 생각하기 어려울 수도 있다. 연구윤리에서 가정하는 위험은 신체적 상해와 같은 크고 명시적인 위험뿐만 아니라 피험자에게 사회문화적 가치의 측면에서 어떤 압박감이나 정치적 부담을 느끼는 경우도 포함한다. 예를 들어 종교가 있는 사람에게 특정 종교 이념에 대한 조사를 하는 것이 당사자에게는 상당한 심리적 부담을 초래할 수 있다. 따라서 일반적으로 연구윤리 심의과정에서 어떤 연구가 피험자에게 주는 위해의 가능성이 전혀 없다는 식의 표현은 사용하기 어렵고 보통 위험의 정도가 낮다는 식으로 표현하게 된다. 보통의 태도 조사에 해당하는 서베이의 경우에는 위험의 정도가 낮기 때문에 IRB에서는 정식 심의를 하기보다는 신속 심의의 형태로 심의 단계를 축소하는 경우가 많다.

서베이는 기본적으로 응답자의 자발적 동의로 조사가 가능해진다. 연구윤리의 관점에서 보자면 연구자는 응답자들에게 연구와 관련된 세세한 정보를 제공할 의무가 있다. 다음과 같은 정보가 여기에 해당한다(Fowler, 2013).

- 연구 수행 기관과 연구책임자의 이름
- 연구비를 지원해 주는 기관의 이름
- 연구의 간략한 목적
- 연구 참여 대상
- 연구 방법
- 연구 참여 기간
- 응답의 비밀 보호
- 응답의 자발성 보장, 조사 중간에 조사를 임의로 중단할 권리

• 특정 질문에 응답하지 않을 권리

이러한 내용들은 보통 설문지의 서두에 안내문의 형태로 제시된다. 다음은 이에 해당되는 사례이다.

> ## 음주문화와 음주행동 조사
>
> 이 조사는 보건복지부의 지원으로 한국인의 음주문화와 음주행동을 알아보기 위한 것입니다. 한국인들이 언제 어디서 누구와 얼마만큼의 술을 마시는지, 그리고 술을 마시는 동기와 음주 이후의 경험에 대하여 질문할 것입니다. 모든 질문에서 응답자의 신분은 밝히지 않고, 오직 응답자의 의견만을 통계 처리하여 학술연구 목적으로 사용하게 됩니다. 조사 도중에 응답을 거부하거나 중단하셔도 됩니다. 바쁘시겠지만 잠시 시간을 내어 응답해 주시면 저희 연구에 큰 도움이 되겠습니다. 감사합니다.
>
> 2022.xx.xx.
> 연구책임자: 00대학교 보건관리학과 000 교수(02-9xx-xxxx)
> 조사 주관: 00리서치 담당자 000. (02-xxx-xxxx)

서베이의 경우 응답자들이 조사에 참여해서 얻게 되는 이득은 물질적 혜택보다는 상징적이거나 정서적인 보상인 경우가 많다. 일부 조사에서는 참여자들에게 커피 쿠폰을 제공하거나 응답자 중 소수를 뽑기로 선발하여 경품을 제공하기도 한다. 그러나 많은 서베이들은 물질적 보상은 명목적 수준에 그친다. 응답자들이 서베이 참여를 통해서 얻는 이득은 유명한 교수들의 연구 활동을 돕는다던가 특정한 정책개발에 일조했다는 심리적 위안 같은 것이 된다. 또한 서베이 참여를 통해서 최신의 사회적 이슈가 무엇인지를 느껴보는 것도 일종의 보상으로 볼 수 있다.

요약

■ **조사연구 목적**

① **탐색적 연구**: 연구문제에 대한 사전지식이 부족하거나 개념을 분명히 하기 위해 실시
② **기술적 연구**: 어떠한 현상의 정확한 기술을 위해 실시
③ **설명적 연구**: 인과관계를 규명하거나 미래를 예측하기 위해 실시

■ **설문지 표지의 수록사항**

① **조사기관**: 조사기관을 밝힘으로써 응답자에게 신뢰감을 심어준다.
② **조사목적**: 본조사(대학생의 이동통신 이용현황조사)의 중요성을 강조한다.
③ **조사대상**: 모집단으로부터 추출된 조사대상을 밝힌다.
④ **응답이유**: 왜 응답을 해야 하는지를 응답의 중요성을 강조한다.
⑤ **비밀보장**: 통계법 제33조에 의해 비밀이 보장됨을 밝힌다.

연습문제 및 정답

1. 과학적 조사가 필요한 사례와 가장 거리가 먼 것은? [2021년 3월 필기 기출]

① 정량평가 외에 정성평가를 체계화하고 싶을 때
② 임상심리사의 윤리적 갈등을 해소할 필요가 있을 때
③ 선임 사회조사분석사의 경험적 지식이 타당한지 알고 싶을 때
④ 결혼이주민 조사 시 연자의 문화적 편견을 검토하고 싶을 때

2. 사회과학 연구방법을 연구목적에 따라 구분할 때, 탐색적 연구의 목적에 해당하는 것을 모두 고른 것은? [2020년 8월 필기 기출문제]

ㄱ. 개념을 보다 분명하게 하기 위해
ㄴ. 다음 연구의 우선순위를 정하기 위해
ㄷ. 많은 아이디어를 생성하고 임시적 가설 개발을 위해
ㄹ. 사건의 범주를 구성하고 유형을 분류하기 위해
ㅁ. 이론의 정확성을 판단하기 위해

① ㄱ, ㄴ, ㄷ ② ㄱ, ㄷ, ㄹ ③ ㄴ, ㄹ, ㅁ ④ ㄴ, ㄷ, ㄹ, ㅁ

3. 경험적으로 검증할 수 있는 가설의 예로 옳은 것은? [2020년 6월 필기 기출문제]

① 불평등은 모든 사회에서 나타날 것이다.
② 다양성이 존중되는 사회가 그렇지 않은 사회보다 더 바람직하다.
③ 모든 행위는 비용과 보상에 의해 결정된다.
④ 여성의 노동참여율이 높을수록 출산율은 낮을 것이다.

연습문제 및 정답

4. 다음에 해당하는 연구유형은? [2019년 3월 필기 기출문제]

> [연구목적]
> – 현상에 대한 이해
> – 중요한 변수를 확인하고 발견
> – 미래 연구를 위한 가설 도출
>
> [연구질문]
> – 여기서 무슨 일이 일어나고 있습니까?
> – 뚜렷한 주제, 패턴, 범주는 무엇입니까?

① 탐색적 연구　② 기술적 연구　③ 종단적 연구　④ 설명적 연구

5. 실증주의적 과학관에서 주장하는 과학적 지식의 특징과 가장 거리가 먼 것은? [2019년 3월 필기 기출문제]

① 객관성(objectivity)
② 직관성(intuition)
③ 재생가능성(reproducibility)
④ 반증가능성(falsifiability)

정답 1② 2① 3④ 4① 5②

제2장

2

오차와 무응답

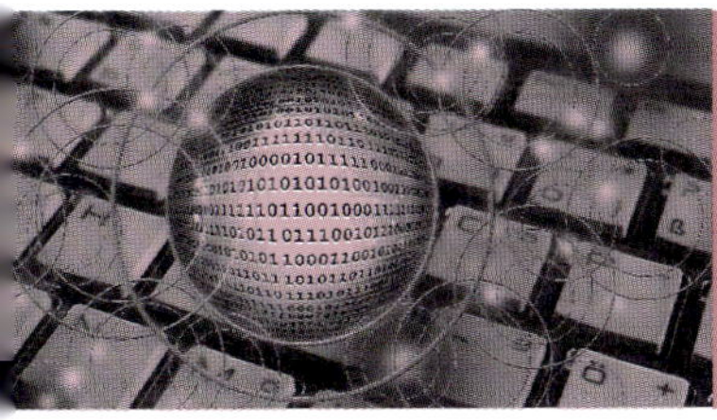

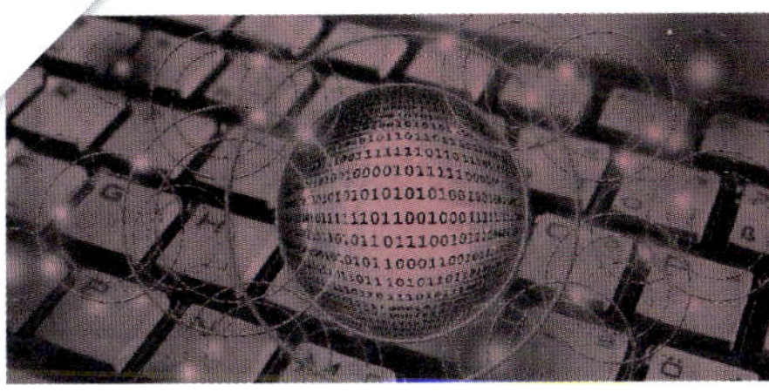

제2장

오차와 무응답

사회조사에서 오차란 조사 결과와 참값의 차이를 말한다. 사회조사의 오차는 크게 표집오차와 비표집오차가 있다. 사회조사는 보통 표본을 대상으로 조사하여 통계를 산출한다. 표본의 통계치는 통계학적 추론을 거쳐 모집단의 값, 즉 모수를 추정하는 데 사용한다. 그런데 여러 가지 이유로 조사 결과가 모수에 부합되지 못하는 경우들이 발생한다. **표본의 통계치와 모수 또는 참값의 차이를 오차(error)**라고 한다. 대통령 선거나 국회의원 선거를 앞두고 유권자들의 후보 선호도를 파악하는 선거조사가 많이 실시된다. 그런데 조사의 시기나 어떤 리서치 회사가 조사하느냐에 따라서 후보의 지지도가 상당히 크게 차이가 나는 경우들이 있다. 이러한 결과는 우리가 신뢰하기 어렵다. 이것을 사회조사에서의 오차라고 말한다. 오차는 조사과정에서 표집이나 설문지 구성 또는 조사방식 등에서 사회조사의 원칙들을 충실하게 적용하지 못했기 때문에 발생한다.

2.1 | 표집오차(표본오차)

표집(혹은 표본)오차(sampling error)란 표집 과정에서 불가피하게 발생하는 오차이다. 서베이는 대규모 집단에서 표본을 뽑게 되는데 여기서 뽑힌 표본이 정확하게 모집단의 특성을 그대로 대변해주지는 못할 경우를 표집오차라고 한다. 흡연율을 파악하기 위하여 표본을 뽑는다고 할 때 인구의 구성대로 뽑아야 표본이 모집단의 특성을 잘 반영하게 된다. 전체 모집단에서 남녀의 비는 5:5인데 실제 뽑힌 표본에서는 5:5일 수도 있고 4.5:5.5의 비율로 뽑혔을 수도 있다. 이렇게 성비가 모집단과 다르게 뽑혔을 경우 표본의 성비와 모집단 성비의 차이가 표집오차가 된다. 표본 추출과정에서 표본의 특성이 모집단 특성과 약간씩 다를 수 있는데 이것을 표집오차라고 한다.

표본 추출은 **무작위적으로 진행**하는 것을 원칙으로 한다. 무작위적이란 모집단에 포함된 구성원 누구라도 표본으로 선택될 확률이 동일하도록 하는 표집방법이다. 표집이 무작위적이려면 우선 표집의 근거가 되는 **표집틀**(sampling frame)이 완전하여 모든 모집단 구성원을 포함하고 있어야 한다. 예를 들어 청소년의 흡연율을 조사할 때 우선 모든 청소년을 포함하는 명부 또는 리스트가 있어야 한다. 우리나라에서는 대부분의 청소년들이 중고등학교에 다니기 때문에 학생명부를 표집틀로 활용한다. 그런데 이럴 경우 소수이지만 학교에 다니지 않는 청소년들은 표집에서 체계적으로 제외됨으로써 표집오차를 만들게 된다.

표집(표본)오차는 흔히 ① **표준오차**(standard error)**와** ② **유의수준에 의해서** 결정된다. 예를 들어 표본비율로 모비율을 추정하면 표준오차는 $SE(\hat{p}) = \sqrt{\hat{p}(1-\hat{p})/n}$로 추정된다. 95%신뢰수준에서 오차한계는 유의수준(α)가 0.05일 때 Z값은 1.96이다. 그러므로 95%의 표집오차는 $1.96 \times SE(\hat{p}) = 2\sqrt{\hat{p}(1-\hat{p})/n}$ 라고 할 수 있다.

$$95\%\ 표본오차 = 1.96 \times SE(\hat{p}) = 1.96 \times \sqrt{\frac{\hat{p}(1-\hat{p})}{n}}$$

표준오차는 $\hat{p}$(표본의 비율)가 0.5일 때 가장 큰 값을 갖는다. 즉 $\hat{p}(1-\hat{p})$의 최댓값은 $\hat{p}= 0.5$이므로 $0.5 \times 0.5 = 0.025$이다. 그렇다면 표본 수가 1,600개일 때 최댓값으로 나오는 표집(표본오차)를 구해 보자. $n = 1,600$개의 표본을 사용할 경우에 표본오차는 $1.96 \times SE(\hat{p}) = 1.96\sqrt{0.5(1-0.5)/1600} \fallingdotseq 0.025$이다. 이 경우에 "95%신뢰수준에서 오차한계(표본오차)는 ±2.5%"라고 표현한다.

표집과 관련된 다른 오류 중에 편향(bias)이 있다. 즉, 통계적 추정결과가 체계적으로 한쪽으로 치우치는 경향을 보임으로써 발생하는 오차이다. 추정결과가 크거나 작아짐에 따라 발생하는 변동오차와는 달리, 추정결과가 한 쪽 방향으로 치우침에 따라 나타나는 오차이다. 예를 들어 여성의 흡연에 대하여 사회적 편견이 존재하는 사회에서는 여성 흡연자들은 흡연 사실을 감추려는 경향을 보인다. 흡연율을 조사하기 위해서 표본을 뽑을 때 남성들은 흡연여부를 사실대로 말하지만 여성들은 흡연 사실을 숨기는 경우가 많다면 최종적으로 선택된 표본을 바탕으로 계산된 여성 흡연율은 실제보다 과소하게 산출되게 된다.

표집오차는 무작위적 변이로 인한 오차와 편향으로 인한 오차로 구성된다. 이 둘의 관계는 아래 그림으로 표현될 수 있다. 그림의 정중앙은 모집단의 참값을 의미한다. 삭은 점들은 표집의 분포를 의미한다. 표집의 변이와 편향이 모두 작은 좌측 상단의 경우 모집단의 참값에 근접하게 되는데 표집이 모집단의 특성과 일치하는 것으로 가장 좋은 표집이 된다. 청소년 흡연율 조사를 위해서 재학 중인 청소년은 물론 학교 밖 청소년까지 모두 고려한 표집을 하여 편향성을 없애고, 체계적 층화표집을 실시하여 모든 청소년이 뽑힐 가능성을 보장한 경우가 해당될 것이다. 변이는 적지만 편향이 큰 좌측 하단의 경우에는 학교 밖 청소년을 제외한 상태에서 각급 학교 학생들만을 대상으로 체계적인 무작위 표집을 한 경우가 해당될 것이다.

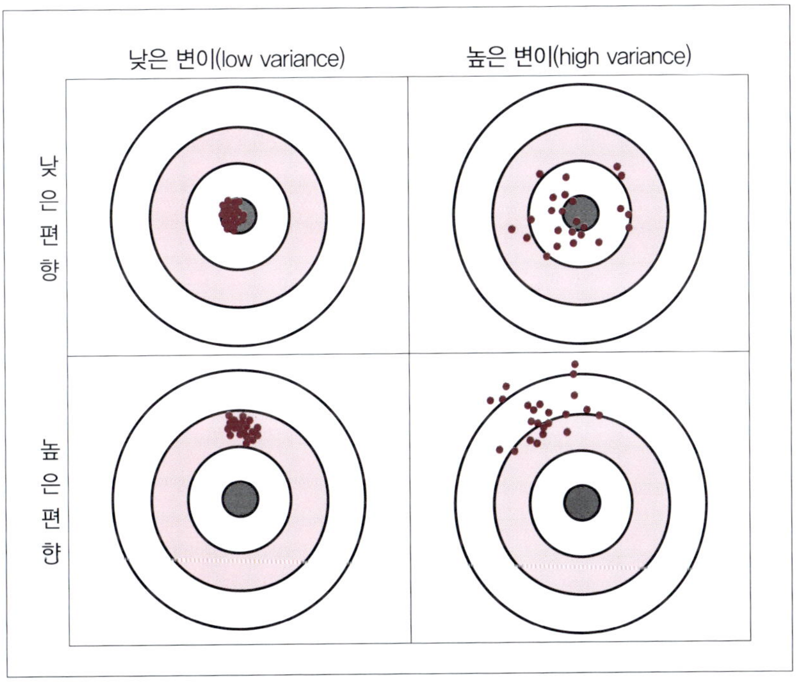

그림 2.1 표집의 변이와 편향

변이가 크고 편향이 작은 우측 상단의 경우에는 재학 중인 학생들과 학교 밖 청소년을 모두 고려한 표집을 하기는 했지만, 표집 과정에서 남녀 학생 간 성비가 맞지 않거나 학년별 비율에서 차이가 큰 표본이 만들어졌을 경우를 생각해 볼 수 있다. 실제로 청소년 건강조사에서 학업에 바쁜 고3 학생들은 조사에서 제외되고 있다. 또 실업계 고등학생들이 학교 밖으로 실습을 나간 경우에도 사실상 조사가 불가능해진다. 현실 조사에서는 이런저런 이유로 표집의 무작위성을 유지하기가 어려울 수 있다.

변이와 편향이 모두 큰 우측 하단의 경우에는 학교 밖 청소년들이 애당초 조사 모집단에 포함되지도 않았고, 표집 과정에서 남녀 성비나 학년별 비율 같은 중요한 특성이 제대로 지켜지지 못한 경우로 4가지 표집 유형 중 최악의 표본으로 볼 수 있다.

여기서 알 수 있는 사실은 좋은 표본이 되기 위해서는 먼저 **모집단의 특성을 잘 반영할 수 있는 표집틀(sampling frame)이 존재**해야 한다는 점이다. 청소년 흡연율 조사를 기획할 때 학교에 재학 중인 청소년들은 교육청이나 학교 당국의 협력을 얻으면 학생명부를 구할 수 있을 것이지만 학교 밖 청소년들은 곳곳에 흩어지어 있으므로 이들을 포괄할 수 있는 명부를 구하는 것이 어려울 수밖에 없다. 학교 밖 청소년들이 가입하고 있는 동아리나 온라인 카페 등에서 명부를 확보하는 노력이 필요하게 된다. 그런데 표본조사의 또 다른 중요한 요소는 응답자의 자발성과 관계없이 오로지 모집단의 특성에 따라서 표본이 규정되어야 한다는 점이다. 만일 표집틀을 구하기 어려워서 조사응답자를 모집하는 광고를 내고 자발적으로 조사에 참여하는 사람들만을 대상으로 조사를 한다면 이것은 매우 편향된 표집이 된다. 표집은 응답자의 자발성은 고려하지 말고 오로지 모집단의 특성만 고려해서 이루어져야 한다. 만일 응답자가 조사를 원치 않을 때는 여러 차례에 걸쳐 설명하고 설득하는 과정이 진행되어야 한다. 불가피한 경우에만 이를 대체하는 추가적 표본을 활용해야 한다. 표집이 제대로 진행된 경우에도 여러 사정으로 무응답자가 많이 나올 경우는 오차는 커질 수밖에 없다. 응답률이 낮은 조사의 결과는 결국 신뢰하기 어렵고 타당도도 낮은 조사가 될 것이다.

일반적으로 표준오차는 표집분포의 변이도(variation)의 제곱 값인 분산(variance)의 제곱근인 표준편차를 표본크기의 제곱근으로 나눈 값으로 계산한다. 즉 표본의 크기가 분모에 해당하는데 이것은 표본이 커지면 표집오차는 작아짐을 의미한다. 표본의 무작위성에서 유래하는 표집오차는 표본의 규모가 커지면 그 값이 작아지므로 실제로 큰 문제가 되지 않는다. 보통 전국을 대상으로 하는 조사의 경우에도 표본을 1,000개 이상으로 하면 표집오차는 큰 문제가 되지 않는다.

2.2 | 비표집오차

비표집오차는 표집 이외의 다른 사회조사 과정에서 발생하는 오차이다. 비표집오차가 발생하는 경위는 매우 다양하다. 조사방법을 면접조사로 할지 아니면 전화조사로 할지에 따라서 응답의 동기화 수준이 다른데 이것이 곧 오차를 발생시키는 요인이 된다. 질문의 문안을 구성하는 과정에서도 오차가 발생할 수 있고 질문의 순서를 바꾸어도 오차가 발생한다. 조사원의 특성이나 응답자의 특성도 오차를 만들 수 있다. 조사가 종료된 후에 데이터 클리닝을 충실하게 수행하지 못하면 오차를 만들어 낼 수 있다. 이처럼 비표집오차는 조사과정 전반에 내재되어 있고 이를 밝혀내기가 쉽지 않을 수 있다. 따라서 사회조사의 원리를 충실하게 구현하고 엄격하게 관리하는 것이 오차를 줄이는 길이 된다.

표집오차는 표본 수를 증가시키면 상당 부분 해결될 수 있지만, 비표집오차는 대응하기가 쉽지 않다. 비표집오차는 발생하는 경위가 복잡하고 비가시적이며, 따라서 현재 진행 중인 사회조사가 어느 정도의 비표집오차를 가졌는지 산술적으로 계산하는 것이 거의 불가능하다. 결국, 비표집오차를 발견하고 대응하는 것은 전문가적 판단에 의존하게 된다. 원론적으로 볼 때 사회조사의 원리를 잘 이해하고 이를 준수하는 것이 비표집오차를 줄이는 방법인데 설문 문안을 어떻게 해야 오차의 발생을 줄일 수 있을지, 또는 면접을 어떻게 해야 오차가 발생하지 않게 되는지 등은 조사연구 초보자들은 쉽게 파악하기가 어려울 수 있다.

2.2.1 설문 작성에서의 오차

설문조사는 연구자와 응답자 간의 소통과정으로 볼 수 있는데 대면접촉이 아니라 설문지를 통한 간접적인 접촉이다. 만일 대면접촉이라면 언어사용 등으로 인한 소통상의 장애가 있어도 곧바로 말을 바꾸어 질문함으로써 소통을 유지할 수 있으나 설문지를 통한 간접적인 소통의 경우에는 연구자와 응답자 간의 사용하는 언어에 대한 기대나 용법에 차이가 있을 수 있고 이로 인한 소통의 장애가 발생할 수 있다. 예를 들어 “당신은 보통 어떤 영양제를 구매합니까?”라는 질문에 대하여 응답자는 ‘당신’을 응답자 본인으로 이해할 수도 있지만, 주부일 경우에는 자신의 가족 전체를 대상으로 한 질문으로 이해했을 수도 있다. 즉, ‘당신’의 범주에 누구를 포함시켜 판단하느냐에 따라서 자신이 직접 복용하는 영양제는 없으므로 구매하지 않는다고 대답할 수도 있고, 가족을 위해 구입한 영양제를 고려하여 구입했다고 응답할 수도 있다. '당신'이란 말은 매우 간단한 용어이기는 하지만 문맥에 따라서는 모호할 수 있고, 그럴 경우 의도치 않게 응답의 오류를 만들어낼 수 있는 것이다.

대부분의 사회조사에서는 응답자의 특성에 대한 항목들이 있고, 여기에는 연령, 성별과 함께 학력이나 직업도 포함된다. 우리가 직업을 질문하는 의도는 다양할 수 있다. 직업은 사회적 지위를 나타내기도 하고, 생활비를 벌어들이는 수단도 되고, 사회적인 일을 하는 현장이기도 하다. 그런데 통상적으로 직업을 질문할 때 응답은 범주화된 선택지를 만들어서 제시한다. 전문직, 관리직, 사무직, 노무직, 서비스직, 무직 등이 대표적 사례이다. 그런데 응답자들 중에는 자신의 직업을 어디에 분류해야 될지 고민하는 경우도 있다. 전통적으로 노무직은 사무실 밖의 공사 현장이나 생산 현장에서 일을 하고 사무직은 건물 내부에서 일한다. 그런데 보험회사의 자료입력 업무를 수행하는 경우라면 건물 내부에서 일하니까 사무직으로 볼 수도 있지만 하루 종일 컴퓨터에 단순 입력하는 업무만 수행하기 때문에 조립공장의 업무와 다를 바 없다고 생각할 수도 있다. 퇴직 후에 열심히 매일 자원봉사활동을 하는 경우를 생각해보자. 그는 월급을 받는 것이 아니니까 무직에 해당되지만 사회를 위해서 생산적인 활동을 하기 때문에 순수한 무직자와는 다르다. 응답자가 질문에 응답하려 해도 주어진 선택지에 자신에게 적합한 것을 찾을 수 없다면 이것은 잘못 만들어진 문항이 된다. 이러한 문제는 연구자가 의도하는 직업이란 문항이 무엇을 측정하기 위한 것인지를 분명하지 않기 때문에 발생하는 오차이다.

주민의 건강증진 실천에 관심이 있는 보건소에서 주민 대상의 건강조사에서 "평소에 운동을 하십니까?"란 질문을 했을 때 응답자들은 대개 '운동'의 범주에 스포츠 활동을 연상할 것이다. 체육단체의 조사라면 이 질문은 특별한 문제는 없을 것이지만 건강조사의 경우라면 더 심사숙고할 여지가 있다. 사실 건강증진을 위한 방안으로서의 운동은 스포츠는 물론이고 넓은 의미에서 신체활동 전반을 포함하게 된다. 따라서 개인적인 걷기나 여러 명이 참가하는 단체 놀이도 훌륭한 신체활동이자 운동에 포함될 수 있다. 그렇지만 모든 신체활동이 운동에 포함되는 것은 아니다. 공장근로자의 단순반복적인 조립 자세는 오히려 피로를 높이는 결과를 가져올 수 있다. 즉, 질문의 문안이 명확하여 응답자의 응답에 어려움이 없도록 해야 오차가 발생하지 않는 것인데 어떤 형태라도 질문에 모호함이 있고, 이로 인하여 응답자들이 잘못 대답하거나 응답을 망설이게 된다면 오차는 불가피하게 발생한다. 설문 작성과 관련된 오차의 보다 상세한 내용에 대해서는 6장을 참고하면 된다.

2.2.2 응답과정에서의 오차

면접원을 활용하는 조사의 경우에는 그로 인한 오차가 발생한다. 면접조사는 조사원과 응답자가 만나서 사회적 상호작용 작용을 하는 장으로 생각할 수 있다. 조사를 매개로 조사원과 응답자가 만나는 것인데 그들의 개인적 특성이 작용하면서 응답에 영향을 미쳐 오차를 만들어 낼 수 있다는 것이다. 인간 사이의 사회적 상호작용은 단순한 기계적인 반응이 아니라 상호 간의 기대와 그에 따른 '의미 찾기'가 진행되는 과정이기도 하다. 즉 설문지를 두고 질의와 응답이 진행되는데 응답자는 단순히 기계적으로 묻는 대로 답을 하는 것이 아니라 끊임없이 의미 찾기를 하면서 그 상황에서 자신이 어떤 식으로 답변을 하는 것이 적합한지를 생각하게 된다. 그래서 때로는 묻는 대로 답을 하지만 어떤 경우에는 가식을 섞어서 체면을 세우는 응답을 하기도 한다. 잘 모르는 정책에 대한 질문을 받아도 응답자들은 모른다고 답을 하기보다는 아는 척하면서 대답을 할 수도 있다. 조사원이 개인적으로 빨리 조사를 마쳐야 하는 상황에서 질문의 속도가 빨라지면 응답자들은 올바른 응답을 위해서 숙고하기보다는 건성으로 빨리 응답하여 조사원에 부응하려 하기도 한다. 또 대답이 궁할 경우에는 다른 사람들은 어떻게 응답했는가를 물어보기도 한다. 어떤 응답자들은 자신들이 대답하기 어려운 질문이 나오면 쉽게 응답할 수 있도록 자의적으로 질문을 수정하는 경우도 있다고 한다. 이렇게 응답자들은 여러 가지 방식으로 의미 찾기를 하면서 상황별로 다른 응답 태도를 보일 수 있다. 이렇게 조사과정에서 발생하는 오차를 극복하기 위해서는 조사원의 훈련을 엄격히 시행하여 조사원이 객관성을 유지하고, 응답자의 의미 찾기의 빌미를 허용하지 않도록 숙련성을 쌓아야 한다.

조사원과 응답자 간의 성별이 다를 경우에 과잉 친절이나 거부감이 나타날 수도 있고, 미국의 경우에는 인종이 다를 경우에도 응답에 영향을 미친다고 한다. 즉 조사원과 응답자 간에 사회적 거리가 클 경우에 이로 인한 응답의 왜곡이 발생할 수 있다. 응답자들은 조사원과 사회적 거리를 크게 인식하는 경우에는 사회적 태도와 관련된 질문에서 상대적으로 안전하고 무난한 응답을 하는 경향이 있고, 반면 응답자가 조사원과 사회적 거리를 별로 느끼지 않는 경우일 때는 자신의 생각을 비교적 사실대로 대답한다. 즉 상대방(조사원)을 의식해서 응답 수위를 조절한다. 이것은 마치 환자가 병원에 가서 의사와 상담할 때의 경우와 비교할 수 있다. 의사와 환자 간의 사회적 거리가 큰 상황이기 때문에 환자들은 의사 앞에서 말 한마디라도 조심해서 질문하며, 궁금하지만 의사 눈치를 보며 제대로 질문을 하지 못할 수도 있다. 그러나 진료실을 나와서 간호사와 얘기할 때에는 더 편하게 이런저런 질문을 하게 된다. 환자는 간호사와는 상대적으로 거리감을 덜 느끼기 때문이다. 서베이에서 응답자들이 조사원으로 인한 사회적 거리감을 느낀다면 결국에는 오차를 발생시킬 것이기 때문에 연구자는 조사원들에 대한 체계적 훈련을 시키는 것은 물론 애당초 조사원의 선발 과정에서 응답자들의 특성이나 지역사회의 특성도 고려할 필요가 있다.

2.2.3 자료수집 방법의 차이에 의한 오차

현재 활용되고 있는 대표적인 자료수집 방법은 대면조사, 전화조사, 우편조사, 온라인조사 등이 있다. 각 조사의 고유한 특성이 다르고 응답자의 편의성에 부합되는 정도가 다르기 때문에 어느 방법을 사용하는가에 따라 오차의 정도가 달라질 수 있다. 대면조사 또는 방문면접조사는 조사원이 응답자를 거주지 또는 기타 장소로 찾아가서 만나서 응답을 받는 조사를 의미한다. 대면조사는 조사와 관련해서 우편이나 광고 등을 통하여 사전고지를 하고 응답자와 약속을 하거나 반복해서 거주지에 찾아가서 응답자를 만나 동의를 얻고 조사를 하게 되기까지 과정이 번거롭다. 그러나 일단 조사가 시작되면 마지막 문항까지 순조롭게 진행된다. '손님'으로 찾아온 조사원이 보는 앞에 있어서 응답자들도 가능한 한 좋은 관계를 유지하며 조사를 끝내려 하기 때문이다. 질문의 의도를 비교적 잘 파악해서 답변을 하므로 최종적으로 얻을 수 있는 자료의 질도 좋은 편이다. 그러나 조사 기간이 길고 비용이 많이 드는 단점이 있다.

전화조사의 경우에는 지리적으로 먼 곳이라도 쉽게 접촉할 수 있지만, 응답자들이 모르는 사람으로부터 걸려 오는 전화를 경계할 수 있고, 전화조사가 남용되면서 응답자들의 거부감도 커졌다. 전화조사는 대면 방식에서 초래되는 예의를 지키는 부담감이 덜한 편이지만 응답자가 질문 내용에 응답하기 거북하거나 할 경우에 손쉽게 전화를 끊을 수 있다. 전화 통화의 속성상 짧은 설문조사가 주로 사용되기 때문에 조사문항이 많은 경우에 이용하기 어려운 점이 있다.

우편조사는 응답자의 주소지 또는 직장으로 조사 설문지를 우송하고 응답자가 직접 작성한 후에 반송을 받는 형태로 진행된다. 비교적 여유롭게 답변을 받을 수 있는 장점이 있으나 대면조사나 전화조사와 비교하면 응답자의 관심도가 떨어져서 응답률이 매우 낮은 문제점이 있다.

온라인조사는 조사원이 없이 응답자가 스스로 PC나 휴대전화를 사용하여 조사 서버에 접속하여 온라인으로 제공되는 설문에 응답하는 방식으로 진행되기 때문에 신속한 조사가 가능하다. 그러나 온라인조사는 인터넷 환경이 충분히 갖추어져야 가능하다. 또한, 온라인 환경에서 이용 가능한 응답자들의 명부를 확보하기가 쉽지 않다. 이메일 주소나 전화번호 같은 것이 사용되는데 조사 주제별로 모집단의 성원임을 알 수 있는 이메일 주소 등을 확보하기가 쉽지 않을 수 있다. 또한, 정보통신에서 보안이 강조되면서 광고성 메일을 사전에 걸러내는 경우가 많아서 다수의 응답자에게 동시에 발송되는 메일이 스팸으로 분류되어 정작 응답자들에게 도달하지 못하는 경우도 많다. 또 응답자의 메일 박스 용량 초과로 메일이 도달하지 못할 수도 있다. 또한, 이메일을 일상적으로 사용하지 않는 사람들에게는 메일이 수신되었어도 정작 응답자는 이를 모르고 있는 경우도 있다. 즉 온라인조사에서는 대면조사나 전화조사와는 전혀 다른 성격의 무응답이 발생할 수 있는 것이다.

대면조사에서는 비용의 한계 때문에 충분한 표본을 확보하기 쉽지 않은 것이 오차를 만들어 내는 원인이 된다. 반면 전화조사는 비용문제의 부담은 비교적 적지만 접촉률과 응답률이 낮은 점이 오차의 원인이 된다. 우편조사는 응답자의 관심을 받기 어려운 점이 오차의 원인이다. 온라인조사는 적절한 표집 프레임을 확보하기 어려워서 대표성을 확보하기 쉽지 않은 점이 오차의 원인이 된다.

2.2.4 무응답에 의한 오차

사회조사에서는 표집된 응답자 전원이 조사에 응하여 응답해 주기를 기대한다. 그러나 현실에서는 상당수 응답자가 이런저런 사유로 조사에 불응한다. 바쁘다는 것은 가장 전형적인 응답 거부 사유이다. 건강이 나빠서 조사원을 만날 수 없는 일도 있고, 고령자라 의사소통이 어려울 수도 있다. 무응답의 사유 중 접촉 자체가 어려웠던 경우와 접촉은 되었으나 응답을 거부한 사례는 그 성격이 차이가 있을 수 있다. 전체 표본 중 접촉에 성공한 경우를 접촉률이라고 하고, 접촉자 중 응답자의 비율을 응답률로 본다. 더 엄격한 기준을 적용하는 조사기관에서는 전체 표본 중 응답자의 비율을 응답률로 간주하기도 한다. 응답률을 따지는 이유는 응답자와 무응답자 간에 어떤 체계적 차이가 있다면, 즉 어떤 특성이 있는 사람들이 주로 응답을 하였고 다른 특성을 가진 사람들은 응답을 거부하였다면 이 조사는 전체 모집단의 특성을 제대로 대변하지 못하는 편향적인 조사가 되기 때문이다. 그래서 무응답자들이 응답자와 다른 특성을 가진 사람들인지를 잘 파악해야 한다. 이것을 파악하는 방법의 하나는 여러 차례 응답 거절을 하다가 최종적으로 응답을 한 사람들은 사실상 응답 거부자에 가까운 것으로 볼 수 있고, 이들의 응답 경향이 조기에 응답한 사람과 비슷한지 아니면 다른지를 살펴보는 것이다. 또는 여타의 유사한 조사들의 결과와 비교하여 유의미한 차이가 발견된다면 이 조사의 응답자는 일정하게 편향성을 가진 것으로 의심해 볼 수 있을 것이다.

사회조사에서 응답률이 100% 되는 경우는 사실상 존재하기 어렵다. 이것은 총선거에서 투표율이 100% 되기를 기대하기는 어려운 것과 비슷하다. 조사응답이나 선거참여에 대해서 법적 의무를 부과한다고 하여도 불가피한 사정으로 불참하는 경우가 나오기 때문이다. 응답률이 높으면 보다 충실하게 모집단을 대변할 수 있을 것으로 예상할 수 있다. 그런데 응답률이 100%가 되지 않는다고 해서 모집단의 특성을 대변하기 어려운 것만은 아니다. 인구 총조사는 국가가 정책적으로 강력하게 추진하고 있고, 오래전부터 실시되어 대국민 홍보가 잘 되어 있으며, 전 국민의 조사 참여가 사실상 의무화되어 있어서 90% 이상의 응답률을 보인다. 반면 국민건강영양조사나 사회조사 같은 대규모 표본조사의 경우에는 약 80%의 응답률을 보인다. 그런데 개인 또는 개별 기관에서 실시하는 소규모 실태조사의 경우에는 응답률이 10%를 밑돌 때도 있다. 심지어 선거 여론조사에서는 응답률이 1%에도 미달하는 때도 발견된다.

그러면 어느 정도의 응답률이 신뢰할만한 조사결과를 산출할까? 또는 낮은 응답률을 보인 서베이는 무조건 믿지 못할 조사가 되는 것일까? 최근의 연구결과를 보면 응답률이 높고 낮음이 조사결과 데이터의 품질에 직접적인 영향을 주지는 않는다고 한다. 앞서 설명했던 편향성 문제는 무응답의 정도에 기인하는 것이 아니라 조사 주제와 관련해서 특별한 성향의 사람들이 주로 응답하는 경우에 문제가 된다. 따라서 응답률이 낮은 경우에도 조사 주제에 따라 응답 참여와 거부가 나뉘는 것이 아니라면 낮은 응답률이 곧바로 데이터의 질에 영향을 미치지는 않는다는 것이다(Singer, 2006; Keeter, et al., 2000). 집단 간 편가름 현상이 나타나는 정치 현안이나 선거 여론조사의 경우에는 정치적 관심이 높은 집단이 전화조사에 더 많이 응답하는 현상이 있으므로 응답률이 낮으면 편향성이 의심될 수밖에 없다. 그런데 건강조사의 경우에는 그와 같은 편가름 현상은 없으므로 상대적으로 낮은 응답률일지라도 편향성의 문제는 크지 않을 수 있다. 다만 조사 자체가 아니라 특정한 문항에 대한 무응답은 발생할 수 있다. 예를 들어 여성들이 흡연행위에 대해 보고를 거부하는 경우가 여기에 해당한다.

무응답의 원인과 대책

무응답 또는 소사 거부는 여러 가지 원인에서 비롯된다. 연구자 또는 조사기관 쪽 요인으로는 우선 사회조사의 남용에 따른 거부감을 들 수 있다. 여론조사가 유행을 타고 여론조사 수요가 많아지면서 결과적으로 시민들은 수시로 여론조사 응답을 요구받게 되었다. 또한 여론조사 시장이 커지면서 소규모 여론조사 회사들도 많이 만들어졌고 시장경쟁이 치열해졌다. 싼 비용에 사회조사를 수주하여 진행하다 보면 사회조사 원리를 무시하는 경향이 나타난다. 예를 들어 표집을 할 때는 일차 표집된 대상자를 적어도 3차례를 접촉하여 응답을 시도하는 것이 원칙이다. 그런데 이렇게 하는 것이 시간이 걸리고 응답 거부자를 설득하기보다는 새로운 표집을 실시해서 손쉽게 응답하는 사람을 찾아 조사를 빨리 완료하려는 시도를 한다. 이럴 경우 응답률은 매우 낮을 수밖에 없고 편향적인 조사가 될 가능성이 크다. 즉 현재 우리 사회에서 사회조사의 응답률이 낮고 무응답이 큰 것은 조사회사의 난립과 여론조사 시장의 무질서로 인한 원인이 크다.

이와 연관된 또 다른 공급자 이슈는 조사 주체의 불확실성이다. 낯선 사람으로부터 조사 권유를 받았을 때 응답자가 이를 수용할지 여부를 판단하는 데 중요한 기준이 되는 것은 조사 주체가 누구이고 조사 실행기관이 어디인지 여부이다. 정부기관이나 유명 대학에서 수행하는 조사의 경우에는 응답자들이 그 기관을 신뢰하기 때문에 조사에 응할 가능성이 높다. 반면 낯선 이름의 ○○회사, ○○연구소 같은 경우에는 신뢰도가 낮기 때문에 응답 거절의 가능성이 높다.

무응답을 초래하는 원인은 응답자들에게도 있다. 응답자들은 낯선 조사원의 방문이나 조사 권유에 일단 유보적일 수밖에 없다. 많은 응답자들은 자신이 왜 조사 대상이 되었는지를 궁금해한다. 과거 권위주의 통치 시절에는 '조사'라는 말 자체가 정치적 사찰의 의미를 담고 있었기 때문에 시민들에게 거부감이 드는 용어였다. 지금은 사회조사에서 그런 억압적 의미는 사라졌지만 낯선 사람에 대한 부담은 남아있다. 특히 자신이 잘 알지 못하는 주제나 조사기관하고 특별한 연관성이 없는데 왜 자신을 찾아왔는지에 대하여 의구심을 갖는 경우가 제법 많다. 따라서 왜 이런 조사를 실시하는지, 그리고 어떻게 응답자가 선정되는지를 짧은 시간 안에 설득력 있게 제시하는 것이 응답을 얻는 요소가 된다. 특히 본인이 조사 주제에 대하여 잘 알지 못해서 응답을 못하겠다는 경우에 다수의 시민들이 이 주제에 대하여 잘 알지는 못하지만 그래도 조금이라도 의견이나 관심이 있을 수 있고 그것을 얘기해 주는 것이 매우 중요하다는 식으로 동기화를 시키는 것이 필요하다.

이와 연관되는 다른 요인으로 조사결과의 유용성에 대한 회의감이 무응답을 초래할 수 있다는 점이다. 이전에 유사한 서베이에 응답을 했는데 시간이 지나도 결과가 어떻게 됐는지도 모르겠고, 무엇인가 정책적 개선이 되는 것도 없다는 식의 조사 회의론을 가진 응답자들이 있다. 이분들은 조사에 비교적 성실하게 응답하려는 자세를 갖추고 있지만 조사결과 처리에 의구심을 갖고 있다고 생각된다. 이럴 경우 조사결과는 정책개발에 사용되는 것이고 정부와 국회를 거쳐 정책이 시행되기까지 시간이 걸리고 또 찬반이 있을 수 있기 때문에 응답자의 의견 제시가 곧바로 정책으로 이어지지는 못할 수도 있지만 시민들이 의견을 자주 제시해 주어야 장기적으로는 변화가 가능할 수 있다는 점을 설명해 줄 필요가 있을 것이다.

그 외 응답자들은 조사가 귀찮게 여겨질 때 흔히 바쁘다던가 아니면 시간이 얼마나 소요되는지를 묻기도 한다. 이때에는 정확하게 측정된 평균 응답소요 시간을 얘기해 주어야 하고, 그래도 거부 의사를 밝히면 가능한 시간대에 다시 한번 방문하겠음을 알리고 며칠 뒤에 다시 한번 접촉하는 것이 좋다. 이럴수록 응답자 한 명의 의견을 듣는 것이 중요함을 인지시키게 될 것이고 응답의 가능성은 높아진다.

결국 무응답을 극복하기 위해서는 연구자와 조사회사는 조사의 원칙을 준수하는 자세를 확립하는 것이 필요하다. 미국의 조사회사들은 사회조사를 실시하기 이전에 2-3회의 사전 안내 우편이나 메일을 보내고, 안내장도 공식적인 레터 양식을 사용하여 상당히 정중한 문장으로 조사의 내용 소개와 응답 참여를 권유하는 내용으로 구성되어 있다. 국내의 조사에서는 이런 사전안내를 하는 경우가 오히려 드물거나 형식적인 안내에 그치는 경우가 많다. 조사 기간 내에 응답이 되지 않을 경우에 추가적으로 우편이나 메일을 보내서 참여를 독려하는 것도 필요하다. 추가적 안내는 3-4번까지 이루어진다. 이러한 안내와 독려가 1회적으로는 스팸으로 인식될 수도 있지만 반복적으로 진행될 때에는 조사의 중요성과 조사기관의 품격을 높이는 인상을 줄 가능성도 많다. 값싼 조사에서는 이러한 서류작업을 시행할 여유가 없기 때문이다.

응답자들이 응답을 잘하려면 일차적으로는 조사내용에 흥미를 느끼고 자신이 기여할 부분이 있다는 생각이 들도록 조사설계를 잘하는 것이 중요하다. 자기효능감이 높은 사람들이 예방적 건강행동의 실천을 더 잘하듯이 사회조사에서도 자기효능감을 느낄 수 있을 때 조사 응답에 적극적으로 나설 수 있다. 그리고 부차적으로 소액의 사례금을 지불하는 등 약간의 인센티브를 제공하는 것이 조사 무응답을 줄이는 데 도움이 된다.

사회조사에서 조사원(또는 연구자)과 응답자는 사업적 거래를 하기 위해 만나는 것이 아니라 의견을 주고받는 사회적 교환을 위해서 만난다고 볼 수 있다. 사업적 거래의 경우에는 등가교환이 원칙이며 받는 만큼 주어야 거래가 성사된다. 사회조사에서도 전문가들 대상의 정책개발을 위한 서베이는 형식만 서베이일뿐 실제로는 컨설팅에 가깝다. 조사문항들도 상당한 전문적 식견을 바탕으로 작성될 수 있게 디자인되어 있는데 '공짜'로 설문응답을 요구하면 응답률이 낮을 수밖에 없다. 이런 조사는 사업적 거래의 성격이 있기 때문에 상당한 조사 수당을 지불하는 것이 적합하다. 반면 일반인을 대상으로 하는 통상적인 설문조사의 경우에는 응답에 전문적 식견을 필요로 하지 않고 '보통 사람'으로서의 생각을 진술할 것을 기대한다. 이러한 사회적 교환에서는 물질적 보상을 하는 것이 오히려 교환의 의미를 퇴색시킬 수도 있다. 감사를 표시하는 것으로도 충분한 보상이 될 수 있다. 따라서 현금 보상을 할 경우라도 명목적 수준의 금액을 제공하는 것이 사회적 교환의 의미에 부합한다 (Dillman, Smyth & Christian, 2014).

요약

■ **표집오차와 비표집오차**

① **표집오차의 의미:** 표집 과정에서 불가피하게 발생하는 오차, 표본이 모집단의 특성을 그대로 대변해주지 못하는 경우를 말함

② **비표집오차의 의미:** 표집 이외의 다른 사회조사 과정에서 발생하는 오차

③ **표집오차 발생원인:** 모집단으로부터 표본을 추출하여 조사한 자료를 근거로 얻은 결과를 모집단 전체에 대해 일반화하면서 필연적으로 발생하는 오차

④ **표집오차의 축소방안**

㉠ 표본의 크기를 증가

㉡ 이질적인 모집단보다 동질적인 모집단을 사용

㉢ 확률표본추출방법을 사용

⑤ **비표집오차의 발생원인**

㉠ 질문지 구성방법의 오류, 질문 순서 변경

㉡ 조사원, 응답자의 특성

㉢ 무응답

㉣ 입력오류

㉤ 조사단위의 누락 또는 중복

㉥ 에디팅 또는 부호화의 오류

㉦ 개념 정의의 오류

㉧ 환경적 요인의 변화

㉨ 측정도구와 측정대상자들의 상호작용 발생

■ **무응답 원인과 대책**

① **무응답의 원인**

㉠ 조사 주체의 불확실성

㉡ 낯선 조사원의 방문이나 조사 권유에 대한 응답자들의 유보적인 태도

ⓒ 조사결과의 유용성에 대한 회의감

② 무응답 대책

㉠ 응답자에게 조사 실시 이전에 2–3회 사전안내 우편 및 메일 전송

㉡ 응답자에게 평균 응답 소요시간을 알려줌

㉢ 응답자 한 명의 의견도 중요함을 인지시킴

㉣ 응답자가 조사내용에 흥미를 느끼고 자신이 기여할 부분이 있다는 생각이 들도록 조사설계

㉤ 응답자에게 명목적 수준의 보상 제공

연습문제 및 정답

1. 다음 사례에 해당하는 표본프레임 오류는? [2014년 5월 필기 기출문제]

> A보험사에 대한 가입한 고객을 대상으로 만족도 조사를 실시하였다. 조사 대상 표본은 A보험사에 최근 1년 동안 가입한 고객 명단으로부터 추출하였다.

① 모집단과 표본프레임이 동일한 경우
② 모집단이 포본프레임에 포함되는 경우
③ 표본프레임이 모집단 내에 포함되는 경우
④ 모집단과 표본틀이 전혀 일치하지 않는 경우

2. 표집오차에 대한 설명으로 옳지 않은 것은? [2020년 9월 필기 기출문제]

① 표집오차는 통계량과 모집단의 모수 간 오차이다.
② 표집오차는 표본추출과정에서 발생하는 오차이다.
③ 표본의 크기가 크면 표집오차는 감소한다.
④ 비확률표집오차를 줄이면 표집오차도 줄어든다.

3. 측정오차(error of measurement)에 관한 설명으로 옳은 것은? [2019년 3월 필기 기출문제]

① 체계적 오차(systematic error)의 값은 상호상쇄되는 경향이 있다.
② 신뢰성은 체계적 오차(systematic error)와 관련된 개념이다.
③ 타당성은 비체계적 오차(random error)와 관련된 개념이다.
④ 비체계적 오차(random error)는 인위적이지 않아 오차의 값이 다양하게 분산되어 있다.

연습문제 및 정답

4. 표본크기와 표집오차에 관한 설명으로 옳은 것을 모두 고른 것은?
[2020년 6월 필기 기출문제]

ㄱ. 자료수집 방법은 표본크기와 관련 있다.
ㄴ. 표본크기가 커질수록 모수와 통계치의 유사성이 커진다.
ㄷ. 표집오차가 커질수록 표본이 모집단을 대표하는 정확성이 낮아진다.
ㄹ. 동일한 표집오차를 가정한다면, 분석변수가 적어질수록 표본크기는 커져야 한다.

① ㄱ, ㄴ, ㄷ ② ㄱ, ㄴ ③ ㄴ, ㄹ ④ ㄱ, ㄴ, ㄷ, ㄹ

정답 1③ 2④ 3④ 4①

3

조사설계

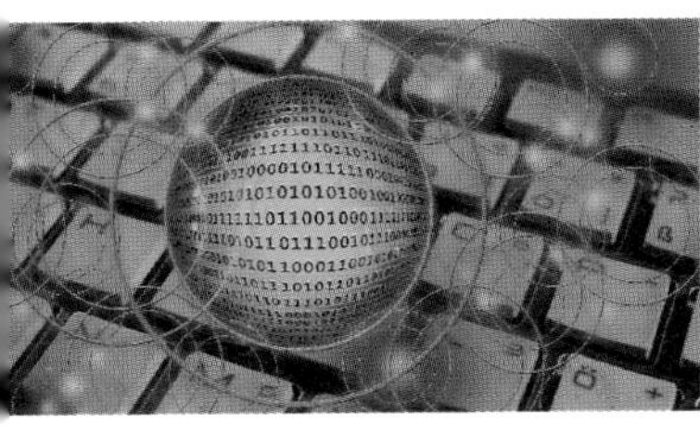

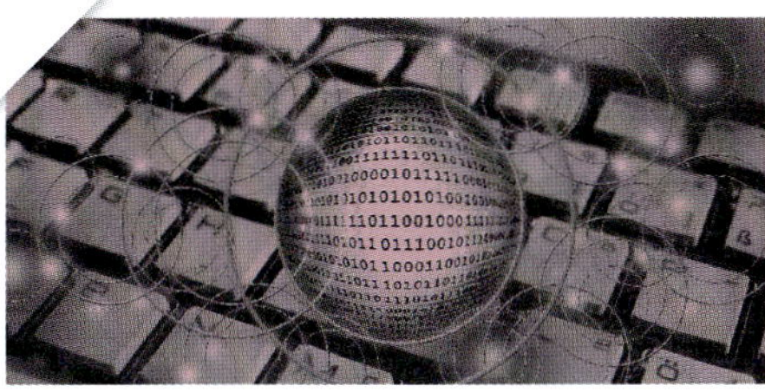

제3장

조사설계

3.1 | 연구주제의 설정과 측정

3.1.1 개념의 조작적 정의

우리가 어떤 연구 주제를 조사해 보고 싶다고 할 때 우선 생각해 보아야 할 점은 연구 주제가 곧바로 측정될 수 있는지다. 키와 체중 같은 경우는 그대로 질문해도 곧바로 답을 얻을 수 있지만, 건강행동을 알고 싶다고 할 때는 건강행동이 무엇인지 세세하게 규정하면서 **측정 가능한 수준까지 개념을 조직화할 필요**가 있다. 예를 들어 사회경제적 지위에 따라서 건강행동의 양상이 다르다는 것을 조사하여 밝혀본다고 가정하자. 이때 두 가지 핵심 개념인 사회경제적 지위와 건강행동은 추상성이 높으므로 세세한 개념 규정을 하지 않으면 측정하기가 어렵다. 따라서 다음과 같이 개념을 조직화하는 노력이 필요하다.

- 사회경제적 지위 : 사람들의 지위가 가장 낮은 단계에서 가장 높은 단계까지 순차적으로 나뉘어 있다고 가정하고 이렇게 지위를 층화시키는 세부 요인으로 선행연구들에 따르면 학력, 직업, 월수입의 세 가지 요인을 상정할 수 있다. 즉 모든 사람은 이 세 가지 요인에서의 지위가 각기 다르며, 각각의 지위를 합친 것을 사회경제적 지위라고 할 수 있다.
- 건강행동 : 건강상태를 향상 또는 유지하기 위하여 개인이 수행하는 행동들을 의미하는데 기존 의학적 연구나 역학적 연구에 따르면 금연, 절주, 신체활동, 적절한 영양 공급, 충분한 수면 등이 질병 예방에 효과적인 것으로 알려져 있다. 따라서 건강행동은 이 다섯까지 행동을 실천하는지로 규정할 수 있다.

사회경제적 지위를 학력, 직업, 수입의 합으로 규정하게 되면 측정이 가능해진다. 또한 건강행동의 경우에도 금연 여부, 절주 여부 등은 쉽게 측정이 되기 때문에 이를 합하면 건강행동을 측정 가능한 양적변수로 바꿀 수 있게 된다. 만일 추상성이 매우 높다면 여러 단계에 걸쳐서 측정하거나 다면적인 측정을 해야 한다. 예를 들어 사회적 차별을 심하게 겪으면 정신건강이 부정적이게 된다는 가설을 연구한다고 하자. 여기서 사회적 차별이란 현상은 앞의 사회경제적 지위나 건강행동 보다 더 복잡하고 다층적인 현상일 수 있다. 사회적 차별이 발생하는 지점이 상당히 많고, 사회관계가 복잡한 만큼 사회적 차별도 복잡한 맥락 속에서 발생하기 때문이다. 따라서 사회적 차별을 사회경제적 지위의 경우처럼 몇 개의 변수로 측정하기는 쉽지 않다. 이럴 때는 사회적 차별이 발생한 다양한 지점들을 상정하고 그에 부합되는 차별양상을 명제의 형태로 만들어서 그러한 차별을 경험한 적이 있는지를 질문하여 측정하게 된다. 차별이 다양한 만큼 이를 측정하는 상황도 10여 개 이상 될 것이고 이것들을 하나의 척도로 만들어 사용하게 된다.

다른 예를 살펴보면 우울감 척도의 경우이다. 사회생활이 복잡해질수록 정신건강 문제가 심각해지고 이에 따라 우울감을 겪는 사람들이 증가하고 있다. 그런데 우울감이란 불면, 식욕부진 등 매우 다양한 증상으로 나타나기 때문에 우울감을 측정하는 척도는 수십 개의 질문으로 구성된다. 대표적으로 우울감을 측정하는데 사용되는 Beck의 우울증 척도는 21개 문항으로 구성되어 있다. 물론 경우에 따라서는 '당신은 요즈음 우울합니까? "라고 단일 문항으로 질문할 수도 있다. 연구자는 자신의 연구에 필요한 측정의 수준이 1문항의 질문인지 21문항의 척도가 필요한지를 선택해야 한다. 우울한 사람 중에서도 보다 심각한 사람을 골라서 추가적 연구를 할 생각이라면 Beck의 선별척도를 적용하는 것이 좋을 것이다. 반면 우울을 단순히 건강의 한 측면으로 생각하는 정도라면 단일 문항 질문으로 충분할 수도 있다. 이처럼 연구자는 자신의 연구 주제의 성격에 따라 측정의 수준을 정해야 한다.

3.1.2 변수의 측정 수준과 방법

일단 세부 주제와 세부 변수가 정해졌다면 다음으로 어떻게 측정(measurement)할 것인지 결정해야 한다. 측정(measurement)은 사물을 구분하기 위하여 이름을 부여하거나 숫자를 부여하는 것을 말한다. **이름이나 숫자를 부여하기 위해서는 일정한 규칙이 필요한데 이 규칙은 척도(scale)**로써 표현된다. 그러므로 각 세부 변수들의 측정 수준과 방법을 결정해야 한다. 사회현상은 그 자체로 질적 속성을 가진 경우가 많다.

양적 분석을 하려면 질적 현상을 양적으로 변환하는 과정이 필요하다. 양적 현상은 자(척도, scale)를 사용하여 측정한다. 체중을 잴 때는 저울을 쓰고 키를 잴 때는 줄자가 필요하다. 질적 현상도 어떤 척도를 사용하여 양적으로 측정할 수 있다. 이러한 측정에 사용되는 자 또는 척도는 기본적으로 네 가지가 있다. 명목척도, 서열척도, 등간척도, 비율척도가 그것이다.

명목척도

명목척도(nominal scale)는 질적 사회현상을 구성하는 범주들을 분류하는 낮은 수준의 측정이다. 네 가지 척도 중에서 가장 간단한 형태의 것으로 사물을 구분하기 위하여 이름을 부여하는 척도이다. 예를 들어 응답자의 종교를 측정하는 경우라면 모집단의 종교인구 분포가 많은 순서대로 개신교, 불교, 천주교를 꼽을 수 있다. 소수 종교인 원불교, 이슬람교 등은 조사 필요에 따라 범주로 포함할 수도 있고, 아니면 기타 종교로 묶어서 응답할 수도 있을 것이다. 우리가 비만을 측정한다고 했을 때 1=비만, 2=저체중, 3=정상으로 구분하여 측정하는 것도 명목척도에 해당한다.

서열(순위)척도

서열척도(ordinal sclae)는 사회현상의 구성하는 범주 간에 크고 작거나 길고 짧은 순서가 있다고 가정하고 측정하는 방식이고 사물의 순위를 나타내기 위하여 사용되는 척도이다. 명목척도보다는 좀 더 추상적인 성격을 지니지만 명목척도와 마찬가지로 더하거나, 빼거나, 또는 곱하고 나눌 수가 없는 성질을 가지고 있다.

예를 들어 학력의 경우에 초등학교 졸업, 중학교 졸업, 고등학교 졸업, 대학교 졸업 등으로 그 속성을 나누어 측정할 수 있을 것이다. 여기서 각급 학교는 일정한 순서를 갖고 있다. 중졸자는 초등학교 졸업 이후에 가능하고, 고졸은 중졸을, 대졸은 고졸을 선행해야 가능하다. 따라서 학력은 수학 기간의 측면에서 초졸 〈 중졸 〈 고졸 〈 대졸의 이러한 순서를 학력 척도에서는 사회적 지위의 차이로 간주한다. 비만을 측정할 때 1=고도비만, 2=경도비만, 3=정상, 4=저체중으로 측정하는 것도 일정한 순서를 갖는 서열척도가 된다.

등간(간격)척도

등간척도(interval scale)는 명목척도의 범주의 분류 특성과 서열척도의 분류된 범주들의 순서의 특성 이외에 순서의 간격이 동일한 점이 추가된다. 명목척도나 서열척도보다는 훨씬 더 구체적인 측정도구로서 어느 것이 어느 것보다 큰지 혹은 작은지의 비교가 가능할 뿐만 아니라, 어느 것이 어느 것보다 측정단위(unit of measurement)가 얼마나 더 큰지 혹은 작은지를 측정할 수 있다. 측정단위가 명시되어 있다고 하는 것은 비교 가능한 등거리 구간으로 구분되어 있음을 의미한다. 따라서 등간척도는 서열척도처럼 단순히 더 크고 혹은 더 작은지를 설명할 수 있을 뿐만 아니라 구체적으로 어느 정도, 어느 단위만큼 큰지 혹은 작은지를 나타낼 수 있다.

서열척도의 경우에는 초등학교졸업과 중학교 졸업의 간격과 중학교와 고등학교 졸업의 간격이 여러 의미에서 동일하지는 않다. 그런데 등간척도는 이 간격들을 양적으로 동등하게 만드는 것이다. 앞서 언급했던 Beck의 우울증 척도는 21개 문항을 각각 1=전혀 그렇지 않다, 2=때때로 그렇다, 3=자주 그렇다, 4=매우 자주 그렇다는 식으로 4점 척도로 측정한다. 최종적으로는 21개 문항의 점수를 합산하면 최소 1점과 최고 63점이 나타날 수 있다. 여기서 10점과 20점의 차이나 20점과 30점의 차이는 동일하게 10점만큼 차이가 나는 것으로 규정된다.

연구의 필요에 따라서 척도를 달리하여 측정하는 것도 가능하다. 또한 어떤 경우에는 등간척도를 하위척도인 명목척도나 서열척도로 전환해서 사용할 수도 있다. 예를 들어 0-63점의 분포를 0~9점 우울하지 않은 상태, 10~15점 가볍게 우울한 상태, 16~23점 중한 우울 상태, 24~63점 심한 우울 상태로 구분할 수 있는데 이것은 서열척도로서의 의미가 있다. 만일 16점 이상의 경우를 추가적인 심층 조사대상자로 규정한다면 이것은 15점까지는 정상, 16점 이상은 우울로 규정하는 것이기 때문에 정상/우울이라는 범주 구분에 해당하고 명목척도로 전환된 것으로 볼 수 있다.

비율척도

비율척도(ratio scale)는 가장 고단위의 측정으로 등간척도와 서열척도가 가지고 있는 모든 특성을 가지고 있으며 등간척도와 구분되는 점은 절대영점(absolute zero)을 가지고 있다는 것이다. 예를 들면, 섭씨온도계나 화씨온도계와는 다르게 켈빈온도계(Kelvin scale)로 측정된 온도에서 0도(0°K)란 소립자의 움직임이 완전히 정지된 '완전 0도(absolute zero)'의 상태를 의미한다.

비율척도는 보통 두 가지 등간척도를 나눔으로써 만들 수 있다. 예를 들어 대학 진학률은 고등학교 대학진학자 수를 고교 졸업생 수로 나누어서 계산한다.

$$\frac{\text{대학진학자 50명}}{\text{고교졸업자 100명}} \times 100 = 50\%$$

그런데 대학진학자 수가 한 명도 없을 때는 분자가 0이 됨으로써 대학진학률은 0%로 계산된다. 대학진학자 수는 최댓값은 고교졸업자 전체인 100명까지 가능하고 이 경우 대학진학률은 100%가 된다. 즉, 대학진학률은 비율척도로써 0%부터 100%까지의 분포를 갖는다.

통계적 분석을 할 경우에는 다음 표에서 보는 바와 같이 명목 〈 서열 〈 등간 〈 비율척도의 순으로 고급 통계기법을 사용하여 심층적이고 다양한 분석을 할 수 있게 된다. 즉 양적 분석은 등간척도나 비율척도일 때 가장 고급통계기법을 활용할 수 있다.

그러나 사회과학에서는 등간척도 이상의 자료를 확보하는 것이 불가능할 때가 많기 때문에 서열척도를 등간척도로 취급하여 분석하는 경우가 종종 있다. 사회 현상은 고유한 속성이 있으므로 임의로 등간척도나 비율척도로 만들 수는 없다. 다만 경우에 따라 명목척도라도 등간척도인 것처럼 가정해서 사용할 수는 있다. 예를 종교의 경우 명목척도에서는 여러 가지 종교의 범주를 나누어서 측정하는 것이 보통의 방법이지만 통계적 분석에서 필요할 때는 이것을 종교가 있음(1)과 없음(0)으로 이분화하여 가변수 혹은 더미변수(dummy variable)로 할 수 있고, 이것을 일종의 등간척도인 것처럼 가정하여 회귀분석에 적용할 수 있다. 이처럼 사회현상 또는 건강 현상은 명목, 서열, 등간, 비율척도로 측정이 되는데 필요할 경우에는 이를 다른 척도로 변환하여 사용하는 것도 가능하다. 이상에서 설명한 4가지 척도의 차이점을 요약하면 표 3.1과 같다.

표 3.1 4가지 척도의 특징

	상호 배타적인 특성을 가진다	등급, 순위가 명시된다	등거리 구간이 명시된다	가감 가능	가감승제 가능	절대영점	비연속적인 성격을 가진다	평균 (표준편차)	통계검정
명목척도	○						○		비모수 검정
서열척도	○	○					○		비모수 검정
등간척도	○	○	○	○				○	모수 검정
비율척도	○	○	○	○	○	○		○	모수 검정

3.2 | 주요 변수 간의 관계

3.2.1 인과적 추론

우리가 사회조사를 할 때 단일적인 어느 한 변수만을 조사하는 경우는 없다. 여러 변수의 분포를 조사하여 변수 간의 관계를 파악하려고 서베이를 하는 경우가 많다. 특히 학술조사일 경우에 그러하다.

의학 연구에서는 어떤 박테리아나 바이러스에 감염되는 것만으로도 질병이 발생하는 것으로 가정한다. 이때 박테리아나 바이러스는 원인이 되고 질병은 그로 인한 결과가 된다. 사회조사의 개념 틀에서는 원인에 해당하는 영향요인을 독립변수라 부르고, 결과에 해당하는 요인을 종속변수라고 한다. 독립변수는 영향을 주는 요인이고 종속변수는 영향을 받는 요인이다. 독립변수는 시간상 선행하고, 종속변수는 시간이 지난 뒤에 나타나기 마련이다. **독립변수가 종속변수에 영향을 미쳤다고 추론하는 것을 인과적 추론**(causal inference)이라고 한다.

인과적 추론

[특정 원인균(원인) ————→ 특정 질병(결과)]

보건학에서는 대체로 원인과 결과의 구성이 더욱 복잡하다. 건강상태를 만들어 내는 원인은 유전적 소인, 영양상태, 신체활동, 음주흡연 여부, 빈곤 여부, 학력과 직업, 사회참여 등 다양한 요인들이 건강상태에 영향을 주는 것으로 알려져 있다. 연구설계 과정에서 이 변수들 간의 관계를 사전에 정리하는 것이 필요하다. 다음 그림은 사회적 관계 및 건강행동이 건강상태에 미치는 영향에 관한 연구에 사용할 주요 변수들의 관계를 개념적으로 도식화한 것이다. 이러한 개념 도식은 기존의 이론이나 선행연구에 근거해야 하고 또 여기에 연구자의 문제의식이 더해져서 만들어진다. 즉 기존 연구에 근거하되 기존 연구의 부족함이나 한계를 밝히고 새로운 요소를 추가함으로써 과학적 이해와 발전을 도모하는 내용으로 개념틀이 만들어져야 한다. 이전 연구를 단순히 반복하는 연구나 연구의 객관적 근거를 확인할 수 없는 연구는 올바른 개념틀로 볼 수 없다.

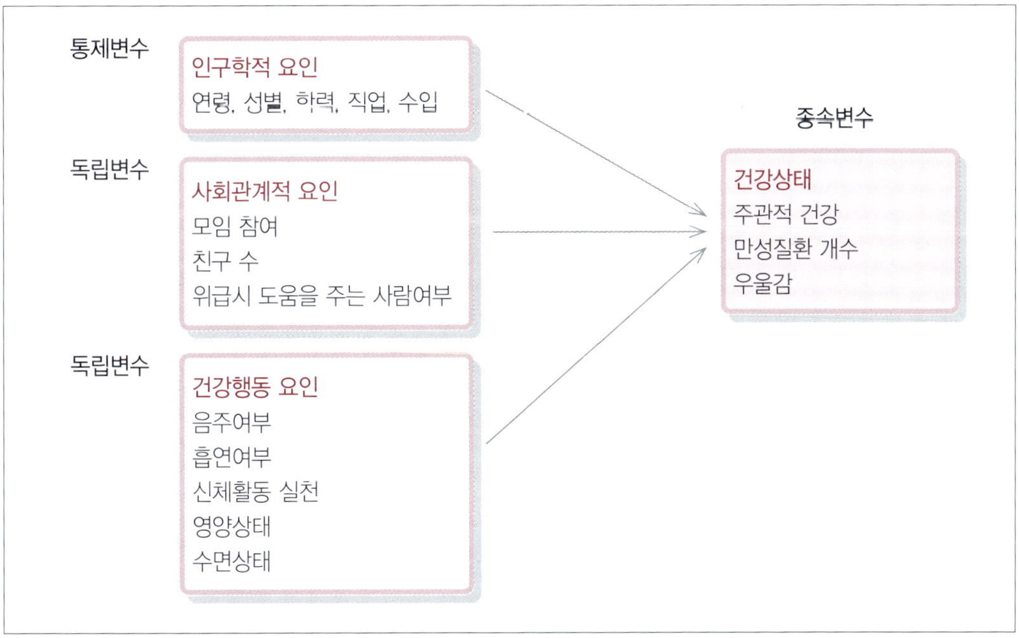

그림 3.1 독립변수와 종속변수로 구성된 사회조사의 개념 틀

연령과 성별 등 인구학적 변수들은 보통 통제변수로 사용된다. 앞에서 예시한 개념틀에서 연구의 주요 관심사는 1) 사회 관계적 요인이 건강상태에 영향을 미치는지, 2) 건강행동이 건강상태에 영향을 미치는지 여부이다. 그런데 종속변수에 영향을 미치는 요인은 이 변수들 이외에도 많이 있을 수 있다.

건강상태가 복잡한 구성물일수록 그에 영향을 미치는 요인은 다양할 수밖에 없지만, 연구의 과정에서는 수많은 변수를 모두 고려할 수는 없다. 그래서 현실적으로 연구의 개념 틀에서는 핵심적 영향요인들만을 고려하게 된다. 그렇지만 이들 핵심요인 이외에 종속변수에 영향을 미칠 수 있는 요인 중에서 몇몇 중요한 요인들은 고려하지 않을 수 없다. 특히 인구학적 변인들이 그러하다. 사람들의 기본적 특성 또는 삶의 질을 좌우하는 우선적인 요인은 인구학적 요인으로 볼 수 있다. 어떤 사람의 성별, 연령, 학력, 직업 등을 고려해 보면 그 사람의 사회적 지위나 삶의 질이 어느 정도일지 대체로 판단이 된다. 중학교 졸업한 40대 여성이 청소 일을 하는 경우나 대학원을 졸업한 40대 남성이 기술개발 회사의 책임연구원으로 재직 중일 때 이들의 삶의 질이 상당히 차이가 날 것이고 그것이 건강상태에 상당한 영향을 미치는 것을 쉽게 예상할 수 있다. 특히 이러한 인구학적 변인의 영향을 미리 통제하지 않고 사회관계 요인이나 건강행동 요인의 건강 영향을 따지게 되면 실제 이상으로 과

장된 영향이 나타날 수 있다. **통제변수(control variable)란 독립변수 이외의 변수들이 종속 변수에 미치는 영향을 제외하기 위하여 사용되는 변수**를 말한다. 달리 말하자면 독립변수 이외의 변수들의 영향을 고정시키는 것이다. 회귀분석 같은 통계분석 방법을 사용할 때 앞서 예시한 변수를 모두 포함하여 회귀분석을 하게 되면 인구학적 변수들의 영향이 고려된(고정된) 상태에서 사회 관계적 변수나 건강행동 변수의 영향을 표시해 준다.

과학적 연구에서는 이 개념틀에서 주요 변수들 간의 관계를 미리 가설(hypothesis)의 형태로 만들어서 제시하고 자료가 수집된 후에 그 가설이 맞는지를 검증하는 방식을 취한다. 가설은 흔히 **"만일...하다면(if), (then) ○○○할 것이다"**라는 형식을 취한다. 예를 들어 앞선 개념 틀에서 다음과 같은 가설을 세울 수 있다.

- **연구가설 1** : 사회단체나 모임에 많이 참가하는 사람은 그렇지 않은 사람보다 주관적 건강과 정신건강 상태가 양호할 것이다.
- **연구가설 2** : 음주 흡연을 절제하고 신체활동을 많이 하는 사람은 그렇지 않은 사람보다 주관적 건강과 정신건강 상태가 양호할 것이다.

자료수집과 분석을 완료해서 가설을 검증해 보면 가설이 맞을 수도 있고 틀릴 수도 있다. 내가 세운 가설이 틀렸다면 내가 미처 고려하지 못한 요인이 존재하기 때문일 수도 있고, 아니면 가설 설정 과정에 어떤 오류가 있었을 수도 있다. 과학적 연구는 가설과 검증을 지속적으로 반복하면서 탄탄하게 검증된 사실들을 바탕으로 이론을 구성하고자 하는 과정이기 때문에 가설이 수용되면 좋고, 가설이 틀렸다고 해도 새로운 추가적 연구의 필요성을 제시하는 것으로 이해하면 된다.

변수들 간의 관계는 앞서 제시한 것보다 더 복잡할 수도 있다. 예를 들어 X → Y의 직선적(직접영향) 관계 이외에도 X—(A)—Y로 구성되는 간접영향의 관계가 만들어질 수 있다. 예를 들어 모임 참가 등 사회적 활동을 열심히 할수록 주관적 건강이 양호해지고 우울감이 감소하는 것으로 알려져 있다. 그런데 모임 참가를 많이 하는 사람은 타인과 교류하는 과정에서 음주 기회가 많을 수 있고, 또 음주는 흡연을 촉발하는 요인이 된다. 이렇게 사회적 교류를 추구하는 과정에서 음주 흡연을 함으로써 결과적으로 건강상태가 악화하는 영향을 받을 수 있다. 이러한 관계는 다음의 도식으로 표현할 수 있다. + 는 긍정적 영향을 의미하고 −는 부정적 영향을 의미한다.

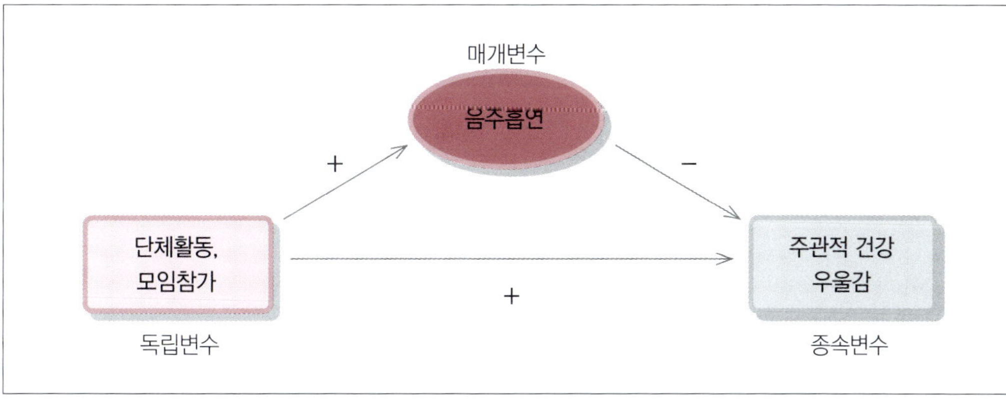

그림 3.2 독립변수, 종속변수, 매개변수로 구성된 사회조사의 개념틀

이때 음주 흡연은 단체활동과 모임 참가 요인이 건강상태에 미치는 영향을 별도의 경로로 매개하는 요인이 된다. 이를 매개변수(mediating variable)라고 한다. 매개변수도 독립변수와 마찬가지로 영향을 주는 요인이기는 하지만 시간상으로 독립변수와 종속변수의 중간에 위치하게 된다. 즉 매개변수의 독립변수의 영향을 받지만, 또 종속변수에는 영향을 주는 역할을 한다.

결론적으로 인과적 추론을 위해서는 세 가지 기준이 필요하다. 첫째, **두 변수 간의 인과관계에서 첫 번째 기준은 원인이 결과를 시간상으로 선행**한다는 것이다. 두 번째, 두 변수가 **경험적으로 상관관계**에 있어야 한다. 셋째, **두 변수 간의 관찰된 경험적 상관관계가 두 변수 모두의 원인이 되는 어떤 세 번째 변수의 영향으로 기인한다고 설명해서는 안 된다.** 두 변수 간의 관계는 어떤 제3의 변수가 갖는 영향력의 결과로 인한 것이 아니어야 한다.

3.2.2 타당도

타당도는 7장에서 측정의 타당도를 설명하면서 "척도가 측정하고자 하는 것을 실제로 측정하는 정도"라고 설명을 할 것이다. 인과적 추론에서의 타당도는 7장의 측정의 타당도라는 용어와 다르게 사용한다. 인과관계에서 고려하는 타당도는 내적 타당도와 외적 타당도다.

내적 타당도

내적 타당도(internal validity)는 연구결과에서 한 변수가 다른 변수의 원인이라는 것을 확신할 수 있다는 의미이다. 앞서 설명한 인과관계를 추론의 기준인 세 가지 기준을 만족하는 정도에 따라서 내적 타당도를 얻을 수 있다.

외적 타당도

외적 타당도(external validity)는 어떤 연구에서 기술된 인과관계가 그 연구의 대상뿐만 아니라 다른 표본 혹은 대상에까지 확대되어 일반화될 수 있는 정도를 말한다.

내적 타당도의 저해요인

인과관계 추론의 세 가지 기준을 만족시키지 못하는 정도에 따라 독립변수가 종속변수를 설명하는 인과적 관계라는 결론을 내릴 때 제한을 받는다면 내적 타당도가 떨어진다고 할 수 있다.

① 우연한 사건

우연한 사건(history)은 조사연구 과정 중 결과에 영향을 미칠 수 있는 외부의 사건이 발생하는 것이다. 우연한 사건(history)이란 용어는 미묘하다. 외부사건은 역사책에서나 볼 수 있는 주요한 사건일 필요는 없다. '우연한 사건'이란 외부사건이 독립변수의 중재 시기에 시간상으로 일치한다는 사실을 말하기 위해 사용한 용어이다. 예를 들어, 어떤 연구에서 흡연예방 프로그램을 수행하기 전과 후에 금연 동기를 단순히 측정하여 흡연예방 프로그램이 효과성을 평가한다고 가정해보자. 측정 전과 후 사이의 기간에 어느 유명한 연예인이 흡연으로 인해 사망했다는 보도가 나와서 많은 사람의 금연하고자 하는 동기가 높아졌다고 하자. 이 결과는 흡연예방 프로그램보다는 연예인이라는 사람이 원인이 될 수 있으므로 내적 타당도가 떨어질 수 있다.

② 성숙 또는 시간의 경과

성숙 또는 시간의 경과(maturation)는 시간의 변화에 따라 대상자가 생리적 혹은 심리적으로 변화되어 연구결과에 영향을 주는 것이다. 예를 들어 흡연예방 프로그램 예시에서 나이가 듦에 따라 육체적으로 허약해지기 때문에 금연 동기가 높아질 수 있다. 즉, 흡연예방 프로그램으로 인해서 금연동기가 높아졌다기 보다는 신체가 허약해져 몸에 해로운 담배를 피지 않고자 할 수 있다. 이와 같이 대상자의 성숙은 결론의 내적 타당도에 심각한 위협이 된다.

③ 대상자(피험자) 탈락

대상자(피험자) 탈락(mortality)**은 자료 수집과정에서 2회 이상 측정할 때 대상자의 상당수가 실험에 참여하지 않고 많은 수가 탈락하여 사후 측정에서 점수가 다르게 나타나는 경우**이다. 실험대상자가 100명으로 출발했으나 50명이 탈락하여 50명밖에 측정하지 못했다고 하면 그 결과가 실험으로 인한 것인지, 탈락한 대상자와 남아 있는 대상자의 차이로 인해서 발생한 것인지 결론을 내리기 어렵다. 즉 탈락한 사람이 남아 있는 사람과 다른 특성을 지닌다면 내적 타당도가 저해될 수밖에 없다.

④ 검사/시험효과

검사/시험효과(testing effect)**는 대상자에게 사전조사**(pretest)**와 사후조사**(post test)**를 실시하는 경우 그 대상자가 조사내용에 대하여 예민하게 반응하거나 사전 조사내용을 기억하여 사후조사에 영향을 미치는 경우**이다. 예를 들면 실험 후에 대상자에게 어떤 개선이 발생하지 않았음에도 불구하고 사전에 검사한 것 자체만으로 검사 점수가 높아지는 경우가 있다. 보건교육사가 워크숍에 참석함으로써 국가 자격증 시험에서 더 좋은 점수를 얻는 데 도움이 되는지 알아보려 한다고 하자. 보건교육사의 성적이 향상되었다면 워크숍으로 인한 것일 수도 있지만, 워크숍에서 푼 문제를 기억하고 그 답을 기억했기 때문일수도 있다. 그러면 그들은 워크숍에 참여하지 않고도 사후검사에서 더 높은 점수를 얻을 수 있다. 이럴 때 내적 타당도는 저해된다.

⑤ 측정도구 상의 문제

측정도구 상의 문제(instrumentation)**는 자료수집 과정에서 발생하는 오차로 인해서 대상자의 조사결과가 다르게 나타나는 문제**이다. 예를 들면 종속변수를 측정할 때 사전검사에서 사용한 것과 다른 척도를 이용하여 사후검사를 측정하였다면 사용한 두 가지 도구가 얼마나 동등한 도구인지 확신할 수 있는가? 면접법이나 관찰법을 이용할 때 자료수집에 사용한 도구가 표준화된 도구가 아닌 도구로 측정한다고 하면 결과는 다를 수 있다.

보건교육사가 자격증 시험에서 좋은 점수를 얻을 수 있도록 도와주는 워크숍을 평가할 때 우리는 워크숍 참여자들이 동일한 시험을 두 번 치르길 원치 않는다고 가정해보자(검사 효과를 피하기 위해). 따라서 우리가 동등하다고 생각하는 두 가지 종류의 시험(사전조사를 위한 시험과 사후조사를 위한 시험)을 만들 수 있다. 비록 워크숍이 점수 상승의 원인이라고 결론짓길 원하지만, 사후조사용 시험이 사전 조사용 시험보다 쉬웠기 때문이라고 생각할 수도 있다. 만약 점수가 낮아졌다면 워크숍이 참여사들의 시험준비에 적절하지 못했다기보다는, 사후조사용 시험이 더 어려웠기 때문이라고 생각할 수도 있다.

참여자들과의 면접 또는 그들의 행동관찰에 기초해 연구자나 실천가들이 내린 평가가 측정도구에 포함될 때 비슷한 가능성이 발생할 수 있다. 사후조사 평가를 했던 연구자나 실천가와, 사전 조사 평가를 한 연구자나 실천가가 동일인이 아닐 수 있다. 평가자마다 다른 기준과 능력을 가졌을지도 모른다. 심지어 사전 조사와 사후조사 때 동일인이 평가했을지라도, 그들의 기준이나 능력이 연구 과정 동안 변할 수도 있다, 행동을 관찰하고 기록하는 그들의 기술이 연구 과정 동안 경험이 쌓이면서 향상되어, 사전 조사 때보다 사후조사 때 더 많은 행동을 하고 기록할 수도 있다.

⑥ 통계적 회귀

통계적 회귀(statistical regression)는 실험 횟수가 많아질수록 실험결과가 평균치로 수렴하는 경향을 의미한다. 우울증 척도점수가 매우 높은 노인 아파트의 입주자를 대상으로 노인의 우울증을 감소하는 프로그램을 중재했다고 가정해보자. 임상적 관점에서 보면 서비스에 대한 욕구가 가장 커 보이는 대상에게 서비스를 제공하는 것이 가장 좋다. 그러나 방법론적 관점에서 어떤 중재 없이 입주자의 우울증 점수에 어떤 일이 생기는지를 고려해보자. 어떤 평가척도라도 반복적으로 사용되면 한 사람의 척도점수는 그 사람이 실제로 변해서라기보다는 도구의 신뢰도가 완벽하지 않을 경우 이번 검사 점수와 다음번 검사 점수 사이에 약간의 변동이 있을 수 있다. 예를 들어, 가장 낮은 점수를 받아서 서비스를 받게 된 입주자들은 사전검사를 받은 날이 유난히 안 좋은 날일 수 있으며, 평상시에는 일반적으로 그 척도에서 더 나은 점수를 받을 수 있다. 즉, 본질적으로 계속 변화하고 있는 인간 문제에 대해 그 문제가 가장 심각한 수준에 있을 때 개입을 시작하려는 경향이 있기 때문에, 중재 때문이라기보다는 그 문제 자체가 본질적으로 굴곡이 있어서 문제가 어느 정도 개선되었다고 예상할 수 있다. 이처럼 검사를 여러 번 반복하다 보면 평균치와 비슷하게 가는 경우가 있는데 이러한 경우 내적 타당도가 저해될 수 있다.

⑦ 선정편향

선정편향(selection bias)은 두 집단이 실험 전에 비슷하여야 하는데 그렇지 않은 것을 의미한다. 비교되는 두 집단이 실제로 비교가 가능하지 않으면 비교는 아무런 의미가 없다. 흡연예방 중재 프로그램에 자발적으로 참여한 대상자와 참여하기를 거부한 대상자의 개선 정도를 비교한다고 가정해보자. 이 경우 프로그램 참여자의 태도 개선을 중재의 효과로 결론짓기 어렵다. 이는 두 집단이 시험 전부터 다른 출발선에 있었기 때문일 것이다. 프로그램에 자발적으로 참여한 참여자는 프로그램 참여를 거부한 사람들보다 금연동기가 더 클 수 있다. 따라서 자발적 참여자는 금연하고자 더 열심히 노력할 수 있다.

3.3 | 시간적 차원에 따른 조사설계

사회조사는 시간적 차원(the time dimension)에 따라 횡단조사와 종단조사로 분류할 수 있다. 사회조사는 자료수집을 단일시점에서 할지 아니면 시계열 상의 여러 시점에서 실시할지에 따라 **횡단조사**(cross-sectional survey)와 **종단조사**(longitudinal survey)로 구분된다.

3.3.1 횡단조사

횡단조사는 한 시점에서 사회의 횡단면을 끊어서 그 안에 있는 여러 요인을 관찰하고 조사한다는 의미이다. 대부분의 여론조사나 사회조사는 횡단조사이다. 횡단조사에서는 주요 변수들 간의 관계를 분석하는 데 유용하다. 성별이나 연령대별로 건강행동의 양상이 어떻게 다른지, 학력 수준에 따라 우울감을 느끼는 정도가 다른지 등을 분석할 수 있다. 그런데 횡단조사는 한 시점에서 조사하는 것이기 때문에 두 변수 간의 관계는 엄격하게 말하자면 상관관계이지 인과관계는 아니다. 모임에 참가를 많이 할수록 우울감이 낮아진다는 가설은 모임 참가가 선행되는 독립변수이고 우울감 감소는 그 결과로 나타나는 종속변수로 볼 수 있다. 즉 두 변수 간에는 시간적 선후가 성립될 때 이를 진정한 원인과 결과라는 인과관계로 볼 수 있다. 그런데 횡단조사에서는 동일 시점에서 모임 참가 여부와 우울감의 정도를 측정하기 때문에 이 두 변수 사이에 성립된 관계는 인과관계라고 할 수 없고, 서로 통계적으로 유의미하게 결속되어 있다는 의미에서 상관관계가 있다고 표현된다.

3.3.2 종단조사

종단조사(longitudinal survey)란 어떤 현상을 시간적 간격을 두고 반복적으로 조사함으로써 요인의 변화 양상을 측정하는 데 목적을 둔다. 예를 들어 체중감소를 목표로 운동을 시작하였다고 하자. 그런데 운동을 하루 이틀 했다고 해서 곧바로 체중이 감소되지는 않는다. 일정한 기간이 경과하도록 꾸준하게 운동을 실천해야 체중이 감소됨을 명확하게 밝히려면 종단조사 방식으로 접근해야 한다. 1월 1일부터 운동을 시작했다면 2월 1일, 3월 1일, 4월 1일, 5월 1일 체중을 측정함으로써 시간 경과에 따라 체중이 변화하는 양상을 분명하게 파악할 수 있을 것이다.

앞서 제시한 모임 참가에 따른 우울감의 감소 사례 역시 종단조사 방식으로 접근하면 그 효과를 파악하기에 좋다. 모임이 주 단위로 이루어지는 것이라면 모임이 시작된 후 4주, 8주, 12주, 15주에 각각 우울감을 측정하면 그 변화 양상을 파악할 수 있을 것이다. 보다 간략히 하려면 모임 참가를 하기 직전에 1차 조사를 실시하고 6개월 후에 2차 조사를 실시하여 6개월간 모임에 참가했을 때 우울감이 감소했는지를 파악할 수 있을 것이다. 종단조사는 동일한 조사를 시간 간격을 두고 2회 실시하여 그사이에 일어난 변화를 측정하는 것이다. 1회차 조사 때의 우울감 정도와 2회차 조사 때의 우울감 정도의 차이가 6개월간 수행된 모임의 효과로 생각할 수 있다. 다만 종단조사는 횡단조사를 시간별로 두 번 실시하는 것과 같다. 만일 동일 대상에 대하여 반복 조사를 한다면 그것은 패널조사가 된다.

코호트조사

코호트조사(cohort study)는 전향적 추적조사를 의미하며, 동일한 특성이나 행동양식을 공유하는 동일한 집단 즉 코호트가 시간의 흐름에 따라 어떻게 변화하는지를 연구하는 방법이다.

패널조사

패널조사(panel study)는 동일한 대상에 대하여 시간 간격을 두고 반복적으로 조사하여 변화 과정을 측정하는 조사를 말한다. 패널조사는 종단조사 형식인데 조사대상을 바꾸지 않고 동일 대상으로 한다는 점에서 코호트조사와 차이가 있다. 동일 집단이 시간 경과에 따라 변화하는 양상을 파악을 파악할 수 있기 때문에 상당히 유용한 자료원이 된다. 현재 우리나라에는 '의료비 패널조사'가 있다. 한 집단을 대상으로 시간 경과에 따라 의료이용의 양상이 어떻게 변화하고 그에 따라 의료비 지출이 어떻게 달라지는지를 일목요연하게 파악할 수 있다.

다른 조사설계에 비하여 패널조사는 동일 집단을 반복하여 조사하는데, 이로 인하여 얻는 이득도 크지만 이를 유지하기 위한 비용도 만만치 않다. 사회조사를 설계하는 데 있어서 한 시점에서 1천 명의 표본을 얻는데 1천만 원이 소요된다고 할 때 종단설계로 1년 사이에 두 번의 조사를 하는 데는 대략 2천만 원이 소요될 것이다. 이때 조사를 두 번할 뿐이지 특별히 추가로 고려할 사항은 별로 없기 때문이다. 그런데 패널조사는 이와 상당히 다르다. 같은 사람을 찾아서 반복 조사를 해야 하는데 패널에 소속된 응답자들이 시간 경과에도 불구하고 계속 남아서 조사에 응할지 불확실하기 때문이다. 그래서 패널 구성원을 유지하기 위한 인센티브를 제공해야 하는데 여기에 상당한 비용이 지출될 수 있다. 불가피하게 패널 성원이 탈락할 경우에 다른 사람으로 교체하기도 하는데 이때에는 기존 성원과 특성이 비슷한 사람을 찾아서 채워 넣어야 하기 때문에 상당히 번거로운 일이 된다. 만일 탈락자를 그대로 둔 채 남아있는 성원들로만 후속 조사를 한다면 일정 시간 경과 후에 탈락자가 증가하여 최초의 패널 성원의 절반도 안 되는 경우라도 발생하면 패널을 유지해야 될지 고민하는 심각한 위기에 처하게 된다. 즉 패널조사는 효용성도 크지만 유지관리에 많은 비용이 소요되는 특성이 있다.

3.3.3 시계열 조사

여러 시간에 걸쳐 조사를 반복 실시한다는 점에서는 패널연구와 같으나 동일한 사람, 집단, 조직을 대상으로 하지 않는다는 점에서 패널연구와 다르며, 동일한 대상이 아니므로 패널연구보다 좀 더 쉽게 조사할 수 있다. 우리나라에서 수행되는 국민건강영양조사, 청소년건강행태조사 등이 이에 속한다.

3.3.4 유사종단적 조사

유사종단적 조사(quasi-longitudinal research)는 종단적 조사가 실제로 어렵기 때문에 종단적 조사와 횡단적 조사를 결합한 조사방법이다. 예를 들면 횡단적 조사를 실시하여 각 연령대별(10대, 20대, 30대, 40대, 50대, 60대 이상)로 부모를 모시는 것에 대한 의견을 조사함으로써 과거부터 오랜 시간에 걸친 의식의 변화를 추론해볼 수 있다.

3.4 | 실험설계

보건조사에서의 실험설계란 실험실에서 이루어지는 검체에 대한 물리 화학적 반응을 측정하는 차원의 실험이 아니라 통제집단과 실험집단을 나누어 어떤 정책의 효과를 비교 평가하는 방식의 측정을 의미한다. 즉 모의실험 방식이다. 여기서 통제집단이란 실제 실험이 가해지지 않고 단지 비교를 위해 설정한 집단을 말하고 실험집단은 어떤 정책을 실시하는 집단을 말한다. 실험 전에 두 집단은 동일한 상태에 있었으나 실험 후에는 두 집단 간에 차이가 나타난다면 이를 실험의 효과라고 할 수 있다. 가장 간단한 실험설계는 사전 · 사후 비교이다. 보건교육을 실시할 때 교육생을 대상으로 교육 전과 교육 후를 비교하여 평가하는 경우에 해당된다.

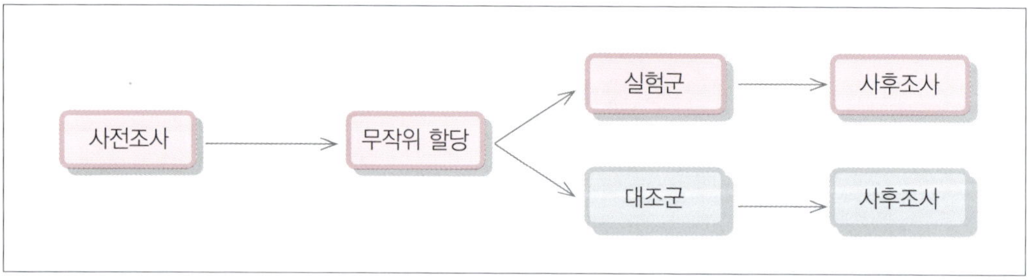

그림 3.3 사전사후 비교실험법 (출처 : Crano, Brewer, Lac, 2015)

여기서 실험의 효과를 위해서는 두 집단 모두 사전 · 사후 보건지식 평가를 실시한 후에 다시 실험집단(실험군)과 통제집단(대조군)의 지식 점수를 비교해야 한다. 통제집단의 경우 계획된 보건교육이 제공되지는 않았지만 실험이 실시되는 기간 동안 자연적인 변화에 의하여 일정하게 보건지식 수준이 향상되었을 수도 있고, 또 **호손효과**라고 하여 자신들이 연구의 대상이 되어 전문가들의 주목을 받고 있다는 점만으로도 일정한 개선효과를 얻을 수도 있기 때문에 순수한 보건교육의 효과는 실험집단이 얻은 교육효과에서 이러한 자연적인 개선효과 부분만큼 제외한 값이 된다.

실험방법을 적용하기 위해서는 실험 전에 통제집단과 실험집단 간에 주요 특성에서 유의한 차이가 없도록 해야 한다. 보통 지역사회에서 이루어지는 조사의 경우에는 연구대상자들이 일상생활을 하는 사람들이기 때문에 단지 실험을 위하여 연구와 관련된 일상적 활동을 억제하는 것이 어려울 수 있다. 또한 통제집단에 대해서는 교육 기회 제공 같은 혜택도 없이 조사만 실시하는 것이기 때문에 윤리적으로 부담이 될 수 있다.

3.5 | 표본설계

표본조사를 할 때에는 모집단, 표집방법, 표본규모의 3요소를 명확히 설정해야 한다. 모집단은 조사대상이 되는 전체(population)를 말한다. 인구센서스(census)는 대한민국 국민 전체가 모집단이면서 동시에 조사대상이 된다. 국민건강영양조사는 인구센서스를 바탕으로 만1세 이상의 대한민국 국민이 모집단이 된다. 그중 층화-집락추출 방식으로 14,400가구의 가구원 7,716명을 조사하였다. 즉 7,716명이 표본이 된다.

모집단 중에서 조사가 어려운 구성원을 제외하고 실제 조사 가능한 사람들로 모집단을 재구성할 수 있는데 이것을 조사모집단이라 한다. 예를 들어 청소년들의 건강행태를 조사한다고 할 때 원래 모집단은 13-18세 사이의 대한민국 국민이 모집단인데 이들 중 대다수는 중고등학교에 재학 중이고 소수가 학교에 다니지 않는다. 학교 밖 청소년은 접촉이 어려운 점을 고려하여 제외하고 재학중인 학생만을 조사하기로 결정했다면 조사모집단은 중고등학교 재학생이 될 것이다.

표집방법에는 기본적으로 확률표집과 비확률 표집이 있다. **확률표집(random sampling)은 모든 대상자가 뽑힐 가능성을 동일하게 설정하는 방식**으로 작은 표본으로도 모집단의 특성을 대변할 수 있는 대표성을 갖게 된다. 그 방법으로는 단순무작위 표집, 계통표집, 층화표집, 집락표집 등이 있다.

비확률 표집(nonrandom sampling)은 확률적 방식을 취하지 않고 표집하기 때문에 대상자가 뽑힐 확률이 동일하지 않게 된다. 표집을 위한 표집틀을 구하기 어려운 경우에 비확률 표집을 하게 된다. 그 방법으로는 임의표집, 판단표집, 할당표집 등이 있다. 표집방법은 5장에서 상세하게 설명할 것이다.

표본의 크기는 모집단의 특성, 연구목적, 분석수준 등에 따라 달라진다. 만일 연구의 목적이 모집단의 특성, 즉 모수의 일반적인 경향을 추론하는 것이라면 표본이 아주 클 필요는 없다. 전국 규모의 조사일 경우에도 약 1,000명 정도의 표본이면 대표성을 가질 수 있다. 그런데 연구의 목적이 인구학적 특성에 따른 심층적 분석을 할 경우라면 훨씬 큰 규모의 표본이 필요하게 된다. 일반적 분석은 연령분포, 성별 분포, 학력분포를 단순히 제시하는 것으로 끝난다. 반면 심층적 분석에서는 연령대별로 성별 분포와 학력분포가 어떻게 달라지는지를 파악하는 것이기 때문에 더 많은 표본이 있어야 유효한 분석을 할 수 있게 된다. 고려하는 변수가 많을수록 더 많은 표본이 필요하게 된다. 또 모집단의 동질성이 강하면 적은 표본으로도 충분하지만 이질적인 여러 집단으로 구성되어 있다면 표본은 더 많아져야 한다. 이와 같이 표본의 크기는 여러 요인에 의하여 결정되는 것이기 때문에 연구설계 단계에서 연구목표 등을 고려하여 적절한 크기의 표본을 선택해야 한다.

이외에 조사설계에는 설문지 작성과 관련하여 주요 변수를 측정하기 위하여 필요한 척도들을 어떻게 구성할지, 조사원을 몇 명이나 확보하여 어떻게 훈련을 시킬 것인지, 조사관리는 누가 책임질 것인지, 전체적인 연구와 조사의 일정을 어떻게 편성할지, 필요한 예산을 얼마나 될 것이고, 어떻게 조달되는지, 연구윤리심의(IRB)에 어떻게 서류를 작성할지, 조사 후에 자료는 어떻게 보관할 것인지, 보고서를 어떤 양식으로 작성할 것이고 논문 출판까지 시도할 것인지 등 연구와 관련된 주요 사항을 전부 포함하여 종합적인 연구계획서를 마련하면 좋을 것이다.

3.6 | 조사설계 사례

연구제목 : 2018년 월간음주자의 음주문화 및 음주행태 조사
조사 목적 : 한국인의 음주문화와 음주행태를 구체적으로 파악하기 위하여 양적 자료수집

① 연구의 개념틀
음주에 대한 포괄적인 설명인 음주 결정요인 모형(International Center for Alcohol Policies, ICAP, 2009)에 따르면, 1) 유전적 소인, 2) 개인적 특성, 3) 사회경제적 특성(사회경제적 지위, 대인관계 등), 4) 환경적 특성(음주문화, 음주관련 법, 체계 등)이 음주행위에 영향을 주는 것으로 밝혀졌다. 이 조사에서는 이 네 가지 요인의 관계를 규명하기 위하여 각 요인에 필요한 변수들을 측정하고자 하였다.

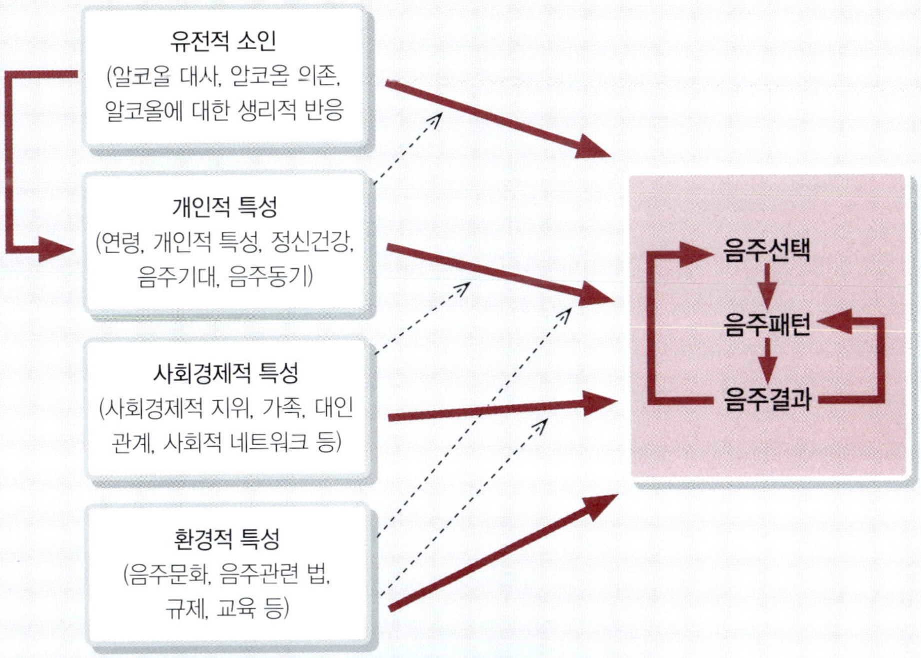

그림 3.4 음주행위와 음주결과의 결정요인

출처 : International Center for Alcohol Policies (2009)

② 조사 방법

스마트폰 등 인터넷 접속 가능한 플랫폼을 이용한 온라인 설문조사

③ 조사 내용

- 유전적 소인: 음주 가족력, 음주시 생리적 반응 등
- 개인적 특성: 인구학적 특성, 성격, 정신건강상태 등
- 사회경제적 특성: 사회경제적 지위, 가족유대, 친구/동료 네트워크 등
- 환경적 특성: 음주효과 및 폐해경험, 음주 동기와 형태, 음주규범과 기대, 적정음주에 대한 의견, 절주의지
- 음주행태: 주간 음주량과 빈도; 기존의 자료들에서 확인하기 어려웠던 음주행태 확인을 위하여 문항을 세부적으로 구성함. 음주량의 경우 알코올 섭취량까지를 확인하고자 하였으며, 홍조 반응, 우울증(CES-D 약식척도) 등 음주 관련 변수들을 심층적으로 확인함.

④ 조사 대상

- 조사모집단: 음주행동 및 문화를 확인하기 위한 것이므로 월 1회 이상 음주 경험이 있는 월간 음주자를 대상으로 함.

• 상대적으로 음주빈도 및 횟수가 적은 연령대를 제외하여 조사모집단은 만 19세 이상 59세 이하 청장년층으로 국한함. 따라서 조사 모집단은 2018년 조사 시점 현재 제주도를 포함 한국에 거주 중인 만 59세 이하 성인 남녀로 월 1회 이상 음주 경험이 있는 자가 됨.
• 최종적으로 조사 대상을 성별과 연령에 따라 층화 표집하여 3,000개의 사례를 표본으로 삼음.

⑤ 연구참여자 모집 방법
• (주)M 리서치 회사가 보유한 온라인 패널을 이용하여 연구참여자를 모집. 2017년 진행했던 알코올과 건강행동학회의 음주문화 조사 등의 경우를 통해 볼 때, 온라인 패널의 조사 결과가 기존조사결과와 큰 차이가 없어 신뢰할만한 것으로 판단.
• 연구참여자에게는 조사에 관한 간략한 정보를 사전에 고지하고 동의를 받은 후 조사 실시.

⑥ 사례수 산출 방법
• 기존에 표준화된 특정 현상의 모분율이 인지된 연구가 아니므로, 구체적인 표본 수 설정에는 어려움이 있음. 대략 10,000개 정도의 표본 수를 가지면 큰 수의 법칙에 따라 인구 전반의 특징을 알 수 있는 것으로 알려져 있으나 예산 등 실행 면에서 어려움이 많음.
• 통상적인 설문조사가 1,000개 내외의 표본을 가지고 있으며, 이를 바탕으로 온라인 조사의 한계 및 예산의 여유, 세부항목에 대한 심층 분석이 가능한 표본 크기 등을 고려하여 3,000개로 표본 수 최종 결정.

⑦ 조사 기간
• 2018년 4월 20일 ~ 27일 (1주일)

요약

■ **조작적 정의와 개념적 정의**

① **개념적 정의**: "ㅇㅇ은 ㅇㅇ이다"와 같은 사전적 정의
(예: 지능을 문제해결 능력, 추상적인 사고능력으로 정의)

② **조작적 정의**: 추상적인 개념을 측정 가능하도록 구체화한 것
(예: 사회경제적 지위를 학력 · 직업 · 월수입의 합으로 정의, 건강행동을 금연 · 절주 · 신체활동 · 적절한 영양 공급 · 충분한 수면 등으로 정의)

■ **명목척도, 서열척도, 등간척도, 비율척도**

① **명목척도(nominal scale)**: 사물에 이름을 부여. 가장 간단한 형태
(예: 종교를 개신교, 불교, 천주교로 분류)

② **서열척도(ordinal scale)**: 사물의 순위를 나타내기 위해 사용. 사칙연산 불가능(예: 초졸 〈 중졸 〈 고졸 〈 대졸)

③ 등간척도(interval scale): 얼마나 크고 작은지의 비교 가능(예: BMI 지수)
④ 비율척도(ratio scale): 절대영점을 가지고 있음. 가장 고단위의 측정
(예: 켈빈온도계(Kelvin scale)의 0°K)

■ **인과적 추론에 필요한 기준**
① 두 변수의 인과관계에서 원인이 결과를 시간적으로 선행
② 두 변수가 경험적으로 상관관계에 있어야 함
③ 두 변수 간의 관계는 제3의 변수가 갖는 영향력의 결과로 인한 것이 아니어야 함

■ **내적 타당도와 외적 타당도**
① 내적 타당도(internal validity): 한 변수가 다른 변수의 원인임을 확신할 수 있는 정도
② 외적 타당도(external validity): 연구결과가 다른 표본 혹은 대상에까지 확대되어 일반화될 수 있는 정도

■ **내적 타당도 저해요인**
① 우연한 사건(history): 조사연구 과정 중 결과에 영향을 미칠 수 있는 외부의 사건이 발생하는 것
② 성숙 또는 시간의 경과(maturation): 시간의 변화에 따라 대상자가 생리적 혹은 심리적으로 변화되어 연구결과에 영향을 주는 것
③ 대상자(피험자) 탈락(motality): 자료 수집과정에서 2회 이상 측정할 때 대상자의 상당수가 실험에 참여하지 않고 많은 수가 탈락하여 사후 측정에서 점수가 다르게 나타나는 경우
④ 검사/시험효과(testing effect): 대상자에게 사전조사(pretest)와 사후조사(post test)를 실시하는 경우 그 대상자가 조사내용에 대하여 예민하게 반응하거나 사전 조사내용을 기억하여 사후조사에 영향을 미치는 경우
⑤ 측정도구 상의 문제(instrumentation): 자료수집 과정에서 발생하는 오차로 인해서 대상자의 조사결과가 다르게 나타나는 문제
⑥ 통계적 회귀(statistical regression): 실험 횟수가 많아질수록 실험결과가 평균치로 수렴하는 경향을 의미
⑦ 선정편향(selection bias): 두 집단이 실험 전에 비슷하여야 하는데 그렇지 않은 것을 의미

■ **시간적 차원에 따른 조사설계**
① 횡단조사(cross-sectional survey): 한 시점에서 사회의 횡단면을 끊어서 그 안에 있는 여러 요인을 관찰하고 조사함
㉠ 주요 변수들 간의 관계를 분석하는 데 유용함
㉡ 한 시점에서 조사하는 것이기 때문에 상관관계 ㅇ, 인과관계 x
(예: 성별 및 연령대에 따른 건강행동 양상의 변화, 학력수준에 따른 우울감의 차이)
② 종단조사(longitudinal survey): 어떤 현상을 시간적 간격을 두고 반복적으로 조사함

연습문제 및 정답

1. 다음 중 종단적 연구가 아닌 것은? [2021년 3월 필기 기출문제]

① 패널 연구 ② 코호트 연구 ③ 시계열 연구 ④ 단면 연구

2. 다음 사례에서 성적은 어떤 변수에 해당되는가? [2019년 3월 필기 기출문제]

> 대학교 3학년 학생인 A, B, C군은 학기말 시험에서 모두 A+를 받았다. 3명의 학생은 수업시간에 맨 앞자리에 앉는 공통점이 있다. 따라서 학생들의 성적은 수업시간 중 좌석 위치와 중요한 관련성을 가지고 있다고 생각하게 되었다. 이것이 사실인가 확인하기 위해 더 많은 학생들을 관찰하기로 하였다.

① 독립변수 ② 통제변수 ③ 매개변수 ④ 종속변수

3. 다음에서 사용한 표집방법은? [2020년 8월 필기 기출문제]

> 580개 초등학교 모집단에서 5개 학교를 임의표집하였다. 선택된 학교마다 2개씩의 학급을 임의선택하고, 또 선택된 학급마다 5명씩의 학생들을 임의선택하여 학생들이 학원에 다니는지 조사하였다.

① 단순무작위표집 ② 층화표집 ③ 군집표집 ④ 할당표집

4. 척도의 종류 중 비율척도에 관한 설명으로 틀린 것은? [2020년 6월 필기 기출문제]

① 절대적인 기준을 가지고 속성의 상대적 크기비교 및 절대적 크기까지 측정할 수 있도록 비율의 개념이 추가된 척도이다.
② 수치상 가감승제와 같은 모든 산술적인 사칙연산이 가능하다.
③ 비율척도로 측정된 값들이 가장 많은 정보를 포함하고 있다고 볼 수 있다.
④ 월드컵 축구 순위 등이 대표적인 예이다.

연습문제 및 정답

5. 다음 중 단순무작위표집을 통하여 자료를 수집하기 어려운 조사는? [2019년 4월 필기 기출문제]

① 신용카드 이용자의 불편사항
② 조세제도 개혁에 대한 중산층의 찬반 태도
③ 새 입시제도에 대한 고등학생의 찬반 태도
④ 국가기술자격 시험문제에 대한 시험응시자의 만족도

6. 측정(measurement)에 대한 설명으로 틀린 것은? [2021년 3월 필기 기출문제]

① 질적 속성을 양적 속성으로 전환하는 작업이다.
② 경험의 세계와 개념적 · 추상적 세계를 연결하는 수단이다.
③ 조사대상의 속성을 추상적 개념으로 전환시키는 과정이다.
④ 이론을 구성하는 개념들을 현실 세계에서 관찰이 가능한 자료와 연결해주는 과정이다.

정답 1④ 2④ 3③ 4④ 5② 6③

4

자료수집방법

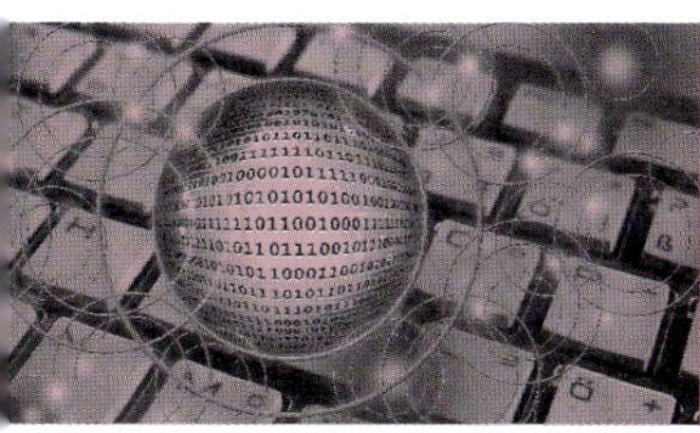

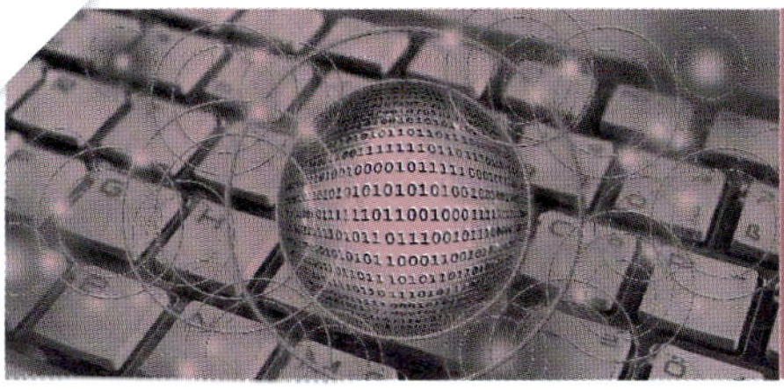

제4장

자료수집방법

4.1 | 사회조사 방식의 변화 추세: 전통적 방식과 CAI (computer-assisted interviewing, CAI) 방식

컴퓨터가 없던 시절의 사회조사는 종이에 인쇄된 설문지(종이 설문지)를 사용하여 조사원이 직접 응답자를 찾아가서 질의하고 응답을 받거나(대면조사), 아니면 조사원이 전화로 응답자에게 접촉하여 질의응답을 받거나(전화조사), 우편으로 우송하여 응답자가 직접 작성하여 반송하는(우편조사) 방식으로 이루어졌다. 대면조사나 전화조사는 조사원을 활용한다는 공통적인 특성이 있었다. 잘 훈련된 조사원은 망설이는 응답자를 동기화시키고 협력관계(라포, rapport)를 만들어서 응답률을 높이는데 이바지하기도 했지만 동시에 여러 가지 오류를 만들기도 했다. **설문을 묻는 과정에서 언어적, 비언어적 요소들이 작동하여 정확한 의미 전달이 왜곡되기도 하였고, 응답자의 답변을 받아 적는 과정에서 잘못 적는다던가, 설문지에 적힌 응답을 코드화하는 과정에서 오류가 발생**하기도 하였다. 조사원을 고용하고 훈련하고 감독하는 일 자체가 상당히 비용도 많이 발생하고, 쉽지 않은 업무였다. 우편조사는 조사원이 없이 응답자가 스스로 설문지를 읽고 답변을 작성하였기 때문에 조사원에 의한 오류는 없지만 그렇다 보니 응답자가 질문을 자의적으로 해석하고 답변을 할 수도 있고, 중간중간 질문을 건너뛰면서 무응답 하기도 하였으며, 무엇보다 사회조사에 관한 관심과 동기화가 부족하여 우송되어 온 설문지를 제대로 살펴보지도 않고 그대로 사장시키는 경우들이 많았다.

컴퓨터의 사용이 보편화되면서 이런 모습은 많이 변화되었다. 컴퓨터를 사용한 면접

(computer-assisted interviewing, CAI)이 등장하면서 자료의 질은 획기적으로 개선되었다. 이제 컴퓨터를 이용한 전화조사(computer-assisted telephone interviewing, CATI)에서 조사원이 조사용 컴퓨터의 화면에 뜬 질문을 그대로 읽게 되었고, 컴퓨터를 이용한 대면조사(computer-assisted personal interviewing, CAPI)에서 조사원은 응답자에게 조사용 태블릿을 주고 응답자가 직접 화면을 보고 응답하게 함으로써 질의응답 과정에서 발생하는 오류를 최소화할 수 있게 되었다. 또한, 응답이 컴퓨터에 바로 입력되면서 코딩 과정의 오류도 최소화되었다. 통계청에서 실시하는 인구 총조사나 사회조사도 조사원이 표본으로 선정된 응답자를 직접 찾아서 방문하는 것까지는 이전과 동일하지만 응답자와의 협의를 통해서 과거의 방식대로 질의응답을 진행할 수도 있다. 만일 응답자가 태블릿을 사용한 응답을 원하면 현장에서 준비해간 태블릿을 건네서 응답자가 직접 응답하도록 할 수도 있고, 자신의 PC를 활용하여 조사 서버에 직접 접속해서 응답하기를 원하면 인터넷 접속주소를 제공해 주기도 한다. 사회조사의 경우 태블릿을 활용한 응답이 절반을 넘기도 한다. 사회조사에 컴퓨터가 활용되면서 생긴 중요한 변화는 조사원 또는 조사원과 응답자의 상호작용과 같은 인적 요소에 의해서 초래되는 오류를 획기적으로 줄이는 것이다. 구두로 질의 응답할 때에 비하여 조사시간을 단축해 주는 이점도 얻게 되었다. 동시에 조사원이 존재함으로써 응답자를 동기화시키는 역할은 그대로 유지할 수 있는 점도 장점으로 볼 수 있다. 조사원은 응답자의 모습을 관찰하면서 표정이나 자세 등을 통한 비언어적 소통을 할 수도 있고, 응답자의 질문에 답을 주는 식으로 언어적 소통을 유지할 수 있다. 조사원이 응답자와 마주 보는 상황이기 때문에 응답자들도 예의를 차리게 됨으로써 장시간 소요되는 조사도 가능해진다. 또한, 응답자들은 흔히 조사 도중 조사와 관련된 질문을 하기도 하고 조사 완료 후에 소감을 말하기도 하는데 이러한 내용은 조사 데이터의 질을 판단하는데 중요한 요인이 될 수도 있다. 태블릿을 사용할 때는 녹음기능을 활용하여 응답자 반응을 기록으로 남길 수 있다. 컴퓨터 기기를 사용하여 조사가 진행될 경우 응답자가 응답 버튼을 누르는 것과 동시에 조사 서버에 데이터가 전송되기 때문에 별도의 코딩이나 데이터 클리닝이 필요 없을 수 있고 곧바로 통계분석이 가능해져서 조사수행과 분석의 시간이 단축될 수 있다. 그렇지만 이러한 컴퓨터 기기와 인터넷 시설을 활용하는 데는 상당한 비용이 소요될 수 있다. 더욱이 조사원을 전혀 사용하지 않는 웹조사에 비하여 조사원에게 소요되는 비용이 많은 점도 단점이 된다. 그런데 컴퓨터 기기의 유용성이 크기 때문에 앞으로도 CAI 방식의 사회조사는 계속 증가할 것으로 예상한다.

4.2 | 대면조사

4.2.1 대면(면접)조사의 장점

대면조사(face-to-face interview 또는 in-person interview)는 가장 대중적이고 오래된 조사방법이다. 대면조사는 조사원과 응답자가 동일 공간에 존재하면서 사회적 상호작용을 한다는 점이 가장 중요한 특징이다. 이러한 공간적 특성을 활용하여 조사원은 조사의 목적을 잘 설명하면서 사회조사에 대한 응답자의 낮은 이해력과 관심도를 높일 수 있고, 대화를 진행하며 조사기관에 대한 신뢰를 되살리고 협력적 관계, 즉 라포(rapport)를 형성함으로써 조사 진행을 원활히 할 수 있다. 일단 라포가 만들어지면 응답자가 동기화되는 것이기 때문에 사회조사의 난점으로 남아 있는 무응답 문제에 효과적으로 대처할 수 있고 높은 응답률을 얻을 수 있게 된다. 또한, 같은 이유로 응답자는 건성으로 대답하기 어려우며, 비교적 충실하게 대답을 하게 됨으로써 일반적으로 '모르겠다'와 '무응답'이 줄어든다. 그러므로 상당히 양질의 자료를 얻을 수 있는 점도 중요한 장점이 된다.

혼동을 줄 수 있는 질문에 대해서 응답자가 질문의 의도를 잘못 이해하거나 이해하지 못한다면 조사원은 내용을 명확히 설명함으로써 적절한 응답을 얻을 수 있다. 만일 응답자의 대답이 질문의 의도에서 벗어나거나 부족하다고 생각될 때 조사원은 현장에서 곧바로 되묻는(probing) 기회를 가질 수도 있다. 조사 설문지를 개발할 때 약간의 부족함이 있더라도 조사원이 도중에 이를 보충해 줄 수 있는 점도 장점이 된다.

그러나 사회규범에 어긋나는 행동이나 도덕적 관념에서 벗어난 행위들을 질문해야 하는 조사의 경우 일반적으로 응답자의 솔직한 대답을 얻기 어렵고 실제보다 과장되거나 축소된 응답을 얻기 쉽다. 그런데 이런 사적으로 민감한 주제에 대해서도 조사원이 잘 설득하고 신뢰를 얻으면 사실에 가까운 응답을 얻을 수 있는 것으로 알려져 있다. 또한, 긴 분량의 설문지, 예를 들어 30분~1시간 정도 소요되는 설문조사도 대면조사에서는 가능하다.

대면조사는 응답자의 소재지로 조사원이 찾아가는 방식으로 진행된다. 따라서 조사 모집단에 속한 표본 대부분을 조사할 수 있게 된다. 즉 조사를 통해서 얻게 되는 조사가능 범위(coverage)가 매우 크다.

4.2.2 대면조사의 단점

대면조사에서 조사원이 상당한 시간 동안 집중해서 응답을 주고받을 수 있다는 점이 응답자에게는 상당한 부담이 될 수 있다. 응답자 처지에서는 조사원을 손님으로 접대해야 하므로 설사 본인이 바쁜 일이 있더라도 이를 제쳐놓고 조사에 응해야 한다. 또한, 일부 곧바로 대답하기 어려운 질문이나 응답하는데 필요한 정보가 기억나지 않을 때 우편조사나 웹조사 같은 경우에는 잠시 생각할 여유를 가질 수 있지만, 대면조사에서는 현실적으로 그런 여유시간을 갖기 어렵다. 사적으로 민감한 문항들에 답을 해야 하는 것도 응답자에게는 부담이 된다. 조사원에 대한 신뢰감을 형성한다면 다행이겠지만 보통의 경우에 낯선 조사원에게 개인적 비밀을 얘기하는 것이 쉬운 일은 아니다. 따라서 조사원의 존재를 의식해서 자신의 실제 모습보다 사회적으로 바람직한 방향으로 답변하는 경향도 나타난다.

대면조사는 보통 조사원의 거주지 등에서 진행되는데 실제 대면조사가 원칙대로 잘 진행되는지 외부에서 모니터링하기가 불가능하다. 조사기관에서는 사후에 응답자에게 연락하여 조사원의 방문과 조사상황에 대하여 문의해 볼 수 있지만, 응답자가 신분 노출을 꺼리는 경우가 많으므로 사후 모니터링도 쉬운 일은 아니다. 대면조사는 곳곳에 조사원을 파견하고 응답자를 찾아다녀야 하므로 상당한 비용이 있어야 하는 값 비싼 조사이다. 제한된 지역을 집중적으로 조사하는 경우라면 상대적으로 적은 비용이 들겠으나 조사범위가 넓고 응답자들이 다양한 특성을 가져서 접촉하기 어렵고 여러 차례 반복된 방문을 해야 한다면 조사에 걸리는 시간과 비용은 매우 증가하게 된다.

4.2.3 대면조사 과정

조사가 시작되기 최소 2주일 전에 응답자에게 조사에 대한 안내장을 보내는 것이 원칙이다. 안내장을 발송하는 것은 응답자와 처음으로 접촉하는 것으로 조사의 시작이 임박했음을 말해준다. 조사가 시작되기 전과 조사 이후 진행되어야 하는 과업을 일정별로 정리해 보면 다음 표와 같다. **조사 실행 이전까지 조사 주제 정립, 선행연구 검토, 조사계획 수립, 표본선정 및 설문지 개발 등의 작업이 이루어져야 하고, 조사 실행 이후에는 조사관리, 데이터 클리닝, 자료 분석, 보고서 작성 등의 과정이 진행**된다.

표 4.1 대면조사 일정 예시

D-6주	조사 주제 선정, 문헌 검토 시작
D-5주	문헌 검토, 조사 목적에 대한 전문가 자문
D-4주	조사 목적 수정, 자료수집 방법 결정, 설문지 개발 시작
D-3주	표집틀 확보와 표집실시, 설문지 개발 계속
D-2주	설문지 개발 완료, 사전조사 실시, 설문지 타당성 검토, 조사원 확보, 조사 안내장 발송
D-1주	조사원 훈련, 조사물품 준비
D+1주	조사 시작, 조사 참여 요청문 발송
D+2주	추가적인 조사 참여 요청문 발송
D+3주	자료수집 종료, 코딩 또는 데이터 클리닝
D+4주	데이터 분석
D+5주	데이터 분석, 보고서 작성 시작
D+6주	보고서 작성 제출

안내장은 보통 우편 또는 이메일로 보낸다. 조사의 성격에 따라서는 전화번호나 사회적 네트워크 서비스(SNS)를 통해서 보내기도 한다. 안내장에는 조사 주체와 조사 회사명, 조사 주제와 목적, 조사 시기, 협조 당부 등을 포함하게 된다. 안내장은 공식적인 문서의 형태로 작성하는 것이 좋으며 정중한 언사로 문장을 작성하고 책임자의 서명이 들어가며, 조사기관의 공식 문서 형식을 취하는 것이 좋다. 조사 책임자와 실무담당자의 주소와 직책 및 사무실 전화번호 등을 포함해야 한다. 안내장은 단순한 고지가 아니라 표본으로 선정된 사람이 응답자가 되도록 동기화 시키는데 있다. 따라서 왜 이 조사가 필요한지 그리고 응답자의 참여가 왜 중요한지에 대하여 설득력 있게 설명함으로써 응답자가 조사 실시에 대해 이해하고 참여할 수 있게 해야 한다. 하지만 안내장은 장황하게 늘어놓아서는 안 되고 간단명료한 표현으로 안내의 목적을 충실히 수행해야 한다.

설문지 개발과 표본선정은 모든 조사에서 공통으로 적용되는 중요한 요소이고 이점은 별도의 장에서 설명할 것이다. 이 과정을 제외하면 대면조사에서 고려해야 하는 것은 조사관리이다. 조사관리의 측면에서 중요한 요소는 조사원의 선발, 훈련 및 감독이다. 조사원 관리를 잘해야 양질의 응답과 높은 응답률을 얻을 수 있기 때문이다. 조사원들은 조사의 개요에 대하여 충실하게 이해하도록 교육받아야 한다. 왜 조사를 하는지, 조사결과를 어떻게 활용할 것인지, 응답자는 어떻게 선정되었는지 등은 응답자가 특히 궁금해하는 사항이다. 조사원은 응답자의 질문에 잘 대답할 수 있어야 한다. 조사원의 말 한마디가 응답자를 동기화하는 데 매우 긴요하게 작용하기 때문에 조사원들은 마치 그 분야 전문가처럼 능숙하게 질문을 소화하고 간단명료하게 대답할 수 있어야 한다. 그러려면 조사원에 대한 교육 훈련이 매우 중요하다.

조사과정에서 조사원들은 필요한 물품과 서류를 잘 챙겨서 갖고 다녀야 한다. 조사원임을 나타내는 신분증을 달고 있어야 하고, 설문지 또는 태블릿 기기를 준비해야 하고, 응답자에게 제공하는 안내장이나 사례품도 챙겨야 한다. 조사 관리자는 조사 일정별로 조사원에게 표본을 배정해 주게 되고 조사원들은 응답자와 접촉하여 조사를 진행하거나 조사시간을 약속하게 된다. 앞서 설명한 것처럼 조사원들이 응답자와 만나서 최우선으로 해야 할 일은 응답자가 표본에 있는 본인인지 확인하고 조사의 목적 등을 설명하면서 응답자의 동의를 얻는 것이다. 이때 조사 응답 시 약간의 인센티브를 제공한다면 동의를 얻는 데 도움이 된다. 인센티브는 인터뷰 전에 제공할 수도 있고 조사 후에 제공해도 된다. 사전에 제공하는 것이 동의를 얻는 데 도움이 되지만 응답자의 이해가 높으면 사후에 제공하는 것도 좋다. 인센티브는 현금성 쿠폰, 생활용품, 기념품 같은 것을 사용하기도 한다. 인센티브 규모가 크면 응답률이 더 높아지기는 하지만 조사 응답이 꼭 보상을 기대하고 이루어지는 것은 아니다. 조사의 목적과 필요성을 잘 납득시키는 것이 중요하고 비물질적 보상으로도 동의를 얻을 수 있는 경우가 많다.

인터뷰는 일종의 사회적 소통과정이다. 따라서 응답자는 단순히 질문에 답을 하기보다는 조사를 통해서 자기 생각을 표현하기도 하고, 조사에 대한 다른 관점을 제시하거나 때로는 조사주제와 관련된 불만을 표출할 수도 있다. 때에 따라서는 언어적 표현을 사용하지 않고 몸짓이나 표정으로 자신의 의사를 전달할 수도 있으므로 조사원들은 응답자들의 반응을 종합적으로 살피고 이를 기록하여 연구자에게 전달해야 한다. 응답자들의 반응은 수집된 자료의 질을 판단하는 데 크게 도움이 된다. **또한, 조사과정에서 부족하다고 판단된 응답에 대해서 조사원은 추가 질문을 하여 대답을 보충하는 것도 중요한 임무가 된다. 이를 되묻기 또는 캐묻기(probing)이라 한다.**

인터뷰를 종료한 후에 조사원은 모든 응답이 잘 기록되었는지 확인하고 응답자에게 감사를 표해야 한다. 또한, 수집된 자료에 대하여 사적 비밀이 보호되도록 잘 관리할 것임을 다시 한번 설명함으로써 응답자가 안심할 수 있게 해야 한다. 응답자의 거주지를 떠나서 조사원은 응답자의 특성이나 응답의 성실성 등에 대하여 특기할만한 점이 있으면 이를 조사표에 기록하여 연구자가 참고할 수 있도록 해야 한다.

4.2.4 조사원의 자세

외관과 태도

일반적인 원칙으로 조사원은 면접할 대상자와 비슷한 수준으로 옷을 입는다. 만약 조사원이 비싼 옷을 입으면 가난한 사람의 협조를 얻고 응답을 구하는데 어려울 수 있다. 반대로 옷차림에 신경을 안 쓰게 되면 부유한 사람으로부터 응답을 얻는 데 비슷한 어려움을 겪을 것이다. 조사원이 수수하게 입어야 한다면 깨끗하고 깔끔한 방향이어야 한다. 즉 옷차림과 머리 스타일은 그 사람의 태도와 성향을 나타낸다. 만약 찢어진 청바지를 입고 머리를 붉은색으로 염색하고 이상한 귀걸이를 하고 있다고 하면 조사원에 대해서 편견을 유발할 수 있고, 면접하지 않으려들 수도 있다. 그러므로 조사원은 기본적으로 좋은 인상을 주어야 한다.

설문지에 대한 숙달

조사원이 설문 내용을 잘 알지 못하면 연구에 문제가 생길 수 있고 응답자에게 부담을 줄 수 있다. 면접에 더 많은 시간이 소요되고 긍정적 경험이 되지는 않을 것이다. 설문지를 2~3회 대략 읽어서는 잘 알 수가 없다. 설문지는 주의 깊게 한 질문씩 질문해야 하며, 조사원은 설문지를 크게 읽는 연습을 해야 하며, 설문지에 쓰인 대로 정확하게 따라야 한다.

조사원은 설문지와 함께 준비된 구체적인 지시사항을 잘 인지하고 있어야 한다. 일부 질문이 응답자의 상황에 맞지 않는 경우가 불가피하게 발생하며, 그런 상황에서 질문을 어떻게 해석할지 결정해야 한다.

설문지에 있는 그대로 질문하기

응답을 구할 때 질문을 어떻게 표현하는지에 따라 응답이 달라질 수 있다. 질문의 표현을 약간만 변화시켜도 응답자가 '아니오' 대신에 '예'라고 대답할 수 있다. 연구자가 자신이 의도한 대로 질문을 잘 만들었다고 하더라도 조사원이 자신의 용어로 다시 질문 문구를 만들면 이 모든 노력은 물거품이 될 수 있으므로 질문 내용 그대로 질문하는 것이 필요하다.

응답을 정확하게 기록하기

설문지에 개방형 질문이 있으면 조사원은 정확히 기록해야 한다. 조사원은 자료가 어떻게 코드화될지 모르기 때문에 내용을 요약하거나 문법을 고치지 말아야 한다. 예를 들어,

설문지에서 응답자에게 음주하는 이유에 대해서 질문했다고 하자. 어떤 응답자는 기분이 좋아지려고, 스트레스를 해소하려고, 음식을 맛있게 먹고 싶어서라고 대답했다. 또 다른 응답자는 잠이 잘 오기 위해서라고 말했다. 만약 조사원이 이 두 가지 응답을 똑같이 '개인적인 동기충족'이라고 요약하였다면 연구자는 원래 응답이 갖는 차이를 알 수 없게 된다. 또한, 일반적으로 연구조사자는 언어적인 기록으로 전달되지 않은 반응들, 예를 들어 응답자의 대답에서 보이는 명백한 불확실함, 분노, 당혹감 등을 설명하기 위해 여백을 사용할 수 있다. 그러나 이 경우에도 역시 언어적 응답은 정확하게 기록해야 한다.

응답에 대해 되묻기/탐사(probing, 프로빙)

응답자가 음주 동기에 대한 태도의 응답으로 '매우 동의', '약간 동의', '약간 동의하지 않음', '전혀 동의하지 않음'을 선택한다고 하자. 응답자가 이 질문에 "그런 것 같아요"라고 응답했을 때는 심층적으로 되물어야(probe) 한다. 탐사란 더 완전한 답을 유추하기 위해서 심층규명은 "매우 동의한다고 것인가요? 아니면 약간 동의한다고 것인가요?"라고 묻는 것이다. 설문지에 제시된 범주 중 한 범주를 선택해야 한다고 설명하고, 응답자의 반응을 정확히 기록한다.

4.3 | 전화조사

4.3.1 전화조사의 특성

전화조사는 가정에 전화가 설치되면서 사회조사의 자료수집 방법으로 활용되기 시작하였다. 따라서 대면조사보다는 역사가 짧다. 미국에서도 1970년대 이후에 활성화되었고, 우리나라에서는 1990년대에 도입되었다. 전화조사는 많은 사람이 전화기가 없었던 시절에는 가난한 사람을 배제하여 사회계층에 대한 편향을 발생시킨다고 하여 문제가 된 적도 있었다. 지금은 대부분 사람이 휴대전화를 가지고 있으므로 계층의 편향성은 상당히 줄어들었다.

최근에는 인터넷을 이용한 사회조사가 인기를 끌고 있으나 전화조사는 비용과 편의성 측면에서 유리하기 때문에 아직도 사회조사의 큰 부분을 차지하고 있다. 이것은 전화에 의한 신속한 응답자 접근성과 함께 전화조사를 더욱 유용하게 하는 기술적 발전의 덕택이다. 현재 대부분의 전화조사는 컴퓨터를 이용한 전화 면접(computer-assisted telephone interviewing, CATI) 방식이다. CATI 설비는 전화번호 가입자 데이터베이스를 내장하고 있으므로 무작위로 전화를 걸어서(random digit dialing) 응답자와 연결되면 그때부터 조사원이 면접을 시작한다. 과거에는 한 건물 내에 컴퓨터 시스템과 서버를 설치하여 운영하면서 상당히 큰 공간이 필요했으나 이제는 클라우드 방식으로 데이터 서버에 접속하면 되므로 한 장소에 조사원들이 밀집해서 근무할 수도 있고, 가정집에서 필요한 장비를 갖추고 있으면 원격으로 접속하여 조사하는 것도 가능하다.

조사원 대신 컴퓨터에 조사내용을 입력한 후에 응답자에게 전화를 걸어서 녹음된 목소리로 문항을 읽어주고 응답자가 전화기의 버튼을 이용해서 답변하는 방식으로 면접을 진행하는 자동응답시스템(automatic response system, ARS)을 활용할 수도 있다. ARS 방식은 인간 조사원이 아니므로 인간적 상호작용이 불가능한 조사방법이지만 응답자가 스스로 읽고 답하는 경우와 유사하다. 따라서 조사원이 존재하는 전화조사의 결과와 다른 결과를 발생할 수 있다. 기계음을 싫어하는 사람들이 애당초 전화를 끊어버려 조사에 응하지 않으므로 편향적인 표집이 될 수 있다. 또한, 응답자가 조사에 관한 질문을 할 수도 없고, 응답자가 마음대로 중단해도 대처하기 어렵다.

제4장
4

전화조사는 **응답자와의 접촉에 성공하지 못한 경우 일정 시간 경과 후에 자동으로 다시 전화 걸기(call back)를 설정**할 수 있다. 이것은 **최초 표집된 표본에 대하여 최소 3회의 접촉을 할 필요가 있다는 조사원리와도 부합**된다. 전화조사 시스템은 어떤 조사원이 언제 조사를 시작해서 언제 끝나는지, 면접이 중단되는 경우는 얼마나 되는지, 하루에 몇 명의 응답자를 면접하는지, 응답자들의 불만 제기가 있는지 등 조사 진행과 관련된 세부적 사항을 자동으로 집계하여 알려주기 때문에 조사원 관리에도 상당히 유용하다.

4.3.2 전화조사 장점

전화는 거리에 상관없이 빨리 연결이 되는 특성 때문에 신속한 조사가 가능하다는 점이 가장 큰 장점이다. 그래서 신속하게 대중의 의견이나 태도를 파악해야 하는 정치적 사회적 사안에 대하여 전화조사가 매우 유용한 수단이 될 수 있다. 비용 측면에서도 조사원이 출장을 다녀야 하는 대면조사보다 저렴하다. 그런데 전화조사는 전화번호라는 표집틀을 수월하게 이용할 수 있고 온라인조사는 보편적인 표집틀을 확보하기 어려운 점 때문에 전화조사가 더 유리할 수 있다. 더욱이 최근에는 성인 대부분이 개인 휴대전화를 사용하게 되면서 과거 집 전화를 가족끼리 공유하던 때와 비교하여 개인 대상 무작위 표집을 할 수 있게 된 점은 전화조사의 유용성을 더 높여주었다. 전화조사도 조사원을 활용할 경우 비교적 높은 응답률을 확보할 수 있는 점도 표본의 대표성을 높여주는 장점이 된다. 또한, 조사원이 있으므로 응답자가 건성으로 대답하거나 습관적으로 찍는 행태가 제약을 받게 되는 점도 장점이 될 수 있다. 물론 대면 방식의 면접보다는 그 효과가 낮을 수는 있다.

4.3.3 전화조사 단점

전화조사는 대체로 짧은 시간 동안 진행되는 조사에서 주로 활용되고 있다. 선거여론조사의 경우 정당과 후보에 대한 지지도를 묻는 조사 문항이 10개 이내면 소요되는 시간은 짧으면 1~2분 정도이고, 길어도 10분을 넘지 않는다. 학술조사의 경우에는 문항이 많아서 30분 이상 소요되기도 하지만 전화의 성격상 긴 통화를 하면서 조사하는 것은 흔한 일이 아니다. 즉, 조사내용의 길이에 제약이 있다는 점이 전화조사의 단점이 된다. 전화조사의 응답률이 높은 편이지만 대면조사에 비하여 낮고, 무응답이 많다는 단점이 있다. 과거보다 전화조사 응답률이 낮아지고 무응답이 많아지는 경향은 선진국에서도 나타나고 있다(Curtin et al., 2005).

전화조사는 조사원이 존재하지만, 비대면 상태이므로 전화가 연결될 경우 몇 초 동안에 응답자를 동기화시켜야만 면접에 성공할 수 있다. 따라서 목소리가 매력적인 조사원을 활용하는 것이 좋다는 제언이 있다(Oksenberg, 1988). 대면조사에서는 응답자를 설득하고 동기화하는 데 있어서 설명을 추가하거나 반복하면서 진행할 수 있는 시간적 여유가 있다. 그러나 전화조사에서는 응답자들이 이러한 여유를 허용하지 않고 바로 끊어버릴 수 있으므로 초기 몇 초를 어떻게 대응하느냐가 매우 중요하다. 면접 초기에는 대화체로 진행하고, 그 이후는 질문을 읽을 때에는 또박또박 질문의 끝까지 읽어 내려가는 표준적인 조사방식을 따라야 한다. 또한, 말하기의 속도는 면접 초기 조사 안내와 동의를 얻을 때는 약간 빠르게(초당 2.5단어) 진행하는 것이 좋고 본 질문을 할 때는 그보다는 약간 느리게(초당 2단어) 해야 한다.

기술 발전에 따라 응답자들이 스마트폰을 사용할 경우 조사회사의 전화번호를 응답거부 또는 스팸으로 설정하여 사전에 걸러내면 응답자들이 애당초 탈락되어 버리는 문제점도 있다. 조사원의 존재를 의식하여 응답자가 사회적으로 바람직한 답변을 하게 되는 문제도 있을 수 있다. 전화는 음성만 주고받는 점이 조사 설문지 디자인에 제약을 줄 수 있다. 전화조사에서는 그림이나 그래픽을 활용한 설문 문항을 사용하기 어렵고, 응답범주를 만드는 것도 대변조사와 비교하면 제약이 있을 수 있다.

4.4 | 우편조사

4.4.1 우편조사의 특성

우편조사는 우체국 편지/소포 배달 서비스를 이용하여 표집된 응답자들에게 안내장과 설문지, 요금이 지급된 반송 봉투 등을 보내어 응답자 스스로 설문을 작성한 후에 반송 봉투에 넣어 연구자에게 우송하는 방식으로 진행된다. 안내문은 대면조사와 유사하게 공식적인 양식으로 정중한 문구를 사용하여 조사의 목적과 중요성을 설명하고 응답자의 참여를 촉구하고, 응답 내용의 비밀을 보호한다는 내용으로 구성한다. 조사기관과 주체, 연락처 등을 명시하는 것도 필수적 사항이다. 응답자들에게는 조사기관 또는 조사 발주처에 대한 안내 책자나 조사 기념품 등을 함께 보내기도 한다. 이메일이 활성화되면서 편지는 점차 사용빈도가 낮아지는 추세인데 우편조사 역시 과거보다 활용 빈도가 크게 낮아졌다. 우편조사도 대면조사와 비슷하게 사전 안내메일을 먼저 발송하고 1~2주 후에 조사 패키지를 발송한다. 다시 2주 후에 응답이 지체되는 응답자들에게 독촉 우편을 발송하기도 한다. 우편조사는 비교적 시간 여유를 갖고 응답하는 것을 전제하기 때문에 설문의 길이가 비교적 길고 문항이 많은 경향이 있다. 조사원이 없는 상황에서 긴 설문지를 작성하기 위해서는 상당한 참여 의지가 있어야 한다. 그래서 일반인을 상대로 한 조사보다는 연구자와 응답자 간에 특별한 관계가 있는 경우에 유효하게 활용될 수 있다. 예를 들어 간호사 협회에서 각 병원에 근무 중인 간호사를 대상으로 직업 활동과 근무실태에 관한 조사를 할 경우에는 우편조사를 활용하는 것이 적절한 방법일 수 있다.

4.4.2 우편조사의 장점

우편조사의 최대의 장점은 비용이 저렴하다는 것이다. 조사 설문지 인쇄비, 봉투값, 우푯값 등이 소요될 것인데 이것을 모두 합쳐도 대면조사보다는 훨씬 저렴하고 전화조사보다도 저렴한 편이다. 이것은 우편조사에 별다른 시설이나 장비 또는 인력이 필요하지 않기 때문이다. 또한, 지리적으로 멀리 떨어진 곳에 사는 응답자들에게도 하루 이틀이면 우편물이 배달되는 점도 장점이다. 즉 모집단 성원이 광범위하게 분포되어 있어도 우편조사는 이들 모두를 조사할 수 있어서 조사범위(coverage)가 넓은 점이 장점이다. 또한, 응답자들이 조사에 반응을 빨리해준다면 대면조사보다 빨리 조사가 완료될 수도 있다. 조사원을 훈련하고 원격지에 파견하여 응답을 받는 것은 상당한 시간이 소요되는 일이다. 반면 우편조사는 연구자가 우체국에 설문지 패키지를 갖다 주면 1~2일 안에 우편배달이 완료되기 때문에 생각보다 신속하게 조사가 진행될 수도 있다.

응답자들이 설문 응답할 때 비교적 여유 있게 생각하고 답변을 작성할 수 있는 점도 장점이 된다. 조사의 주제에 따라서는 바로 응답을 하기가 쉽지 않을 수 있다. 이런 경우에는 우편조사가 더 유리할 수도 있다. 예를 노인들을 대상으로 의료이용에 관한 조사를 한다고 했을 때 의료이용 빈도가 많은 노인은 지난해에 의료기관을 몇 번이 방문했었는지, 또 얼마나 큰 비용을 지출했는지를 곧바로 대답하기 어려울 수 있다. 이럴 경우 응답하는데 시간 여유가 있다면 찬찬히 기억을 더듬어서 방문횟수와 의료비를 계산해 본 후에 정확한 응답을 제공해 줄 수 있을 것이다.

전화조사나 온라인조사가 인기를 끌고 있지만 이러한 조사로 모든 조사대상자를 커버하는 데는 한계가 있는 점도 분명하다. 우편조사의 장점들은 여전히 유효하므로 다른 조사와 함께 보조적인 자료수집 수단으로 활용할 가치는 분명히 있다.

4.4.3 우편조사의 단점

우편조사의 단점은 응답자들의 관심을 끌기가 쉽지 않다는 것이다. 조사 설문지 우송되었을 때 응답자들은 이것을 광고물이나 다름없는 것으로 생각하여 뜯어보지도 않고 폐기하는 경우들이 많다. 대면조사나 전화조사의 경우는 조사원들이 조사의 중요성을 설명하면서 응답자의 관심을 불러일으킬 수 있지만, 우편조사의 경우는 이 과정이 전적으로 응답자에게 맡겨져 있으므로 응답률이 저조할 수밖에 없다. 이를 만회하기 위해서 조사기관은 사전에 별도의 우편물을 보내어 조사를 안내하며 관심을 끌어보는 시도를 하기도 하지만 이것조차도 광고물로 간주될 수 있다. 따라서 일반 광고물과 구분되도록 조사 패키지용 봉투를 잘 디자인할 필요가 있다. 우편조사에 활용되는 표본틀이 거주지 주소인 경우가 많은데 우리나라 현실에서 사람들이 이사를 자주 다니는 경향이 있어 주소지가 최신 상태로 유지되지 못하는 경우들이 많아 발송된 우편물의 상당수가 그대로 반송되는 경우도 흔하다.

우편조사에 응답을 할 때에도 응답자들이 우편으로 배송된 설문지를 천천히 뜯어보기 때문에 반송되기까지 많은 시간이 소요되는 경향이 있다. 대면조사나 전화조사는 정보화나 컴퓨터 기기의 활용으로 조사관리에서 혁신이 일어나고 생산성이 높아진 데 반하여 우편조사는 과거와 다름없이 과정 대부분이 수작업으로 진행되는 점도 단점으로 지적될 수 있다.

우편조사는 조사원이 없이 진행되는 관계로 응답자가 조금이라도 부담스러운 질문 문항에 대해서는 답변을 하지 않고 건너뛰는 경우가 많은 점도 우편조사의 유용성을 낮추는 요인이 된다. 이런 문제를 극복하려면 연구자가 사전에 설문지 개발단계에서 응답이 거부되지 않도록 세심하게 살피고 응답의 범주를 단순화하는 등의 노력을 할 필요가 있을 것이다. 아울러 일단 응답자의 관심을 끌어야 응답이 시작되기 때문에 설문지의 디자인을 잘해서 시선을 모을 수 있도록 하는 것도 필요하다.

4.5 | 웹(온라인) 조사

4.5.1 웹 조사의 특성

웹 조사(internet survey)는 자가기입식 조사와 컴퓨터를 이용한 조사가 합쳐진 것이다. 웹 조사를 하기 위해서는 우선 온라인 상에 조사를 관리하고 응답 데이터를 보관하는 조사 서버를 준비해야 하고, 이 서버에 접속할 수 있는 인터넷 주소를 응답자들에게 보낸 후, 응답자들이 이 조사 서버에 직접 접속한 상태로 컴퓨터 화면에 보이는 문항에 응답하는 방식으로 진행된다. 조사 서버는 대규모 인원이 동시에 접속해도 진행할 수 있으므로 조사가 상당히 빠르게 실행될 수 있다. 1천 명 규모의 전국 조사라고 해도 온라인 방식으로 진행되면 하루 이틀이면 조사가 완료될 수 있다. 다만 웹 조사가 가능해지려면 정보통신 기반시설이 확립되어 국민 대부분이 온라인조사에 응답할 수 있는 상황이 만들어져야 한다. 우리나라는 전국에 초고속 인터넷망이 깔려 있고, 대다수 국민이 비교적 저렴한 비용으로 인터넷을 이용할 수 있으며, 또 인터넷에 접속할 수 있는 PC나 태블릿 또는 스마트폰을 보유하고 있으므로 웹 조사를 위한 하드웨어의 조건은 충족되어 있다고 할 수 있다.

웹 조사가 다른 조사와 다른 점은 사용기기에 따라 설문지 디자인을 다르게 해야 하는 점이다. 다음의 사례를 생각해 보자. 아래 설문은 음주량을 측정하는 설문이다. PC용 설문지에서는 가로로 응답범주를 만들어 제시함으로써 응답자들은 한눈에 범주를 비교하면서 자신의 음주량을 선택하고 응답을 체크할 수 있다. 반면 스마트폰 화면은 가로 폭이나 세로 폭이 짧아서 제대로 구현하기가 쉽지 않을 수 있다. 그러면 표의 형태가 아닌 다른 간략한 방식으로 응답범주를 만들어야 한다. 이러한 시각적 제한이 응답률에 적게라도 영향을 미칠 수도 있다.

한잔도 안함	1잔	2잔	3잔	4잔	5잔	6잔	7잔	8잔	9잔	10잔 이상
①	②	③	④	⑤	⑥	⑦	⑧	⑨	⑩	⑪

다음은 음주와 관련된 규범적 태도를 조사하는 문항의 사례이다. 가로에는 5점 척도의 응답범주가 설정되어 있고, 세로에는 음주 규범을 묻는 7가지 질문이 배열되어 있다. PC용 설문에서는 이러한 표 형식의 질문 응답이 한 눈에 들어오기 때문에 손쉽게 응답할 수 있다. 그런데 스마트폰으로 이 질문을 보면 매우 작은 글씨로 나타나서 읽기 어려울 수 있다. 이럴 경우 질문의 포맷을 표 형식이 아니라 질문과 응답범주를 상하로 배치하여 보여줄 수밖에 없다. 즉 사용하는 기기에 따라서 상당히 다른 포맷의 설문을 디자인해야 하는 것도 웹 조사에서 유의해야 할 사항이다.

	전혀 그렇지 않다	그렇지 않다	보통	그렇다	매우 그렇다
1) 공원이나 산에 가서 술을 마시는 것은 괜찮다	①	②	③	④	⑤
2) 낮술을 마시는 것은 괜찮다	①	②	③	④	⑤
3) 술은 좀 취해도 된다	①	②	③	④	⑤
4) 고등학생도 술을 마셔도 된다	①	②	③	④	⑤
5) 혼자 술을 마셔도 괜찮다	①	②	③	④	⑤
6) 술에 취해서 한 행동은 용서할 만하다	①	②	③	④	⑤
7) 상대방이 권하는 술을 거절하면 예의에 어긋난다	①	②	③	④	⑤

최근 서베이몽키(SurveyMonkey) 같은 온라인 설문조사 도구는 스마트폰에 적합하게 시각적으로 구현을 해준다. 실시간으로 응답자가 질문을 건너뛰는지를 확인할 수 있고, 응답을 완료해야 다음 질문으로 넘어간다. 또한, 대상자별 필요한 수를 할당해 주는 기능이 있어 매우 유용하다. 온라인조사에 관심이 있다면 네이버폼이나 구글폼 등에서 설문조사 서비스를 이용할 수 있으나 서베이몽키가 훨씬 더 많은 옵션이 있어서 편리하다. 무료로 쓸 경우 제한적이지만 사용해 볼 수 있을 것이다. 우선 http://kr.surveymonkey.com으로 가서 설문조사 만들기를 클릭한다. 이 프로그램은 친절하게 설문지를 만드는 과정을 안내해준다. 원하는 응답자의 이메일 주소 혹은 휴대전화의 번호를 입력할 경우 설문대상자는 참여를 요청하는 이메일이나

문자를 받게 된다. 무료 서비스에서도 조사결과의 기초분석이나 그래프까지 그려준다.

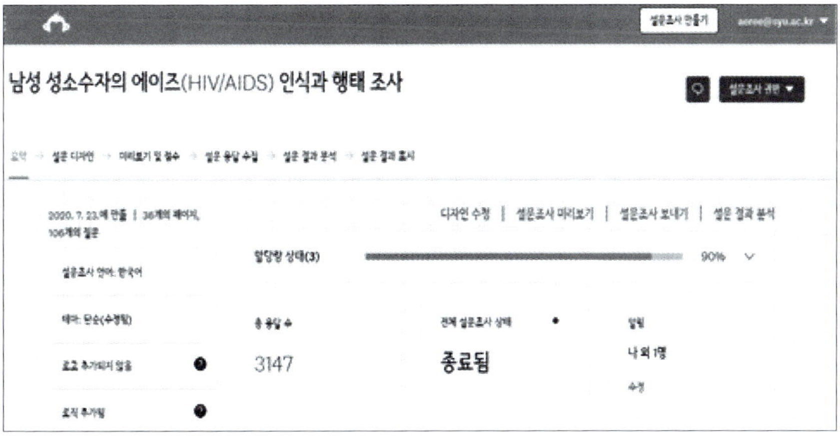

그림 4.1 서베이몽키(SurveyMonkey)같은 온라인 설문조사 도구 요약 화면

자료 보관 등과 관련하여 사적 비밀 보호나 보안의 필요성이 있지만, 웹 조사는 특히 더 이점에 조심해야 한다. 조사과정에서도 해킹의 가능성에 대비해야 하고, 데이터의 보관도 온라인으로 이루어지기 때문에 보안에 유의해야 한다. 조사 응답을 요청하는 이메일이 다수의 응답자에게 동시적으로 보내지면서 자칫 수신자의 메일 시스템이 자동으로 스팸으로 인식하여 제거해 버릴 수도 있다.

4.5.2 웹 조사의 장점

웹 조사의 가장 큰 장점은 비용이 적게 든다는 점이다. 물론 온라인 기반시설을 구축하거나 PC 등 온라인 활용을 위한 개인의 기기를 마련하는 데 상당한 비용이 소요되지만, 이것은 이미 국가나 개인이 마련해 놓은 상태이기 때문에 이를 활용한 웹 조사 자체는 거의 비용이 들지 않고 진행할 수 있다. 웹 조사는 서버를 준비하는 데 비용이 들어가는 것 이외에 응답자에게 접속주소를 메일로 알리고 응답자가 접속해서 응답하는 실제 조사과정에는 비용이 거의 들지 않는 것이다. 온라인용 설문을 개발하는 데에도 이미 공공에 개방된 설문 개발 시스템들이 있으므로 이를 활용할 경우 별다른 비용이 소요되지 않는다.

웹 조사는 온라인상의 PC나 태블릿 또는 스마트폰의 화면에 설문조사를 구현하게 된다. 이 경우 화면에 각종의 색과 그림, 동영상, 소리까지 활용하여 설문을 개발할 수 있다. 예를 들어 정부가 청소년들의 금연운동 일환으로 공익광고를 만들어 방송에 내보내고 있는데 이 광고가 과연 청소년들의 금연에 영향을 주는지를 조사한다고 하자. 그러면 응답자인 청소년들에게 그 광고 동영상을 보여준 다음 금연 욕구가 생기는지를 묻는 것이 필요하다. 대면조사나 광고 조사에서는 따로 광고 동영상을 보여줄 수 없으므로 공익광고를 보았는지를 질문한 다음 광고효과 질문을 할 수밖에 없었다. 그러나 웹 조사에서는 동영상도 조사의 한 부분으로 포함할 수 있으므로 조사의 방식이 혁신적으로 변화될 수 있는 것이다.

4.5.3 웹 조사의 단점

모든 사회조사는 표집틀을 확보하고 표집을 실시하여 표본을 확정하는 것이 필수적 과정이다. 아울러 그 표집이 모집단의 특성을 반영할 수 있도록 대표성을 가져야 한다. 웹 조사의 경우 새롭게 개발되고 있는 기술적 환경이기 때문에 일상생활에서 사용빈도가 높아지고 있기는 하지만 표집틀로 사용할 수 있는 인터넷 사용자 리스트가 제대로 축적되어 있지 못하다. 대면조사에서 사용하는 전국의 행정구역과 거주지 주소나 전화조사에서 사용하는 전화번호는 전 국민이 모두 포함되기 때문에 표집틀로 완결되어 있다. 웹 조사에서는 이에 비견될만한 사용자 리스트가 존재하지 않는다. 있다고 해도 개인정보보호 조치가 적용되어 연구자들이 이를 자유롭게 활용하기가 어렵다. 또는 인터넷 기관들의 목적에 따라서 이용자 리스트가 만들어지기 때문에 전체 모집단을 대변하는 조사 표본틀을 구축하기가 쉽지 않은 것이다. 다만 조사목적에 따라 특정한 온라인 그룹에 대해서 편의표집을 하는 경우라면 표집틀이 큰 문제가 아닐 수도 있다.

예를 들어 성소수자들은 일반인과는 구분되는 인터넷 사이트를 이용하는 경향이 있으므로 만일 성소수자들의 건강문제를 조사하게 된다면 이들이 모여있는 인터넷 사이트에 조사 공지를 올리고 웹 조사를 할 수 있을 것이다. 애당초 성소수자들의 모집단에 해당하는 표집틀을 만드는 것은 현실적으로 어려우므로 이런 방식으로 편의표집에 의한 조사하는 것이 적절한 대안이 될 수도 있는 것이다. 장애인들의 경우에도 장애별로 온라인 모임이 구성되어 있는데 이들 사이트를 활용하여 웹 조사함으로써 장애인들이 겪고 있는 건강문제나 사회적 문제를 밝히는데 매우 유용할 수 있다.

웹 조사의 무한한 가능성에도 불구하고 표집틀 문제가 존속되는 한 웹 조사는 핵심적인 자료수집 수단이 되지 못하고 부차적인 방법으로 머물게 될 것이다. 특히 인터넷이 무료는 아니므로 저소득층의 경우에는 인터넷을 일상적으로 사용하기 어려워 웹 조사에서는 애당초 제외될 수도 있는 점도 웹 조사의 중요한 단점이다.

웹 조사의 또 다른 단점은 기술적 표준의 부재에서 비롯된다. 웹 조사는 PC 등 여러 가지 기기를 활용하여 수행하게 되는데 문제는 각 기기의 화면 규격이 달라서 한 화면에 구현할 수 있는 설문의 내용이 제한될 수 있다. PC의 비교적 큰 화면을 이용하는 응답자에게는 큰 제한이 없이 설문지의 포맷이 활용되지만, 태블릿이나 스마트폰의 경우에는 화면 크기가 작으므로 PC용을 기준으로 제작된 설문지의 포맷이 잘 맞지 않고 화면이 잘리거나 화면을 좌우 상하로 움직이면서 설문지를 봐야 하는 경우도 생긴다. 이럴 때 응답자가 응답을 포기하기 쉽다. 따라서 연구자는 미리 다양한 포맷의 설문지를 준비해야 하는데 어떤 경우에는 응답범주가 큰 공간을 필요로 하므로 스마트폰에 적합하게 설문지를 개발하는 것이 상당히 난점이 될 수도 있다.

지금까지 온라인조사 또는 웹 조사로 단순화시켜서 설명했지만 실제로는 이메일 조사, 웹사이트 조사, 모바일 조사로 나뉠 수 있다(Sue and Ritter, 2012). 이메일 조사는 응답자들에게 이메일을 보내서 조사 서버에 접근할 수 있는 인터넷 주소를 알려주어 조사하는 방식이다. 실제 조사는 대체로 상업적 소프트웨어를 활용하게 되는데 SurveyMonkey, 네이버폼, Zoomerang, InstantSurvey, Google Form 등이 대표적 사례이다. 이 소프트웨어는 부분적으로 무료이다. 이메일 조사는 응답자들에게 신속하게 접촉할 수 있고, 소규모 조사라면 무료로 조사 소프트웨어를 이용할 수 있으며, 이를 이용해서 조사 설문지 개발도 손쉽게 할 수 있다. 즉 조사를 준비하는데 특별한 기술적 숙련성이 없더라도 조사를 수행할 수 있는 점이 최대의 장점이 된다. 그렇지만 사전에 이메일 리스트와 같은 표집틀이 확보되어 있어야 하고, 조사를 요청하는 단체 메일이 스팸으로 분류되거나 블랙리스트로 규정되어 메일 전달이 중단되는 사태를 미리 방지해야 한다. 싸고 편리한 만큼 수많은 이메일 서베이가 응답자들에게 쏟아지기 때문에 이메일 서베이도 우편조사처럼 점차 외면당하는 상황도 극복해야 할 과제가 된다.

웹사이트 조사는 이메일 조사에서 사용된 것과 같은 온라인조사 소프트웨어를 사용하여 조사시스템을 개발하되 응답자들에게 메일로 조사 참여를 요청하지 않고 웹사이트에 팝업(pop-up)의 형태로 게시하여 웹사이트 방문자가 조사에 참여하도록 하는 점에서 이메일 조사와 다르다. 대중성 있는 웹사이트에 조사 설문지가 올려진다면 신속한 조사가 가능할 것이다. 또 청중(표본)의 특성을 고려하여 모집단에 해당될 수 있는 여러 웹사이트에 협력해서 동시 조사할 수도 있을 것이다. 이메일을 보내서 조사에 참여해도 웹사이트 조사가 익명성 측면에서 유리한 점이 있어서 사적으로 민감한 질문에 대한 응답에 유리하다. 그런데 웹사이트 조사는 모집단이 제한적이라는 큰 단점이 존재한다. 웹사이트 방문자가 모집단 성원을 얼마나 대변할 수 있을지가 관건이 될 것이다. 또한, 웹사이트 방문자는 자신을 특정해서 조사참여 요청이 온 것이 아니므로 조사에 대한 의무감이 없을 것이고 흥미를 느낄 때만 응답할 것이며, 중간에 중단할 가능성도 크다. 또한, 응답자의 신상 정보에 대하여 알기도 어렵고 이점은 데이터 분석할 때 어려움을 초래하게 된다. 이런 한계점을 고려할 때 웹 조사는 일종의 편의표집에 의한 대면조사와 유사한 성격을 가지기 때문에 표집의 대표성과는 상관없이 특정 세대 또는 집단의 의견을 수집하는 목적으로 하는 조사에 적합할 것이다.

모바일 조사는 스마트폰의 보급과 함께 시작된 조사방법이기 때문에 그 역사가 아주 짧다. 그런데 스마트폰 보급이 급속하게 이루어지면서 인구 대다수가 스마트폰을 사용하게 되었고, 스마트폰 이용자를 대상으로 한 표집이 전인구에 대한 대표성을 상당히 가지는 정도가 되었다. 아직은 젊은 세대가 주로 이용하기는 하지만 향후 다른 조사방법으로 대체할 가능성도 크다. 이메일이나 웹사이트를 이용하지 않는 사람들을 표집할 수 있는 점도 장점이다. 화면이 작기는 하지만 여기에 적합한 설문지 개발도 얼마든지 가능하며, PC와 마찬가지로 동영상이나 그림, 소리 등을 활용하여 설문지를 작성할 수 있는 점도 장점이다. 필요할 경우 스마트폰에 부착된 카메라, GPS, 녹음기능도 활용할 수 있을 것이다. 하지만 개발도상국과 같은 나라에서는 스마트폰 보급이 전국민화 된 것은 아니고 값비싼 구매 비용 때문에 저소득층이 이용하기 어려운 점은 분명한 단점이다. 작은 화면 때문에 복잡한 설문 내용을 넣기 어려울 수도 있다. 하지만 우리나라에서는 스마트폰의 보급률이 100%이고, 거의 대부분(95% 이상)이 스마트 폰을 사용하고 있으므로 스마트 폰을 이용한 설문조사가 활성화되고 있다.

4.5.4 온라인 설문조사를 위한 팁

다음은 온라인 설문조사를 위한 팁이다.

- 설문 참여 초대 글은 쉽고, 간단한 내용으로 작성한다. 설문 참여에 링크하도록 동기를 부여해야 하고, 설문 사이트로 가면 자세한 내용은 그곳에서 설명하면 된다. 이메일의 내용은 설문조사의 목적, 어떻게 응답자가 선발되었으며 작성하는 데 걸리는 시간, 조사시간 등을 포함한다.
- 메일 서두에 응답자의 이름을 기입한다. 여러 사람에게 단체로 보내는 메일일 경우 응답률이 떨어질 수 있으므로 수신 참조에서 한 개 이상의 주소를 넣지 않는 게 좋다.

- 참여에 대한 인센티브 제공을 고려한다(경품 추첨 등). 더 나아가 설문결과를 공유한다는 내용도 제공하는 것이 좋다. 설문 대상자로 특별히 선발되었음을 알리고, 설문 응답시간은 15분 이내로 하고, 응답할 수 있는 기간을 제시한다.
- 참여를 독려하는 확인 이메일을 계속 보낸다. 설문조사 화면은 응답자가 필요하다면 중간에 멈췄다가 다시 응답할 수 있어야 한다. 한 화면에 들어가는 질문을 몇 개로 제한해 너무 오래 스크롤 해야 하는 부담을 줄여준다. 웹사이트 설문지는 참여를 독려하는 방식으로 제시되어야 한다. 응답하는 방법을 쉽게 설명하고 응답하기 쉽도록 디자인되어야 한다.

4.6 | 혼합조사

지금까지 대표적인 자료수집 방법 4가지를 설명하였다. 과거에는 어느 한 가지 방법을 적용하여 사회조사를 수행하는 것이 관행이었다. 그런데 지금은 어느 한 가지 방법으로는 충실한 사회조사를 수행하기 어려운 점들이 있다. 특히 사회변화에 따라 사람들의 생활방식이 다양해지면서 한 가지 방법만으로는 모든 조사대상자를 접촉하기 어렵게 된 것이다. 이러한 점 때문에 통계청이 수행하는 조사에서도 대면 면접, 조사원 주재 하의 자기 기입식 조사, 웹 조사 등이 동시에 진행되고 있다. 응답자의 편의성과 시간적 여유를 고려해서 다양한 자료수집 방식을 허용한다. 이렇게 **여러 가지 자료수집 방식을 동시에 활용하여 조사하는 것을 혼합조사**(mixed mode survey)라고 한다.

혼합조사를 선호하게 되는 것은 우선 비용을 줄일 수 있기 때문이다. 상대적으로 저비용 조사방법을 우선 적용하고, 다음 단계에는 고비용 조사방법을 적용하는 식으로 자료수집 전략을 수립할 경우 전체적으로 저비용으로 조사를 진행할 수 있다. 다음으로 조사시간을 줄일 수 있다. 처음부터 응답자에게 여러 조사방법을 제시하고 응답자가 선호하는 방법을 선택하여 응답하도록 하면 응답률을 높임과 함께 더 빠른 응답이 가능해진다. 이러한 방식의 혼합조사가 더 많은 조사대상자를 실제 응답자로 포함할 수 있게 만든다. 아울러 혼합조사는 측정의 오류를 줄여주는 효과도 있다. 사회적으로 민감한 주제의 질문에 대해서 대면조사에서는 응답자가 사실대로 응답하지 않고 사회적으로 바람직한 답변을 함으로써 측정오차를 크게 하지만 웹 조사 등 조사원이 주재하지 않으면 타인의 눈치를 보지 않고 사실대로 응답함으로써 측정오차를 줄여준다. 즉 혼합조사는 측정오차를 감소시키는 효과가 있다(Dillman, Smyth, Christian, 2014).

혼합조사를 위해서는 몇 가지 고려사항이 있다. 첫째, 모집단을 구성하는 세부 집단별로 어떤 사회적 특성이 있고, 어떤 조사방법을 적용하는 게 좋을지를 파악해야 한다. 예를 들어 젊은 층은 인터넷을 일상적으로 이용하기 때문에 웹 조사가 적절하지만, 인터넷 활용능력이 떨어지는 노년층에게는 적합한 조사방법이 아닐 수 있다.

둘째, 각 자료수집 방법들을 순차적으로 적용할지 아니면 동시적으로 적용할지를 정해야 한다. 만일 순차적 적용을 한다면 저비용 방법(우편조사나 전화조사)을 먼저 적용하고 고비용 방법을 적용하는 것이 좋을 것이다. 동시적으로 여러 방식을 적용한다면 구체적 조사방법의 선택은 응답자가 정하게 된다.

셋째, 다른 방법을 적용할 때 발생하는 조사방법 간 상호호환성에는 한계가 있다는 점을 인식해야 한다. 패널조사에서 다른 시점에 다른 조사방법을 적용할 경우 시간효과(시점에 따라 다른 응답)와 조사방법 효과(조사방법에 따라 다른 응답)가 복합되어 나타날 수 있다.

넷째, 혼합조사를 사용하려면 연구설계 단계에서 측정오차를 줄이기 위한 방책을 모색해야 한다. 이를 위하여 각 모드에서 통일적으로 사용할 수 있는 설문지 개발이 필요하다(Dillman et al., 2014).

자료수집 방법의 고유한 특징을 고려하여 설문지를 개발하기 때문에 동일한 질문도 자료수집 방법에 따라 약간씩 다르게 표현될 수 있다. 다음은 그 사례이다.

▶ **자기기입식 조사**: 당신은 평소 건강문제에 대해 얼마나 관심을 가지고 있는지 1점~5점 척도에 표시해 주십시오.

1	2	3	4	5
전혀 관심 없음				매우 관심 많음

▶ **전화조사**: 당신이 평소 건강문제에 대해 얼마나 관심을 가지는지 1점에서 5점으로 응답해 주세요. 여기서 1은 전혀 관심 없음이고 5는 매우 관심 많음을 의미합니다.

▶ **단일형식(unimode)**: 당신이 평소 건강문제에 얼마나 관심이 있는지에 대하여 1점은 '전혀 관심 없음'을, 5점은 '매우 관심 많음'을 의미하는 5점 척도에 표시해 주십시오. 1점에서 5점 사이의 숫자를 사용해서 당신의 관심사를 표시해 주면 됩니다.

자기 기입식 설문지는 응답자가 직접 눈으로 설문지를 볼 수 있으므로 세세하게 작성법을 설명하지 않아도 된다. 따라서 5점 척도를 시각적으로 제시해 주는 것만으로 응답자는 어떻게 응답해야 할지 알 수 있다. 반면 전화조사는 음성으로 설명해 주어야 하는데 위 사례에서는 가능한 한 간단명료하게 설명을 하고 있다. 그런데 척도개념에 익숙하지 않은 응답자에게 이러한 설명은 이해하기 충분치 않을 수 있다. 단일형식에서는 보다 친절하게 응답 방법을 상세히 설명해 준다. Dillman(2014)은 혼합조사를 할 경우에는 각 자료수집 방법의 특성에 의존하지 말고 모든 방법에서 공통적으로 적용할 수 있는 설문을 개발하는 것이 좋다는 제언을 한다.

요약

■ **되묻기(Probing, 프로빙)**

응답자의 대답이 불충분할 경우 보다 충분한 응답을 얻어내기 위해 재차 질문하는 기술

■ **면접조사법, 전화조사법, 우편조사법 비교**

① 면접조사의 장 · 단점

㉠ 면접조사의 장점

- 응답의 허위여부를 확인할 수 있음
- 다른 조사에 비해 높은 응답률을 얻을 수 있음
- 다른 조사에 비해 설문지가 길어도 명확히 설명함으로써 적절한 응답을 얻을 수 있음

㉡ 면접조사의 단점

- 다른 조사방법보다 시간과 비용이 많이 듦
- 응답자가 생각할 여유를 많이 주지 않음
- 조사원에 따라 오차가 생길 가능성이 있음
- 조사범위가 넓고 응답자의 특성이 다양할 경우 조사 어려움

② 전화조사의 장 · 단점

㉠ 전화조사의 장점

- 면접조사에 비해 시간과 비용이 적게 듦
- 우편조사에 비해 타인의 참여를 줄일 수 있음
- 면접이 어려운 사람의 경우에 유리함
- 면접조사에 비해 익명성이 보장됨
- 컴퓨터 지원(CATI조사 ; Computer Assisted Telephone Interviewing)이 가능함

㉡ 전화조사의 단점

- 보조도구를 사용할 수 없음

- 면접조사에 비해 심층면접을 하기 곤란함
- 모집단이 불완전함
- 질문의 길이와 내용의 제한을 받음
- 특정한 주제에 대한 응답 회피가 가능함

③ 우편조사의 장 · 단점

㉠ 우편조사의 장점

- 면접조사에 비해 비용이 적게 듦
- 광범위한 지역에 걸쳐 조사가 가능
- 조사원의 영향을 받지 않음

㉡ 우편조사의 단점

- 설문지 회수율이 낮아 대표성이 없어 일반화하는 데 곤란
- 질문 문항들이 간단해야 함
- 응답자 본인이 직접 기술한 것인지 다른 사람이 기술한 것인지 알 수 없음

■ 웹(온라인)조사(Online Survey)

① 웹조사의 의미

자가기입식 조사와 컴퓨터를 이용한 조사가 합쳐진 것

② 웹조사의 문제점

㉠ 모집단을 대표하는 표집틀을 만드는 것이 현실적으로 어려우므로 표본의 대표성 문제가 발생

㉡ 설문지 응답률과 회수율이 저조

㉢ 동일인의 복수응답 가능성

㉣ 컴퓨터 운영체계 또는 사용 브라우저에 따라 호환성에 제한이 있음

■ 응답률의 중요성과 조사방법에 따른 응답률

① 응답률의 중요성

낮은 응답률은 비응답자의 성향이 자료수집에 배제됨으로써 조사결과의 일반화에 심각한 영향 초래

② 조사방법에 따른 응답률의 변화

어떤 조사방법을 선택하느냐에 따라 시간과 비용상의 제약으로 인하여 조사를 할 수 있는 정보의 내용, 양, 질문방식, 응답률이 달라질 수 있음. 응답률은 조사방법에 따라 면접조사 〉 전화조사 〉 우편조사 순으로 높음

연습문제 및 정답

1. 설문지 회수율을 높이는 방안과 가장 거리가 먼 것은? [2021년 3월 필기 기출문제]

① 폐쇄형 질문의 수를 가능한 줄인다.
② 독촉편지를 보내거나 독촉전화를 한다.
③ 개인신상에 민감한 질문들을 가능한 줄인다.
④ 겉표지에 설문내용의 중요성을 부각시켜 응답자가 인식하게 한다.

2. 면접조사에서 면접과정의 관리에 대한 설명으로 맞는 것은? [2021년 3월 필기 기출문제]

① 면접지침을 작성하여 응답자들에게 배포한다.
② 면접기간 동안에도 면접원에 대한 철저한 통제가 일어져야 한다.
③ 면접원 교육과정에서 예외적인 상황은 언급하지 않도록 주의한다.
④ 면접원에 대한 사전교육은 면접원에 의한 편향(bias)을 크게 할 수 있다.

3. 다음과 같은 특성을 가진 자료수집방법은? [2020년 6월 필기 기출문제]

- 응답률이 비교적 높다.
- 질문의 내용에 대한 면접자와 응답자의 상호작용이 가능하여 보다 신뢰성 있는 대답을 얻을 수 있다.
- 면접자가 응답자와 그 주변 상황을 관찰할 수 있는 이점이 있다.

① 면접조사 ② 전화조사 ③ 우편조사 ④ 집단조사

4. 다음 중 전화조사가 가장 적합한 경우는? [2019년 3월 필기 기출문제]

① 어떤 시점에 순간적으로 무엇을 하며, 무슨 생각을 하는가를 알아내기 위한 조사
② 자세하고 심층적인 정보를 얻기 위한 조사
③ 저렴한 가격으로 면접자 편향(bias)을 줄일 수 있으며 대답하는 요령도 동시에 자세히 알려줄 수 있는 조사
④ 넓은 범위의 지리적인 영역을 조사대상지역으로 하여 비교적 복잡한 정보를 얻으면서, 경비를 절약할 수 있는 조사

연습문제 및 정답

5. 질문지법에 관한 내용으로 옳지 않은 것은? [2015년 5월 필기 기출문제]

① 1차자료 수집방법에 해당한다.
② 간결하고 명료한 문장을 사용해야 한다.
③ 추상적인 개념에 대해 조작적 정의가 필요하다.
④ 응답자가 조사의 목적을 모르는 상태일 때 사용해야 결과에 신뢰성이 높다.

정답 1 ① 2 ② 3 ① 4 ① 5 ④

5

표본추출법

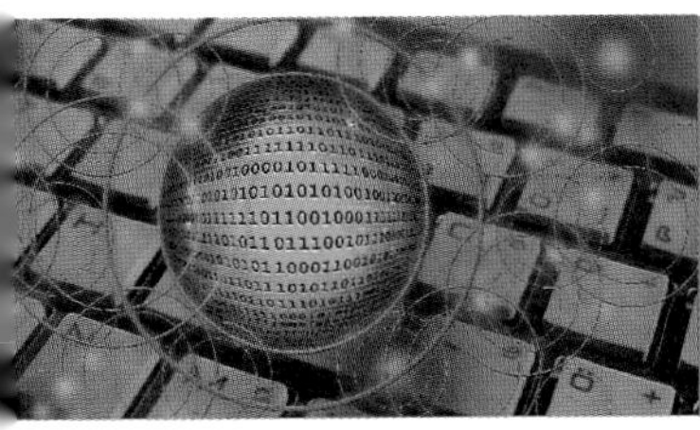

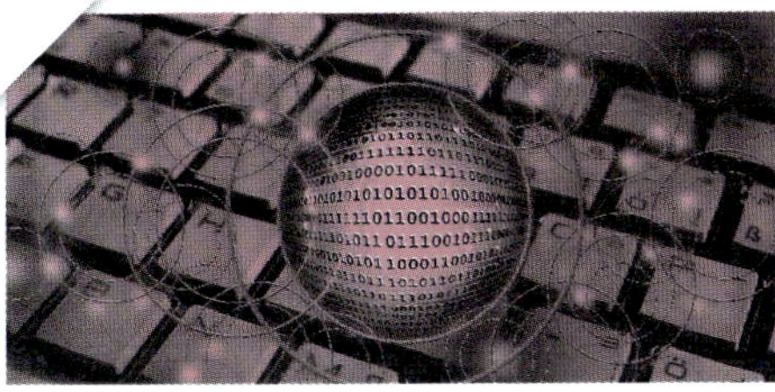

제5장

표본추출법

사회조사의 정확성은 표본을 잘 뽑아서 모집단을 충실하게 대표할 수 있는가에 달려 있다. 그러려면 표집틀 혹은 표본틀이 충실해야 하고, 적절한 표본 수를 갖추어야 하며, 표집 방식을 잘 선택해야 한다. 이 장에서는 표본 추출의 세 요소에 대하여 설명할 것이다.

5.1 | 표집틀

표집틀(sampling frame)**이란 표본으로 선정될 기회를 가진 사람들의 집합을 의미**한다. 여기서 표집틀은 이론적으로 조사 가능한 모집단이 아니라 실제 조사 가능한 사람들의 집합으로서의 조사 모집단을 말한다. 통계학적으로는 표본이 모집단을 대변한다는 것은 이론적 모집단이 아니라 표집틀로 구성된 조사 모집단을 의미한다. 이 표집틀이 개념적으로 이론적 모집단에 얼마나 잘 부응하는지는 주의 깊게 따져봐야 할 문제이다. 앞선 장에서 설명하였듯이 청소년의 건강행태를 조사한다고 할 때 재학 중인 학생들만 대상으로 표본틀이 구성되는 경우 청소년의 대다수를 포함하기는 하지만 소수의 학교 밖 청소년들은 제외될 것이고, 특히 학교 밖 청소년들이 건강행태에 여러 가지 문제가 있는 경우라면 이 조사는 체계적으로 편향된 결과를 도출할 것이기 때문에 타당성을 의심받게 된다. 이상적으로는 표본 추출에서 모집단의 모든 구성원이 포함되어야 하지만 실제로는 일부 구성원들은 제외된다. 표집틀의 질이 좋고 나쁨은 첫째, **모집단 구성원의 누구라도 표본에 추출될 수 있는지**, 둘째, **표본의 포괄성**(coverage), **완결성**(completeness), **정확성**(accuracy) **측면**에서 양호한지, 셋째, **자료가 수집되는 방법에 부합**되는지 등을 따져보아야 한다.

가장 대표적인 표집틀로는 대면조사에서 주로 사용되는 주소-지역 리스트와 전화조사에서 사용되는 무작위 전화번호걸기 리스트(random digit dialing)가 있다. 이러한 표집틀은 비교적 인구의 대다수를 포괄하기 때문에 대표성을 가진다. 물론 행정 주소 및 지역에 거주하지 않는 사람들도 있다. 예를 들어 공장 내 기숙사에서 살고 있거나 요양원에 입소했거나 교도소에 수감된 경우에는 일반적인 주소-지역 리스트에는 포함되지 않는다. 그러나 그 수가 크지 않기 때문에 주소-지역 리스트는 모집단 대표성에 큰 문제가 없다. 전화번호 역시 대다수 사람들을 포괄한다. 그러나 주소-지역보다는 부족한 리스트일 수 있다. 왜냐하면 주소-지역 리스트에 의한 표집을 하면 보통 가구를 표집 단위로 설정하게 되고 어떤 가구에 살고 있는 사람 모두를 조사에 포함시키는 방식을 많이 사용한다. 반면 전화번호는 집 전화보다는 개인별 휴대전화를 중심으로 표집틀이 구성되면서 전화를 소유하지 않은 어린이 또는 청소년들은 표집에 포함되기 어려울 수 있으며, 낯선 전화를 받지 않으려 하는 사람들도 사실상 무응답으로 분류될 가능성이 높아서 표집틀의 질이 상대적으로 낮을 수 있다.

학교에서 재학생을 상대로 학습실태조사를 할 때 등록을 마치고 수강 신청을 한 학생들 명단이 거의 완전한 표집틀이 될 수 있다. 그런데 교내 동아리 활동을 조사할 경우에 동아리 가입자들 명부는 전체 학생명부와 비교해 포괄성이나 완결성이 떨어지게 된다. 동아리 구성원의 기준이 동아리마다 차이가 있을 수 있고, 각 동아리의 구성원 명단도 파일의 형태로 잘 정리되고, 최신 정보를 담아 업데이트되었다고 확신하기 어렵기 때문이다.

조사를 기획하는 연구자의 입장에서는 조사 모집단을 정할 때 얼마나 포괄적인 표집틀을 수월하게 구할 수 있는지가 초미의 관심사가 될 수밖에 없다. 모집단의 성격상 표집틀 자체가 존재하지 않는 경우도 있다. 예를 들어 성소수자에 대한 조사를 한다고 할 때 이들이 의무적으로 등록을 하는 경우는 없으므로 애당초 모집단을 포괄하는 표집틀을 구하기는 어렵다. 최근에 미국에서는 일반인을 조사하듯이 주소-지역 리스트로 일정 수의 표본을 선정한 다음 이들에게 성적 정체성을 질문하여 성소수자를 가려내어 표집을 하는 방법을 사용하였다. 그런데 이러한 방법이 타당성을 가지려면 첫째, 성수소자들이 자신의 성 정체성을 조사에서 자유롭게 밝힐 수 있어야 한다는 점과 둘째, 성소수자의 비율이 인구의 5% 수준이라면 표집의 규모를 20배 수준으로 높여서 표집을 해야 원하는 만큼의 성소수자 표본을 얻을 수 있게 되므로 조사비용이 매우 커질 수밖에 없다. 국내 실정에는 이 두 조건을 모두 충족하기 어려우므로 대표성을 갖는 성 소수자 조사는 거의 불가능할 수밖에 없다.

이러한 이슈는 **표집틀의 효율성**(efficiency)과 관련된다. 사회적으로 드러나지 않는 특성을 보인 집단을 조사할 때 그들을 포괄하는 표집틀을 구하기 어렵다면 차선책으로 일반인구 중에서 사회적 소수자를 찾아 들어가는 것이 적절한 대안일 수 있다. 비슷한 문제가 노인들에 대한 조사를 하는 것이다. 우리나라에서는 정부에서 주민등록을 관리하기 때문에 65세 이상 노인들을 대상으로 하는 명부를 만드는 것이 어려운 일이 아닐 수 있다. 그런데 주민등록과 같은 시스템이 부재한 상황에서는 어떻게 노인들을 조사할 수 있을까? 이 경우에도 앞의 성소수자와 비슷한 방식을 사용하면 해결된다. 일반인을 대상으로 하는 조사의 경우처럼 주소-지역 표집을 먼저 한 다음 선정된 가구를 대상으로 방문하여 가족 중에 65세 이상 되는 사람이 있는지를 확인하는 방식으로 표집을 실시할 수 있다. 이런 방식이 효율성은 낮을 수 있지만, 지역에 거주하는 노인들을 체계적으로 접촉하여 표집할 수 있는 대안이 되는 것은 분명하다.

최근에는 이메일(e-mail) 사용이 보편화되면서 이메일 리스트가 표집틀로 사용될 가능성이 커졌다. 그러나 이메일은 전화만큼 보편적으로 사용되지는 않는다. 우리나라에서 이메일은 관공서나 학교 또는 회사원들은 많이 사용한다. 이메일은 주로 업무상으로 정보를 전달하거나 문건과 자료를 보내는 수단으로 기능을 하고 있다. 그런데 이러한 조직 생활에서 자유로운 사람들이나 친구와 가족들과 소통할 때는 이메일보다는 SNS나 문자 통신을 주로 사용한다. 즉 이메일이 전화만큼 보편성을 갖는 통신수단은 아니기 때문에 이메일 리스트는 표집틀로서는 포괄성이나 완결성이 높지 못하다.

인터넷 기술의 발전은 모집단에 대한 새로운 가능성을 열고 있다. 일부 조사회사들은 대규모의 조사 패널을 상시로 운영하고 있다. 수십만 명의 각계각층의 사람들이 조사 패널에 자원하여 참여하고 있고, 어떤 조사가 발주되면 이들에게 조사 안내를 보내고 참여를 받아 응답자를 충원한다. 이 과정에서 성별, 연령, 지역 등 여러 요인을 고려하여 표본 수를 미리 할당하고 채워 넣는 일종의 할당표집의 방식으로 진행된다. 이런 방식은 엄격한 확률 표집은 아니기 때문에 통계학적으로는 모집단의 속성을 대변하기는 어렵지만 실제로는 여러 인구학적 요인을 고려하여 모집단의 특성에 가까워지도록 만든다. 성인들의 평균 연령, 인구의 성별, 지역별 분포나 학력별 분포 등은 인구센서스를 통해서 밝혀져 있으므로 이에 비례하여 표집을 실시하면 모집단의 특성에 근접할 수밖에 없다. 즉 조사 패널에서 표집 과정은 모집단을 대표할 수 있도록 엄격하게 규정된 확률 표집은 아니지만, 그에 근접할 수 있도록 설계된 점이 대중적인 효용성을 높인다.

5.2 | 확률적 표집방법

5.2.1 단순무작위 표집

단순무작위 표집(simple random sampling)은 모든 표집의 원형이라고 할 수 있다. 이 표집은 통 속에 공을 넣고 눈을 감고 한 개씩 꺼내는 방식으로 표집을 하는 것이다. 일단 꺼낸 뒤에 공을 다시 넣지 않기 때문에 두 번 뽑힐 가능성은 없고 누구든지 뽑힐 가능성이 동일하다. 5,000명의 모집단에서 100명의 표본을 뽑는다고 하면 뽑힐 확률은 100/5000=0.02 또는 2%이다.

실제로 단순무작위 표집을 하려면 5,000명 모집단에 각각 일련번호를 부여한 후에 난수표를 이용하여 각기 다른 100개의 번호를 찾아내든지 아니면 난수를 제공하는 컴퓨터 프로그램을 이용하여 필요한 수만큼 무작위로 표본을 추출하는 방법이다.

아래 제시된 난수표를 보자. 만일 세 자릿수의 표집을 할 경우라면 임의로 첫째 줄의 두 번째 숫자인 1을 기준으로 세 자리씩 읽어내려간다. 156, 795, 650...번째 해당하는 표본이 선정되는 것이다. 첫 번째 열이 완료되면 다음 숫자로 넘어가서 같은 방식으로 뽑는다. 567, 955, 503....이런 방식으로 정해진 규모의 표본을 모두 채울 수 있다.

Random Numbers Table

91567	42595	27958	30134	04024
17955	56349	90999	49127	20044
46503	18584	18845	49618	02304
92157	89634	94824	78171	84610
14577	62765	35605	81263	39667
98427	07523	33362	64270	01638
34914	63976	88720	82765	34476
70060	28277	39475	46473	23219
53976	54914	06990	67245	68350
76072	29515	40960	07391	58745
90725	52210	83974	29992	65831
64364	67412	33339	31926	14883
08062	00358	31662	25388	61642
95012	68379	93526	70765	10592
15664	10493	20492	38391	91132

그림 5.1 난수표 사례

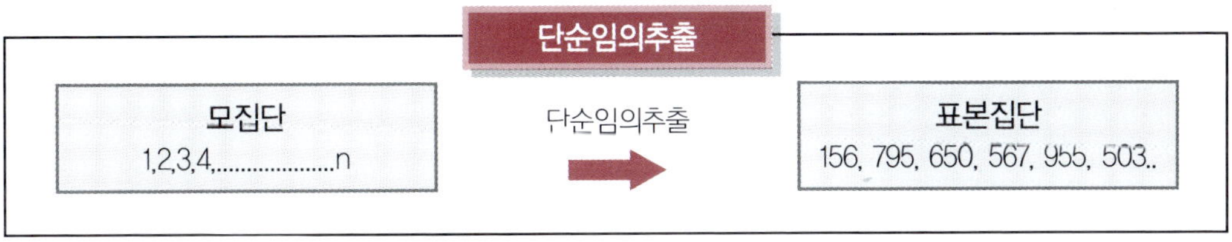

그림 5.2 단순무작위표집

5.2.2 계통표집

계통표집(systematic sampling)은 모집단의 리스트(명부)로부터 개시번호를 무작위로 정하고 그 다음은 일정한 추출 등간으로 표본을 뽑는 방법이다. 여기서, 추출등간은 (모집단의 크기)/(표본의 크기)으로 구한다. 표집틀의 명부를 엑셀 프로그램에 넣어서 정렬시킬 수 있다면 일련번호를 부여하는 것이 손쉽게 가능하다. 그리고 모집단을 표본 수로 나눈 값(fraction) 만큼씩 순서대로 표집하는 것이 계통표집 혹은 체계적 표집이라고 한다. 예를 들면 5,000개(N) 중 100개(n)를 뽑는다고 하면 N/n=5000/100=50번째마다 표본을 선정하는 것이다. 즉 표집 간격이 50이다. 최초의 표본은 50번 이내에서 아무것이나 임의로 선택하고 이후 50번째씩 표집을 하는 것이다. 즉 첫 사례를 35번으로 정한다면 35, 85, 135, 185, 235, 285...이런 식으로 표집하게 된다.

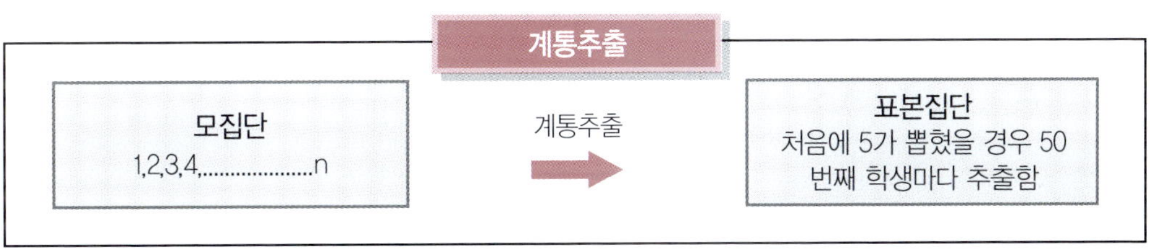

그림 5.3 계통표집

계통표집에서는 모집단의 내부 구성이 특별한 순서가 내재되어 있으면 안 된다. 예를 들어 요일별 극장의 관객 현황을 조사하는데 7번째 날을 조사하게 된다면 매주 토요일만 조사하게 되어 실제보다 많은 관객 수가 표집될 수 있을 것이다. 이럴 때 6번째나 8번째 날을 조사하는 식으로 변경해야 한다. 또 500명의 학생 중에서 50명의 표본을 뽑을 때 남 녀 남 녀의 순으로 모집단이 구성되어 있다면 2번째 학생을 뽑게 되면 모두 남학생, 또는 모두 여학생만 뽑히게 될 것이다. 따라서 계통표집의 경우에는 모집단의 구성에 어떤 특성이 있는지 사전에 파악해야 한다.

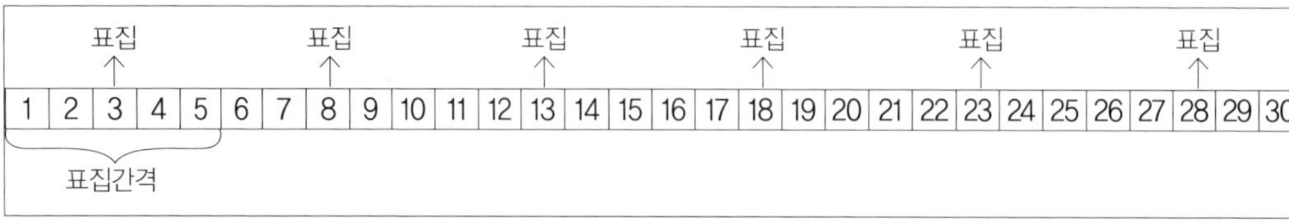

그림 5.4 계통표집의 사례

5.5.3 층화표집

층화표집(stratified sampling)은 미리 모집단을 연구자가 관심 있는 동일한 특성을 가진 층(성별, 지역별 등)으로 나누어서(층화해서), 각 층(그룹)으로부터 무작위로 표본을 추출하는 방법이다. 예를 들어, 남자와 여자로 나눈다거나 직업별로 나누고, 같은 그룹에는 동질의 사람이 모이도록 해야 한다.

단순무작위 표집을 하게 되면 선정된 표본의 특성이 모집단의 특성과 다를 수 있다. 예를 들어 모집단에서는 남녀 학생이 절반씩 되는데 실제 무작위 표집을 하게 되면 남녀 학생의 비율이 모집단의 그것과 조금씩 다르게 나타날 수 있고 이것을 표집오차라고 함을 이미 설명한 바 있다. 만일 모집단에서 남녀 학생의 비율이 7:3일 경우 실제 표집에서는 여학생이 거의 포함되지 않을 수도 있다. 그렇지만 실제 연구에서는 여학생의 의견이나 특성이 반드시 반영되어야 한다면 표집 과정에서 여학생을 일정 수 이상 반드시 뽑히도록 조정할 필요가 있다. 이럴 경우 남학생과 여학생을 분리하여 표집을 진행할 수 있다. 만일 남학생이 700명, 여학생이 300명일 경우 10% 표본을 뽑는다면 남녀 학생을 분리한 후에 남학생 중에서 70명을 뽑고, 다음으로 여학생 중에서 30명을 뽑으면 최소한의 여학생 표본은 확보할 수 있게 된다. 경우에 따라서는 학년별로 나누고 또 반별로 나누는 식으로 여러 단계에 걸친 층화표집을 실시할 수도 있다. 이 표집은 모집단을 몇 개의 층위로 나눈 다음 무작위 표집을 실시하는 것인데 이론적으로 단순무작위 표집과 기본적으로 다르지 않다. 전국 표본도 시도별-시군구별-동읍면별로 다단계 층화표집의 방식으로 진행하는 것이 보통이다.

아래 표집은 어떤 고등학교에서 500명의 표본을 층화표집으로 표본을 선정한 사례이다. 1학년과 2학년은 학년별 학생 수가 동일하고 남녀별 학생 수도 같지만 3학년은 학생 수가 절반에 불과할 경우를 가정해서 층화 표집으로 조사한 결과가 아래 그림과 같다.

1학년 남학생 100명	1학년 여학생 100명
2학년 남학생 100명	2학년 여학생 100명
3학년 남학생 50명	3학년 여학생 50명

그림 5.5 층화표집의 사례

층별 과표집

층화표집을 따를 경우 일부 계층의 표본 수가 기대하는 만큼 뽑히지 않을 수 있다. 예를 들어 1,000명의 재학생 중 남학생이 600명 여학생이 400명이라고 하자. 이것을 20% 비율로 층화표집 한다고 하면 최종적으로 남학생 120명 여학생 80명이 뽑힐 것이다. 그런데 연구자는 남녀 학생을 같은 수로 만들어서 성별 특성을 비교하고 싶어 한다. 그러면 해결책은 남녀 학생의 표집 비율을 달리 하는 것이다. 남학생은 기존방식대로 20% 표집 비율을 유지하고, 여학생들만 이것을 30%로 상향시켜 120명을 뽑아야 한다. 그리고 확률 표집에 근거한 통계치 산출을 유지하려면 통계분석 과정에서 여학생들의 값에 3/10만큼 가중치를 부여하면 된다.

5.5.4 집락표집

집락표집(cluster sampling)은 표본을 집단(집락)으로 나누는 방법이다. 여기서 집락이란 한 무더기의 집이나 빌딩의 블록을 말한다. 도시지역의 경우 길이나 골목으로 구획이 나누어져 있는 것을 볼 수 있는데 이렇게 자연적으로 나뉜 구획이나 블록을 집락이라 할 수 있다. 만일 단순무작위 표집을 한다면 주소 명부를 가지고 무작위로 표집을 하게 될 것인데 지도 위에 표집된 집들을 표시해 보면 여기저기 넓게 분포되어 나타날 것이다. 표본이 넓게 분포될수록 이를 하나씩 찾아다니면서 조사하는 데에는 상당한 시간이 필요하게 되고 그만큼 비용이 많이 소요될 것이다. 집락표집은 최종 표집 단위를 개별 빌딩이나 주택으로 하기보다는 그 주택들이 모여있는 구획을 표집하고 구획 내에 있는 모든 주택을 조사 대상으로 삼게 된다. 이럴 경우 표집된 주택간 이동 거리가 획기적으로 짧아지게 됨으로써 비용 절감도 이룰 수 있다. 집락표집을 하기 위해서는 사전에 집락에 대한 정보를 모아서 표집이 가능하게 해야 한다. 보통 인구주택 센서스에 주택의 지리적 분포에 대한 정보를 포함하는 경우가 있고, 그렇지 못하다면 1차 표집에서 읍면동까지 표집을 실시한 후에 표집된 동의 지도 같은 것을 보면서 집락의 구성을 확인하고 이를 근거로 추가적인 집락표집을 할 수도 있다. 또한 집락 내에 가구가 많으면 가구를 2차로 무작위 표집하는 것도 좋은 방법이다. 만일 집락별로 가구 수가 다르다면 집락별로 가구 수에 비례한 표집을 할 수도 있다. 그런데 같은 동네에는 사회경제적 수준이 비슷한 사람들이 분포하는 경향이 있다. 이러한 점을 고려할 때 집락별로 다른 특성의 사람들이 분포할 가능성이 크다. 따라서 표집을 할 때는 집락별 특성의 차이를 고려하여 가능한 한 다양한 집락들이 표집에 포함될 수 있도록 하는 것이 좋다.

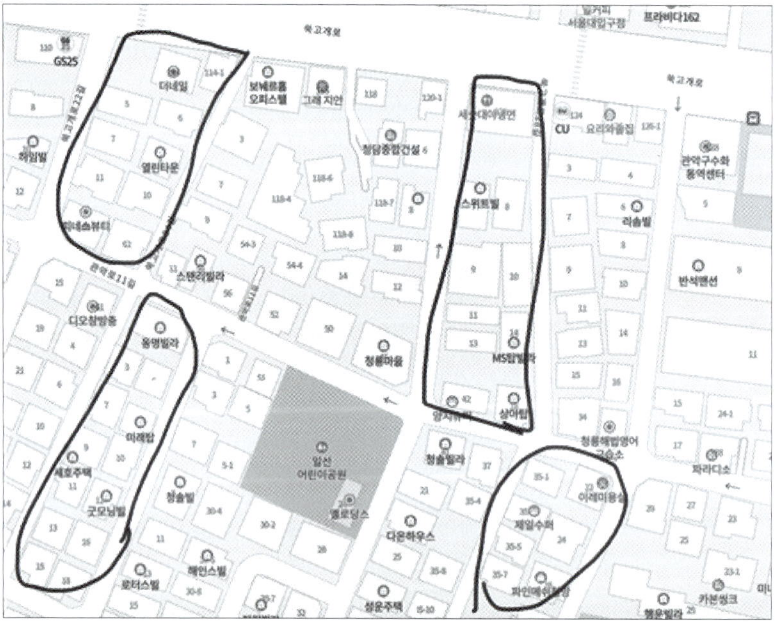

그림 5.6 집락표집의 예시

▶ 표집방법의 비교

단순무작위 추출은 매우 간단한 방법이고 모집단의 특성을 사전에 알 필요도 없다. 그런데 모집단에 여러 다양한 특성을 가진 하위집단들이 존재할 경우에 단순무작위표집을 하게 되면 규모가 작은 소수집단은 표집에 반영될 가능성이 낮은 점이 우려된다. 또한 표집방법은 단순하지만, 실제 수천 개의 표본을 단순무작위 방식으로 뽑는 것이 꼭 효율적이지 않을 수도 있다.

계통표집은 자료분석이 쉽고 표집오차를 계산하기에 좋으며, 확률 표집의 정확도를 잘 반영할 수 있다. 반면 표집틀에 주기적 순서가 있을 경우 편향적 표집이 될 수 있고, 단순무작위 추출과 마찬가지로 개념은 단순하지만, 실제의 표집 과정이 수월하지 않고 비효율적일 수 있다.

층화표집은 관심의 대상이 되는 집단을 확실하게 표집할 수 있고, 층위에 따라 표집 비율을 달리할 수 있으며, 표본에서 계산된 통계치가 모집단의 모수에 접근하는 정도를 나타내는 정확도(precision)가 가장 높다. 그러나 층화표집을 하기 위해서는 모집단의 특성에 대하여 사전에 잘 파악해야만 하며, 데이터를 분석하고 표집오차를 계산하기가 상대적으로 복잡하다.

집락표집은 현장에서의 방문 비용을 줄여줄 수 있고, 개인이 아닌 집락을 일차적으로 표집하기 때문에 개인별 표집틀이 없는 경우에도 확률 표집을 가능하게 해준다. 집락이 동질적이면 오차의 발생 가능성이 커지며 데이터 분석이나 표집오차의 계산은 더욱 어려워지고, 정확도가 떨어질 수 있다.

5.5.5 다단계 혼합 표집(지역확률표집)

확률표집에 근거한 표집 설계를 할 때 실제로는 단일적인 방법을 사용하기보다는 여러 방법을 혼합하여 사용하는 경우가 많다. 이러한 혼합적 방식에 대하여 알아보기로 한다(Aday and Cornelius, 2006).

지역확률표본(area probability sample)에서는 모집단이 포함된 지리적 지역을 선정한다. 지역확률표본은 가구 단위로 표집하고 표집된 가구의 모든 가구원을 조사하거나 정해진 가구 성원(주부 또는 가장 생일이 빠른 가구원 등)을 조사하는 방식을 취한다. 집락은 각기 크기가 다르므로 각 구성요소가 추출될 수 있는 확률을 동일하게 하기 위하여 각 집락이 크기에 비례해서 표본을 추출하도록 하는데 이를 **규모비례확률표집(probability proportionate to size, PPS)**이라 한다. **이 표집법은 단순무작위 추출, 계통표집, 층화표집의 요소들을 고루 엮어서 사용**한다.

지역확률표집의 간단한 사례를 살펴보자. 도시는 보통 특성을 달리하는 여러 구역으로 나뉜다. 유흥오락 구역, 기업업무 구역, 고소득층 구역, 저소득층 구역, 장기요양원 구역, 대학기숙사 구역 등등. 이러한 구역들이 블록 또는 집락을 의미한다. 먼저 구역을 대상으로 표집을 실시한다. 다음으로 선택된 구역의 주택/아파트의 명부가 작성되어야 한다. 그리고 주택/아파트에서 표집을 한다. 최종적으로 선정된 주택/아파트를 찾아가 거주하는 모든 사람을 조사한다. 만일 그 도시에 400개의 블록이 있고, 20,000채의 주택/아파트가 있고 그

중 1/10에 해당하는 2,000가구를 표집으로 조사한다고 하자. 이 경우 두 가지 방식으로 표집을 수행할 수 있다(Aday and Cornelius, 2006).

1) 전체 400개 블록 중 80개를 표집하고(1/5), 다음으로 그 블록에 속한 가구 중 절반(1/2)만 표집으로 조사한다. 표본 추출 확률=1/5 * 1/2=1/10
2) 전체 400개 블록 중 40개를 표집하고(1/10), 다음으로 그 블록에 속한 가구를 모두 표집한다. 표본추출 확률=1/10 * 1/1 = 1/10

블록을 많이 추출하게 되면 더 많은 이동을 해야 하므로 그만큼 비용이 많아질 것이다. 그러나 블록이 많아지면 그만큼 다양한 하위집단을 표집하기 때문에 모집단의 특성에 더 가까워질 것이고 표집의 정확성은 더 높아질 것이다.

최인재 등(2010)은 한국 청소년들의 건강 안전 지표를 산출하기 위해 조사하였다. 우선 표본의 크기는 2009년 교육통계 연보에 수록된 전국 초중고등학교 학생현황을 기초로 각 시도의 학생 비율 분포에 근거하여 계산하였다. 이렇게 계산한 조사의 목표 표본의 크기는 초등생 2,698명, 중학생 2,930명, 고교생 2,872명 등 총 8,500명이었다. 다음으로 시도별, 학교급별, 학년별로 비례배분 방식으로 목표 표본 수를 할당하였다. 예를 들어 서울의 초등학교 4학년에 151명이 배정되었다. 또한 한 학급당 평균 학생 수를 35명으로 가정하고 앞서 배정된 세부 집단별 표본 학생 수를 조사하기 위한 학급수를 계산하여 배정하였다. 서울의 초등 4학년에 배정된 151명을 조사하기 위해서는 151/35=4.3학급이 필요한데 한 학급을 물리적 쪼갤 수는 없으므로 반올림하여 5학급이 필요한 것으로 배정하였다. 조사는 추출된 학급의 전체 학생 수를 조사한다는 원칙 하에 진행되었고, 최종 학생 수는 서울 초등 4학년의 경우 175명이 된다. 표본 추출의 구체적 단계는 다음과 같다.

- **1단계:** 12개 시도별로 지역별 층화
- **2단계:** 층화 지역별 학생 수 비례 목표 표본 수 할당
- **3단계:** 할당 표본 수에 따른 추출 학교수 결정–1개 학교에서 1개 학년 추출 후 1개 학급 전원조사 원칙 적용. 층화 지역별 학급당 평균 학생 수를 기준으로 추출 학교 수 결정
- **4단계:** 층화 지역별 할당된 학교 추출–학교별 학생 수를 반영한 규모비례확률표집법(PPS)적용. 12개 지역별로 초등학교 리스트 정렬 → 12개 지역별 초등학교 학생

수 누적 → 12개 지역별 초등학교 전체 학교 학생 수를 정해진 학교 수로 나누어 추출간격 결정 → 난수를 발생시켜 시작 지점을 정한 후 해당하는 학교 추출
추출된 학교에서 1개 학년 추출(학교 추출 순으로 4학년 → 5학년 → 6학년 → 4학년 순으로 추출)
추출된 1개 학년이 학급수에서 난수를 발생시켜 1개 학급 무작위 추출

다른 사례로 한국종합사회조사(Korean General Social Survey, KGSS)에서 사용된 PPS 방법은 다음과 같다(성균관대학교 서베이 리서치센터, 2011). KGSS는 국제비교분석에 특화되어있는 사회조사이다. 따라서 상당히 엄격한 표집방식을 취한다. 최초 표본 수는 2500개이다.

- 1단계: 최종 블록 수를 200개로 한정하고 이를 1차 표집단위인 전국의 광역시, 도의 가구 수 분포에 비례하여 표집한다.
- 2단계: 각 광역시, 도로부터 배분된 수만큼의 2차 표집단위인 동, 읍, 면을 인구비례 확률표집 원칙을 적용하여 무작위로 추출한다.
- 3단계: 이렇게 추출된 각 동, 읍, 면으로부터 한 개의 최종 표집블록(동의 경우에는 통/반, 면의 경우에는 리)을 무작위로 선정한다.
- 4단계: 선정된 통/반 또는 리에서 표집원(sampler)이 가구의 표집틀을 작성하고, 이를 토대로 모두 12 혹은 13개의 가구를 계통 표집한다.
- 5단계: 표집된 가구 내에서 만 18세 이상 성인 가구원들의 리스트를 작성한 후 이들 가운데 태어난 월일이 가장 빠른(실제 생일 기준) 가구원을 대상으로 최종 조사원로 삼는다.

이러한 과정을 거쳐서 최종적으로 선정된 표본의 구성은 다음과 같다.

표 5.1 선정된 표본의 구성

지역	모집단 지역별 분포(%)	최초 표본수	표본 블록수	유효 사례수	유효사례 지역별 분포(%)	모집단/표본집단 분포차이(%)
서울	20.4	512	41	285	18.6	1.8
경기	23.3	588	47	342	22.3	1.0
인천	5.5	137	11	81	5.3	0.2
강원	3.0	75	6	51	3.3	−0.3
제주	1.1	25	2	16	1.0	0.1

충북	3.1	75	6	49	3.2	-0.1
충남	4.1	100	8	33	2.1	2.0
대전	3.0	75	6	55	3.6	-0.6
전북	3.7	88	7	55	3.6	0.1
전남	3.8	100	8	63	4.1	-0.3
광주	2.9	75	6	54	3.5	-0.6
경북	5.3	137	11	93	6.1	-0.8
대구	5.0	125	10	87	5.7	-0.7
부산	7.1	175	14	113	7.4	-0.3
울산	2.2	50	4	36	2.3	-0.1
경남	6.5	163	13	122	7.9	-1.4
전체	100.0	2,500	200	1,535	100.0	

보통 집락표집을 하게 되면 가구를 표집할 때 표집오차가 발생하고, 또 가구원 선정단계에서 다시 표집오차가 발생하게 된다. 그런데 KGSS에서는 가구에서 생일이 빠른 1인만 표본이 되기 때문에 가구표집이 사실상 개인표집과 같아져서 그만큼 표집오차를 줄일 수 있다. 또한 보통의 사회조사에서는 정부의 주민등록 정보에서 블록 내의 가구 정보를 사용하여 최종 표본을 선정하였는데 이 조사에서는 그러한 정보를 사용하지 않고 직접 표집원을 블록 현장에 보내서 가구 표집틀을 만들면서 표집을 실시하는 번거로운 절차를 가졌다. 그 이유는 주민등록 정보가 부정확하여 실제 가구와 거주자가 다를 경우가 많으므로 정확한 표집을 할 수 없었기 때문이라고 밝히고 있다. 결과적으로 최초에 예상했던 표본보다 더 적은 유효 표본이 만들어졌는데 그만큼 표집 과정이 원칙에 부합하려고 노력한 결과라고 해석할 수 있겠다.

5.3 | 비확률 표집

비확률 표집(non-probability sampling)이란 확률이론이 제시하지 않는 방식으로 표본을 추출하는 기법을 의미한다. 즉 모집단에 속한 각 개인이 표본으로 뽑힐 확률이 애당초 동일하지 않은 것이다. 이것은 인구집단의 특성상 포괄적인 표집틀을 구성하기가 어려우므로 발생한다. 비확률 표집에는 편의표집, 판단표집, 눈덩이 표집 등이 있다.

5.3.1 편의표집

편의표집(convenience sampling)**은 연구자의 자의적 판단에 따라 이용 가능한 표본을 뽑는 것**을 말한다. 예를 들어 20대 구직자들의 실태를 파악하기 위하여 대기업 입사 시험 면접장 앞에서 지원자들을 접촉하여 응답자를 선정할 수 있다. 직장인들의 평소 건강관리 방법을 파악하기 위하여 직장인들이 많이 밀집해 있는 도심지 거리에서 간단한 부스를 설치하고 지나가는 직장인들을 섭외하여 응답자를 선정할 수도 있다. 편의표집은 말 그대로 모집단에 속한 대상자를 찾기 쉬운 장소나 시간대에 응답자를 확보하는 표집방법이다. 편의성이 높은 반면 대표성은 전혀 없으므로 일반화하기는 어렵다. 어떤 연구를 시작하면서 모집단의 다양한 생각이나 행동의 실태를 광범위하게 파악하려는 목적에서 시행하는 방법이다.

5.3.2 유의표집 또는 판단표집

유의표집(purposive sampling) **또는 판단표집**(judgemental sampling)**이란 연구자가 자신의 목적에 따라 모집단을 잘 대표한다고 생각되는 표본을 주관적으로 선정하는 방법**이다. 연구자의 지식이나 경험을 근간으로 표본을 선택하는 것이다. 간호사들의 높은 이직률에 대하여 연구할 때 병원 내 조직문화가 중요한 영향을 미친다는 점을 밝히고자 하는 연구자가 자신이 오랫동안 의료계를 관찰해온 경험에 근거하여 조직문화가 서로 다른 A 대학병원과 B 시립병원을 선택하여 비교연구를 한다고 하면 경험에 따른 판단이 중요하게 작용하는 표집방법으로 볼 수 있다.

5.3.3 눈덩이 표집

눈덩이 표집(snowball sampling)**은 마치 눈덩이를 굴릴수록 커지는 것과 비슷하게 최초의 표집은 연구자가 알고 있는 몇몇 대상자를 먼저 표집하고 그들의 추천으로 다음 표집을 진행하고 또 추천을 받아서 표집을 계속해 나가는 방식**을 말한다. 눈덩이 표집은 사회적으로 잘 드러나지 않는 집단을 조사할 때 사용하는 방법이다. 마약 중독자나 에이즈 감염인, 노숙자, 불법체류자 등과 같이 사회적 소수자들을 대상으로 연구할 때 적용할 수 있는 방법이다. 이 방법이 적용 가능한 이유는 사회적 소수자들이 일반인들의 시선에는 감추어져 있지만, 사회 저변에서 자신들끼리는 최소한의 접촉을 유지하면서 살고 있기 때문이다. 이들은 자신들끼리의 연결망이 드러나는 것을 원치 않을 수 있으므로 초기 접촉지점에서 연구 목적 등을 잘 설명하고 연구에 노출이 되어도 자신들의 안전성이 보호된다는 점에 충분히 확신을 줄 필요가 있다.

5.3.4 할당표집

할당표집(quota sampling)**은 표본의 특성을 모집단의 특성과 일치시키기 위하여 미리 특정 속성을 정해서 모집단의 특성에 부합되게 속성별 표본 규모를 정한 뒤에 이를 채워 넣는 식으로 표집**을 하는 경우이다. 보통 인구의 성별, 연령별 분포에 따라 표집을 미리 할당해 놓는다. 예를 들어 남녀의 비는 보통 1:1이고 연령대별 분포는 20대, 30대, 40대, 50대, 60대 이상이 각각 13%, 20%, 22%, 23%, 22%라면 이 비율대로 성별 연령별 표본 수를 정해 놓은 뒤 각 성별-연령대별 범주에 해당하는 대상자를 찾아서 채워 넣는 방식으로 진행된다. 전화 여론조사에서 많이 사용한다. 조사원이 응답자에게 전화를 건 다음 성별과 연령대를 확인한 후 해당 범주에 아직 부족한 상태면 응답을 실시하고 해당 범주가 이미 충족되었다면 면접을 종료하는 식으로 운영된다. 할당표집에서는 적어도 연령과 성별이란 특성은 모집단과 동일하게 맞추어져 있는 관계로 확률 표집의 특성을 부분적으로 갖추고 있지만 이러한 표본의 인위적인 배치 과정에서 모든 연구 대상자가 표본으로 선정될 가능성이 동일해야 한다는 무작위 표집의 특성에는 부합된다고 보기는 어렵다.

5.3.5 포화표집

포화표집(saturation sampling)**은 표본추출법이 아니라 모집단 센서스를 하듯이 조사 대상 전체를 표집하는 것**을 말한다. 이 표집 방법은 웹 조사 또는 온라인 조사일 경우에 해당된다. 온라인 조사에서는 조사 대상자의 수백 명에게 조사 참여 메일을 보낼 수도 있지만 동시에 전 대상자 수천 명에게 조사 참여 메일을 보낼 수도 있다. 이 자체가 비용 차이가 별로 없다. 예를 들어 시각장애인 동호회 사이트에 가입된 회원이 2,500명이라고 하면 이들을 대상으로 장애인 의료 이용 실태조사를 한다고 할 때 회원 일부를 표집하기보다는 회원 전체에게 조사 참여를 요청하는 것이 더 좋은 접근법이 될 수 있다는 것이다.

포화표집은 대학, 회사, 정부기관, 전문가 단체, 사회단체, 정당, 동호회 등 가입자(회원)에 대한 인적 정보 관리가 이루어지고 있는 단체에서 자기 회원을 대상으로 조사할 때 적용할 수 있다. 이 경우 가입자 회원이 모집단이 될 것이고 회원 전체가 표본이 되기 때문에 포괄성 오차(coverage error)가 발생하지 않는다. 그러나 모든 회원이 응답하지는 않을 수 있으므로 무응답 오차는 문제가 된다. 물론 응답률이 높은 수준이라면 큰 문제는 안 된다.

5.4 | 시간-장소 표집

시간–장소 표집(time–location sampling)은 사회적 소수자를 표집하기 위해서 개발된 표집방법이다. 특정 집단 성원들이 특정 장소와 시간대에 반복해서 모일 경우 이들이 모이는 장소와 시간대를 촘촘하게 나누어서 시간–장소 모집단을 구성하고 여기에서 무작위 표집을 실시하는 것이다. 예를 들어 성소수자들은 대도시의 특정 거리를 중심으로 모이는 특성이 있다. 그러면 이 거리에서 영업하는 카페들이 대략 100개 정도 된다면 엑셀표에 100개 카페별로 시간대를 한 시간 단위로 오후 6시부터 자정까지의 시간 분포의 표를 만든다. 그러면 100개*7시간대=700개의 시간–장소 모집단이 만들어진다. 각 장소–시간 표본은 일종의 집락과도 같다. 따라서 집락표집 추출방식을 원용하여 표본 추출을 진행하면 된다. 만일 A 카페에 오후 8시대에 12명의 손님이 있다면 이들을 전수조사하는 것을 원칙으로 한다. 시간–장소 표집은 통계학적으로 확률표집에 준하는 분포를 갖기 때문에 통계학적 분석을 하기에 용이해진다.

5.5 | 응답자추천표집

응답자추천표집(respondent–driven sampling)이란 사회적 소수자를 표집하는 방법인데 첫 응답자의 추천을 받아서 다음 응답자를 면접하고 계속 추천에 의한 면접을 반복하는 방법이다. 마약 중독자들처럼 소수자 집단이 연결망을 구성한 형태로 존재할 때 사용 가능한 방법이다. 연구자는 대외적으로 드러난 소수의 마약 중독자 3~4명을 대상으로 최초의 면접을 한다. 이것을 첫 번째 웨이브(first wave)라고 한다. 이 첫 번째 면접 대상자들을 씨앗(seed)으로 활용하여 이들의 사회적 연결망을 활용하여 추가 대상자를 확보하게 된다. 즉 최초 조사원들에게 조사 대상에 부합되는 다른 중독자들을 추천해 달라고 요청한다. 이것이 두 번째 웨이브가 된다. 조사가 종료되면 동일한 방식으로 세 번째와 네 번째 웨이브가 구성되며, 기대하는 만큼의 표본이 확보될 때까지 웨이브를 진행하게 된다. 응답자들에게는 후속 응답자들을 추천할 때 이들을 동기화시키는 데 사용할 보상 쿠폰을 제공받는다. 응답자들은 조사 참여를 유도하는 쿠폰 3개를 받게 되고 그중 한 명이라고 응답하게 되면 그에 따른 소개비 인센티브를 제공한다. 아래 그림은 RDS 방법을 활용한 가상적인 사례의 예시이다.

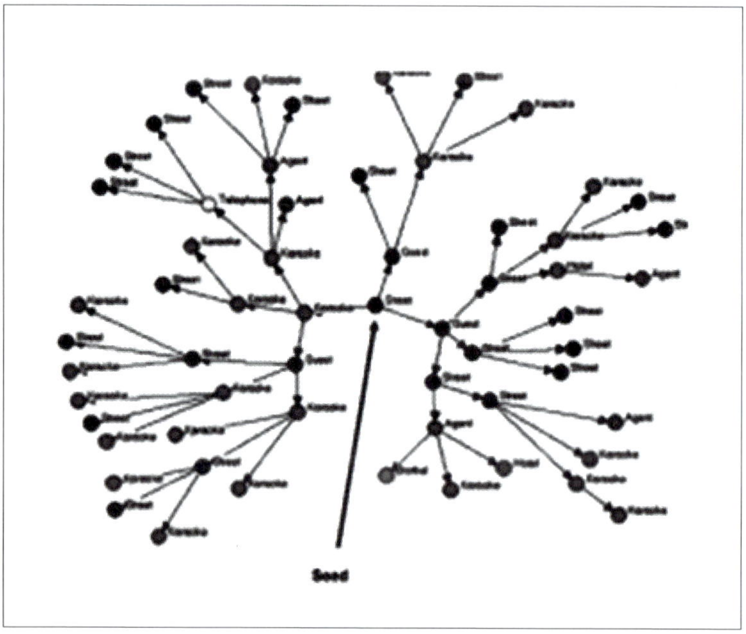

그림 5.7 응답자추천표집

이론적으로는 4 웨이브가 그려지면 안정적인 표집이 만들어지며, 만일 6 웨이브가 구축된다면 그 모집단 전체가 포괄될 수 있다고 한다. 한 표본이 다른 표본을 추천할 때는 아무나 추천하기보다는 연령, 교육수준, 소득 등 자신과 닮은 사람을 추천하는 경향이 있으므로 특정군이 과다 표집될 수 있다. 이 경우 비슷한 성향의 사람을 추천하는 경향을 수학적 말코프 체인(Markov Chain)으로 간주하여 그 표본에 가중치를 부여하여 표집 문제를 해결할 수 있다(장사랑 등, 2014).

5.6 | 표본의 크기

표본의 크기를 결정할 때 모집단의 성격, 표집법, 통계분석 기법(변수와 범주의 수), 허용오차의 크기, 소요시간 및 비용과 조사원, 조사목적의 실현 가능성, 가설의 내용 등을 고려한다. 일반적으로 단순무작위 표집을 사용할 때 표본의 규모를 결정하는 공식은 다음과 같다(정대연, 1997).

$$n = \frac{K^2 \times N \times P \times Q}{d^2(N-1) + (K^2 \times P \times Q)}$$

N=모집단의 크기
n=표본의 크기
d=허용오차(표집오차)
K=신뢰도 계수
P=모집단에서 어느 표식을 가진 것의 비율(%)
Q=모집단에서 어느 표식을 갖지 않은 것의 비율(%)
P=Q=100%

예를 들어 금연서약을 한 3,000명의 자원자가 있다고 하자. 이들 중 일정 기간 금연 시도를 시행한 후에 금연 성공자가 얼마나 되는지를 파악하고자 한다. 허용오차는 ±3%, 신뢰도 95%로 하며, 이전 년도의 금연시도자의 금연 성공률이 30%였다고 하자. 그러면 P=30%, Q=70%가 된다.

모집단의 크기(N)=3,000
허용오차(d)=±3%
신뢰도 계수(K)=1.96(95%의 신뢰도 수준에서의 신뢰도 계수)
표식의 비율(P)=30%, Q=70%

$$n = \frac{(1.96)^2 \times 3000 \times 30 \times 70}{3^2 \times (3000-1) + (1.96)^2 \times 30 \times 70} \fallingdotseq 690$$

이 경우 최소 690명의 금연서약자를 표본으로 뽑아서 금연성공 실태조사를 하면 될 것이다. 그런데 실제로 몇 명의 표본을 뽑는 것이 좋을지는 추가로 고려해야 할 사항이 있다. 만일 표본의 대표성을 중요하게 생각한다면 표본이 클수록 표집오차가 작아질 것이다. 그러나 동시에 그만큼 조사비용이 많이 소요될 것이다. 모집단이 동질적이면 적은 표본도 가능하지만, 이질적이라면 보다 많은 표본이 있어야 최소한의 대표성을 갖출 수 있게 된다. 또 자료 수집 후에 분석할 때 단순히 모집단의 특성, 즉 모수를 추정하는 게 분석의 목표라면 690명만 뽑아도 될 것이다. 반면 주요 인구학적 특성별로 금연 성공 여부를 상세하게 분석하려면 표본은 더 커야 한다. 예를 들어 성별은 남녀 두 개의 범주로 나누어 분석하지만, 학력은 초, 중, 고, 대졸의 최소 4개 범주로 나누어서 분석해야 한다. 분석 범주가 많아질수록 표본이 커질 필요가 있다. 만일 표본이 충분치 않다면 빈도수가 적은 초등학교 졸업자는 아예 한 명도 범주에 배정되지 못할 수도 있어서 범주별 분석의 의미를 살리지 못하게 된다.

일반적으로 표집오차와 신뢰도의 수준만 고려해도 대략적인 표본 수를 산출할 수 있는데 다음 표와 같다. 표집오차가 줄어들수록, 신뢰도가 높아질수록 필요로 하는 표본 수가 급격하게 많아지는 것을 확인할 수 있다. 이에 따라 통상적으로 흔히 사용하는 표집의 기준이 표집오차 ±3%, 신뢰도 95%가 된다. 즉 어떤 사회조사에서든지 약 1,000명의 표본을 전 국민 중에서 무작위로 표집을 한다면 표본의 대표성에 충분한 수준이 된다(Sue and Ritter, 2012).

표 5.2 신뢰도의 수준과 표집오차에 비례한 표집의 규모

표집오차	90% 신뢰도	95% 신뢰도	99% 신뢰도
±5%	272	384	666
±4%	425	600	1,040
±3%	756	1,067	1,849
±2%	1,702	2,401	4,160
±1%	6,806	9,604	16,641

그런데 이러한 공식은 확률 표집일 경우에만 해당하고 비확률 표집일 경우에는 통계학적 추론이 가능한 공식이 존재하지 않는다. 이것은 비확률 표집에서는 특정 개인이 표집에 선택될 가능성이 얼마나 되는지 추정하기 어렵고 모집단에서도 표집분포를 구성하기 어렵기 때문이다. 비확률 표집에서 통계학적으로 타당한 표본의 규모를 추정하기는 어렵지만 조사전문가들의 경험에 근거한 적합한 표본의 크기는 30명 이상 500명 이하의 범위에서 모집단의 10% 수준의 표본을 뽑는 것이다(Sue and Litter, 2012). 다변량 분석을 할 경우에는 주요 변수의 수의 10배 표본이 필요하다. 즉 핵심적인 분석변수가 10개라면 표본은 최소

100개가 되어야 한다는 것이다. 작은 표본보다는 큰 표본이 분석에 유리하기 때문에 비용이 허용하는 한도에서 더 많은 표본을 뽑는 것이 전략이라면 전략이 된다.

요약

■ **표집틀과 표집오차**

① **표집틀**: 표본이 추출될 표본추출단위에 대한 목록

② **표집오차**: 표본의 크기에 대한 조건을 만족시키지 못해서 발생하는 것이 대표적. 표본의 크기를 증가시키거나 적절한 확률표집법을 이용하여 표본이 모집단의 특성을 최대한 반영할 수 있도록 함

■ **계통표집**

① **계통표집의 의미**

모집단의 리스트(명부)로부터 개시번호를 무작위로 정하고 그 다음은 일정한 추출 등간으로 표본을 뽑는 방법

② **계통표집의 장점**

㉠ 표본추출 작업 용이

㉡ 단위들이 고르게 분포되어 있을 경우 표본의 대표성 유지 가능

㉢ 실제 조사현장에서 직접 적용 용이

③ **계통표집의 단점**

㉠ 표집틀 구성 어려움

㉡ 모집단 단위가 고르게 분산되어 있지 않을 때 표본의 대표성에 문제 발생

㉢ 모집단이 주기성을 가지면 일반적으로 추정량이 편향추정량이 될 수 있음

■ **층화표집과 집락(군집)표집**

① **층화표집(stratified sampling)의 개념**

미리 모집단을 연구자가 관심 있는 동일한 특성을 가진 층으로 나눈 후 각 층으로부터 무작위로 표집을 추출하는 방법

② **층화표집의 특징**

㉠ 표집추출단위는 구성요소

㉡ 층 내는 동질적이고 층 간에는 이질적이어야 함

③ **층화표집의 과정**

㉠ 모집단을 일정한 기준에 따라 2개 이상의 동질적인 층으로 구분

㉡ 각 층으로부터 독립적으로 뽑은 표집의 크기 결정

㉢ 결정된 표집의 크기만큼 각 층으로부터 단순임의추출

④ **층화표집의 장점**

㉠ 표집의 크기가 크지 않아도 모집단의 대표성이 보장됨

㉡ 단순임의추출 또는 계통추출보다 불필요한 자료의 분산 축소

㉢ 각 층화집단의 특수성을 알 수 있으며 비교도 가능함

⑤ 층화표집의 단점

㉠ 모집단의 각 층에 대한 정확한 정보 필요

㉡ 모집단을 층화하여 가중하였을 경우 원형으로 복귀 어려움

㉢ 표집추출과정에서 시간과 비용이 증가할 수 있음

㉣ 층화의 근거가 되는 층화명부 필요

⑥ 집락(군집)표집(cluster sampling)의 개념: 표본을 집단(집락)으로 나누어 표집하는 방법

⑦ 집락표집의 절차

㉠ 모집단을 여러 개의 군집으로 형성

㉡ 단순임의표집에 의하여 군집을 추출하고 집락표집 구성

㉢ 추출된 집락 내에 있는 모든 대상 또는 일부를 표집 조사단위로 하여 표집 구성

⑧ 집락(군집)표집의 특징

㉠ 표집단위는 집락이다.

㉡ 집락 내는 이질적이고 집락 간은 동질적임

㉢ 집락 내부가 모집단이 지닌 특성의 분포와 정확히 일치하는 것이 가장 이상적

⑨ 잡락표집의 장점

㉠ 시간, 비용이 절약됨

㉡ 전체모집단의 목록표를 작성하지 않아도 됨

㉢ 각 집락의 성격뿐만 아니라 모집단의 성격도 파악할 수 있음

㉣ 신속한 조사결과를 산출할 수 있음

⑩ 집락표집추출방법의 단점

㉠ 집락이 동질적일 경우 오차 개입 가능성이 큼

㉡ 단순임의추출보다 측정집단을 과대 · 과소 포현할 위험 큼

㉢ 오차의 개입을 방지하거나 평가할 방법 없음

■ 할당표집

① 할당표집(quota sampling)의 의미

표본의 특성을 모집단의 특성과 일치시키기 위하여 미리 특정 속성을 정해서 모집단의 특성에 부합되게 속성별 표본 규모를 정하고 이를 채워 넣는 식으로 표집하는 것

② 할당표집의 장점

㉠ 표집이 쉽고 빠르며 비용이 적게 듦

㉡ 할당기준과 모집단의 구성 비율이 일치하도록 표집을 추출할 수 있음

③ 할당표집의 단점

㉠ 표집을 어떻게 할당하느냐의 문제 발생

㉡ 조사원이 할당기준을 지키지 않을 경우에 비표집오차가 크게 발생할 수 있음

㉢ 모집단에 대한 사전지식 필요

㉣ 비확률표집이기 때문에 분석결과의 일반화에 제약이 있음

연습문제 및 정답

1. 일반적인 표본추출과정의 순서를 바르게 나열한 것은? [2021년 3월 필기 기출문제]

> ㄱ. 표본추출
> ㄴ. 표본추출방법의 결정
> ㄷ. 모집단의 확정
> ㄹ. 표본프레임의 선정
> ㅁ. 표본크기의 결정

① ㄴ→ㄹ→ㄷ→ㅁ→ㄱ ② ㄷ→ㄹ→ㄴ→ㅁ→ㄱ
③ ㄷ→ㄴ→ㄹ→ㄱ→ㅁ ④ ㄹ→ㄷ→ㄴ→ㅁ→ㄱ

2. 특정 변수를 중심으로 모집단을 일정한 범주로 나눈 다음 집단별로 필요한 대상을 사전에 정해진 비율로 추출하는 표집방법은? [2020년 6월 필기 기출문제]

① 할당표집 ② 군집표집 ③ 판단표집 ④ 편의표집

3. 다음 사례추출방법은? [2019년 4월 기출문제]

> 외국인 불법체류 근로자의 취업실태를 조사하려는 경우, 모집단을 찾을 수 없어 일상적인 표집절차로는 조사수행이 어려웠다. 그래서 첫 단계에서는 종교단체를 통해 소수의 응답자를 찾아 면접하고, 다음 단계에서는 첫 번째 응답자의 소개로 면접 조사하였으며, 계속 다음 단계의 면접자를 소개받는 방식으로 표본수를 충족시켰다.

① 할당표집 (quota sampling)
② 군집표집(cluster sampling)
③ 편의표집 (convenience sampling)
④ 눈덩이표집 (snowball sampling)

연습문제 및 정답

4. 표집틀(sampling frame)과 모집단과의 관계로 가장 이상적인 경우는?
[2019년 3월 필기 기출문제]

① 표집틀과 모집단이 일치할 때
② 표집틀이 모집단 내에 포함될 때
③ 모집단이 표집틀 내에 포함될 때
④ 모집단과 표집틀의 일부분만이 일치할 때

5. 층화표집(stratified random sampling)에 대한 설명으로 틀린 것은?
[2019년 3월 필기 기출문제]

① 중요한 집단을 빼지 않고 표본에 포함시킬 수 있다.
② 동질적 대상은 표본의 수를 주리더라도 정확도를 제고할 수 있다.
③ 단순무작위표본추출보다 시간 노력, 경비를 절약할 수 있다.
④ 층화 시 모집단에 대한 지식이 없어도 된다.

정답 1② 2① 3④ 4① 5④

6

설문지 작성과 평가

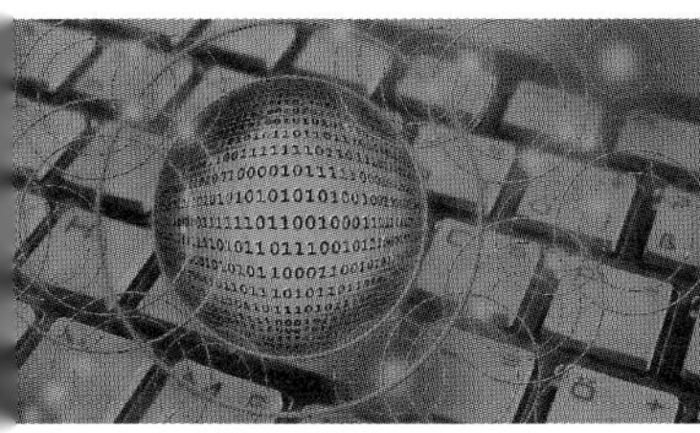

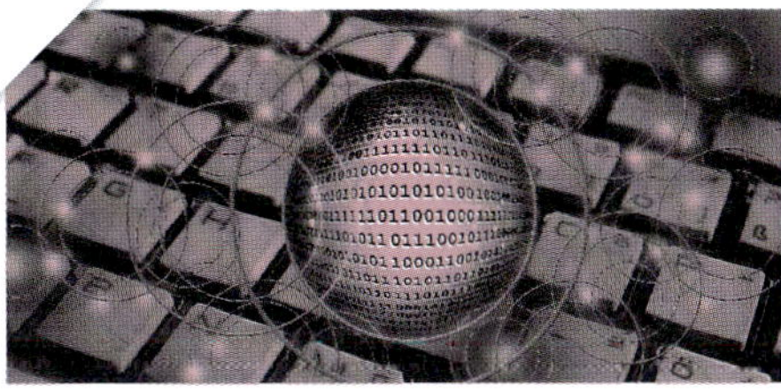

제6장

설문지 작성과 평가

6.1 | 서베이의 원리와 좋은 질문

서베이(survey)는 연구자가 만든 설문을 가지고 조사원과 응답자 간에 문답을 통해서 응답자의 생각과 행동에 관한 자료를 얻는 과정을 의미한다. 여기에는 조사원과 응답자 사이에 일종의 사회적 관계가 만들어지면서 응답 행위가 일어난다. 만일 조사원 없이 응답자가 직접 설문지나 설문지가 표시된 모니터 화면을 보면서 응답을 하는 자기 기입식 조사 또는 온라인 조사일 경우에는 연구자와 응답자는 설문지를 통해서 간접적으로만 만나게 된다. 그런데 서베이에서의 **사회적 관계란 단순한 기계적 응답이 아니라 인간적 교감에 의하여 매개되는 관계라는 의미**이다. 흔히 서베이에 대한 인식에서 잘못된 점은 조사원이 뭔가 질문하면 응답자는 곧바로 답을 하는 기계적인 자극-반응의 관계로 생각하는 경우이다. 응답자는 조사 자체가 어렵고 대답하기 힘들 수도 있지만 조사원이란 낯선 존재로 인해서 응답을 망설일 수도 있게 된다. 즉 우리가 다른 사람과 대면하여 얘기할 때 상대방이 어떤 말을 하면 그 말의 문자적 의미를 파악하는 것과 동시에 왜 저 사람이 이 시점에 저런 말을 건넬까에 대한 추가적 의미를 생각하게 된다. 상황이 어떻게 판단되는가에 따라서 응답자는 문자적 의미로만 이해하고 거기에 맞게 대답을 할 수도 있지만 다른 한편에서는 상대방이 기대하는 대답이 무엇인가를 따져서 자신의 생각과는 상관없이 상황에 적합한 대답을 할 수도 있다. 만일 서베이에서 이런 일이 벌어진다면 그것은 필연적으로 설문지 질문에 대한 잘못된 대답으로 오차가 되어버릴 것이다.

퍼디(Foddy, 1994)는 서베이의 면접조사 과정을 상징적 상호작용론의 관점에서 분석하였다. 이 관점은 사람들 사이에 주관적인 의미 규정과 해석을 주고받는 과정이며 이를 통해 사회가 유지된다고 본다. 사회조사의 현장에서도 어떤 질문을 던졌을 때 그 질문의 의미와 의도를 해석하면서 답변이 이루어지게 되는 것을 일종의 상징적 상호작용이라고 볼 수 있다. 사회조사는 다음의 과정으로 이루어지는 상호작용이다. 우선 연구자가 질문을 암호화하고, 응답자는 그 암호를 해독한 다음 응답을 암호화하고 연구자는 응답의 암호를 다시 해독하는 과정으로 볼 수 있다. 이 과정이 성공적으로 수행되기 위해선 다음과 같은 조건이 확보되어야 한다. 첫째, 연구자는 자신에게 필요한 정보를 분명하게 규정해야 한다. 둘째, 응답자는 그 질문을 연구자가 규정한 대로 이해할 수 있어야 한다. 셋째, 응답자는 요구되는 정보를 갖고 있어야 하고, 면접 상황에서 정확하게 그 정보를 말로 표현할 수 있어야 한다. 넷째, 연구자는 응답의 의미를 잘 이해할 수 있어야 한다. 혹시 응답이 연구자의 기대에 미치지 않거나 불확실하면 응답자에게 되물어서 확인하거나 보충해야 한다.

우리가 사회적 상호작용에서 상대방의 언행에 대하여 의미(meaning)를 탐색하게 되는 것은 그 언행이 명확하지 않기 때문이다. 상대방이 어떤 말을 하거나 몸짓을 할 때 그 의미가 명확하지 않으면 이를 해석하여 의미를 찾으려는 노력을 하게 된다. 이러한 의미 찾기가 사회조사의 상황에서는 자칫 응답자가 질문의 의도를 자의적으로 해석하여 결국 응답을 왜곡시키는 결과를 가져올 수 있다. 응답자는 질문받은 내용만을 검토하는 것이 아니라 질문자가 무슨 대답을 듣고 싶어 하는지, 내가 어떤 대답을 해야 면접 상황에 적합한 것인지 등을 생각하게 된다.

예를 들어 조사원이 질문을 빠른 속도로 읽어 내려가면 응답자는 신중하게 생각하고 답변을 준비하기보다는 가능한 한 빨리 아무 답변이라도 응답하는 것이 더 적합한 대응이라고 생각하는 경향이 있다. 또 어떤 질문에 응답자가 대답을 얼른 찾지 못할 경우 조사원이 '아…' 소리를 가볍게 내거나 뜸을 들이는 등의 무언의 압력을 가하면 응답자들은 더이상 답변을 숙고하기보다는 아무 답변이나 하는 것이다. 이렇게 상호작용론 관점에서 생각해 보면 응답자들은 조사원의 기대에 부응하려고, 또는 자신의 무식함을 보여주지 않으려고 심지어는 잘 모르는 질문에 대해서는 아는 척 답변을 하는 경우가 많다.

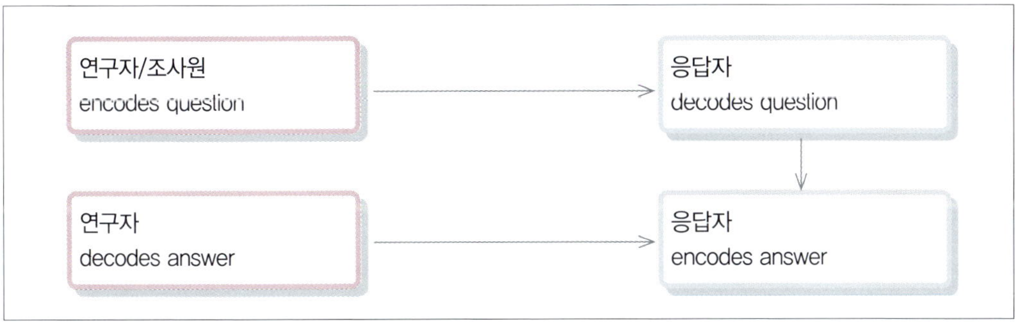

그림 6.1 상징적 상호작용으로서의 사회조사 면접

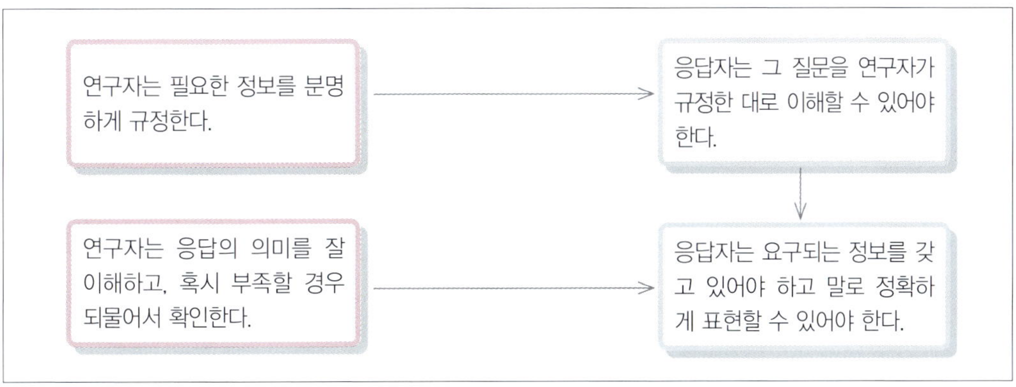

그림 6.2 연구자와 응답자의 상호작용 과정

설문지를 만들 때 연구자가 조심해야 하는 최대의 주의사항은 '좋은 질문'을 만드는 것이다. 여기서 **좋은 질문이란 응답자에 의한 자의적 해석의 여지를 주지 않는 간단명료한 질문**을 말한다. 질문이 어렵거나 내용이 복잡하여 답변이 쉽지 않을 경우 응답자들은 자의적으로 질문을 왜곡시켜 이해하고 상황에 부합되는 답변 만들기에 나설 수 있다. 이러한 상황을 방지하려면 설문지의 모든 질문은 응답자가 연구자의 의도대로 일관되게 이해할 수 있어야 하고, 또 이해한 대로 곧바로 답변이 나올 수 있어야 한다. 또한 응답자들은 대답할 수 있는 정보를 가지고 있어야 한다. 혹시 정보가 없을 때에는 자유롭게 모른다고 답변할 수 있어야 한다. 이러한 과정이 올바르게 진행될 경우 응답자의 답변은 연구자의 질문 의도에서 벗어나지 않는 정확하고 타당한 답변이 된다.

질문이 간결하기 위해서는 문장이 짧아야 하고, 명사형 단어를 가능한 적게 사용해야 한다. 명사형 단어는 화자의 품격을 높여줄지는 모르지만 불필요하게 말을 어렵게 만들어 소통을 방해한다. 질문이 명확하기 위해서는 사회적 가치가 내재된 단어는 피하고 중립적인 단어를 써야 한다. 또 학식이 낮은 사람들도 응답할 수 있도록 고상하고 고급스러운 단어보다는 평상적인 언어를 써야 하고, 중학교 1년 정도의 학식을 갖추면 모두 이해할 수 있는 단어와 문장으로 질문을 만들어야 한다. 초등학교 어린이를 대상으로 할 때에는 일반인과는 다른 언어사용이 필요할 수 있다. **설문지 작성은 설문지 작성의 목적 및 범위의 확정→조사항목의 설정→질문항목의 선정→질문어구의 구성 및 순서결정→사전조사의 순서**로 진행된다.

6.2 | 서베이에 적합한 질문

서베이는 사회적 상호작용을 전제로 하는 질의응답의 과정이며 사법적 취조나 의사들의 문진과는 전혀 다른 성격의 사회적 과정이다. 경찰관이나 의사는 오로지 사실 여부를 밝히는 데 관심이 있는 반면 사회조사는 응답자들의 생각을 파악하는 데 관심이 있다. 일부 질문은 사실을 묻고 있지만 그것이 완벽하게 진실을 말하기보다는 응답자의 기억의 한계 내에서 또는 응답자들의 응답하려는 의지와 범주 내에서의 사실일 뿐이다. 만일 응답자가 음주 여부에 대한 질문에서 사실과 다르게 음주량을 축소해서 응답한다고 해서 그 조사 자체가 틀렸다고 볼 수는 없다. 즉 응답에는 암암리에 사회적 규범이나 사회적 상호작용에 의하여 사회적으로 각색된 응답이 만들어질 수 있고, 그 자체가 하나의 사회현상으로 볼 수 있고 의미가 있다. 즉 서베이는 기본적으로 응답자들의 태도와 생각을 밝히고자 하는 데 목적이 있는 조사이다. 따라서 응답자를 취조하듯 다그치는 식의 질문이나 지나치게 세세한 사항을 묻는 것은 서베이에 적합하지 않다.

서베이에 적합한 질문은 다음과 같다.

- **태도와 견해:** 의사 신뢰도, 병원 서비스 만족도, 백신접종 의향
- **지식:** 예방접종의 이득, 흡연 시 폐해, 감염병 전파 경로
- **사실:** 만성질환 유무, 최근 1년간 병원 방문 횟수, 1개월간 음주 횟수
- **인구학적 특성:** 나이, 성별, 연령, 학력, 소득, 종교, 거주지, 가구원 수

서베이에 적합하지 않은 질문은 다음과 같다.

- **정치적 행위**: 정책결정과정, 권력적 중재
- **심세한 사실**: 1만 원 단위 월 수입, 평생 흡연 담배 개비 수
- 응답자가 일상적으로 접하기 어려운 정책에 대한 견해
- 시험문제 방식의 지식 측정 문항
- 기승전결 방식의 질문

6.3 | 서베이 질문의 형식

사회조사에서 사용하는 질문의 형식에는 응답의 범주를 사전에 정해둘지 여부에 따라 폐쇄형 질문과 개방형 질문이 있다. **응답범주가 미리 만들어져 있으면 폐쇄형 질문, 응답범주를 정하지 않고 자유롭게 응답하도록 할 경우에는 개방형 질문**이라 한다.

개방형 질문은 응답자의 자유로운 생각을 진술하는 데 유용하다. 연구자가 질문에 대한 답변이 어떻게 나올지 충분히 예상되지 않는 질문에 대하여 응답자들의 다양한 생각을 파악하려 할 때 개방형 질문을 사용하게 된다. 그렇지만 응답자들이 답변을 준비하고 있지 못한 상황일 경우에는 무응답이 많이 나올 위험이 있다.

반면 폐쇄형 질문은 연구자가 사전에 응답의 범주를 정해 놓게 된다. 기존 연구와 관찰을 종합하여 특정 질문에 대한 응답이 대략 몇 가지로 한정된다면 미리 응답의 범주를 정해두는 것이 응답률을 높이고 조사를 효율적으로 진행하는 방법이 된다. 그렇지만 응답범주가 정해져 있을 경우 응답자들은 제시된 선택지 내에서만 사고하게 되고 대안을 고민하지 않게 만드는 문제점이 있을 수 있다.

개방형과 폐쇄형은 각기 장단점이 뚜렷하게 대비된다. 연구자는 필요에 따라 선택해서 사용하면 된다. 다만 국민들이 조사에 오랜 시간이 걸리는 것을 싫어하는 분위기가 있는 상황에서는 폐쇄형 질문이 더 많이 사용되는 경향이 있다. 그래도 개방형 질문이 필요할 경우에는 부분적으로 이용하기도 한다. 즉, 폐쇄형 질문을 사용해서 응답범주를 열거해 두고 혹시 그 이외의 추가적 답변이 있을 것으로 예상이 되면 '기타'라는 범주를 주고 추가의견을 적도록 하는 방식이다.

질문1 귀하가 A병원을 자주 방문하는 이유는 무엇입니까?
① 가까워서
② 친절해서
③ 비용이 저렴해서
④ 실력이 좋아서
⑤ 기타(이유를 적어주세요: ______________________________)

6.4 | 질문 작성의 원칙

6.4.1 기본적인 질문 방식

가장 좋은 질문은 간단명료한 질문이다. 연구자의 질문 의도를 분명하게 전달할 수 있고, 대답하기 쉬운 것이 간단명료한 질문의 핵심적 요소이다. 다음 두 가지 질문을 비교해 보자.

질문1 당신은 음주 시 과음을 하여 기억이 잘 나지 않는 경험을 1달에 몇 번이나 합니까?
질문2 당신은 취하도록 술 마시는 것이 한 달에 몇 번이나 됩니까?

위의 두 질문은 사실상 같은 내용을 묻고 있다. 그런데 질문1에 비하여 질문2가 더 간단명료하게 생각된다. 질문1에는 음주, 과음, 기억, 경험 등 명사형 단어가 연이어 나오기 때문에 어렵게 느껴질 수 있으나 질문2에는 서술형 단어로 구성되어 이해하기 더 쉽게 느껴진다. 또 질문1은 과음의 증상을 기억상실로 한정하여 묻는 것처럼 생각되지만 질문2는 취한 상태에 대한 판단을 응답자에게 맡기는 형태를 취한다. 음주자들은 객관적으로 볼 때 취한 상태임에도 불구하고 약간의 기억이 남아있으면 취하지 않았다고도 생각되기 때문에 질문1에 대한 응답은 질문2에 비하여 취한 경험이 과소하게 응답될 가능성이 크다.

6.4.2 완전한 문장 사용

설문지에서는 완전한 문장을 사용하여 질문하는 것이 적절한 질문법이다. 불완전한 형식의 질문은 자칫 응답자를 낮추어보는 듯한 인상을 줄 수 있다.

질문1 나이?
대안1 귀하의 나이는 만으로 몇 살입니까?
질문2 과음을 하는 이유는?
대안2 귀하가 술을 마실 때 과음을 하게 된다면 그 이유는 주로 무엇입니까?

6.4.3 단어의 명확성

명확하지 못한 질문이 초래되는 또 다른 이유는 사용하는 핵심 용어의 불확실성에 기인한다. 꼭 전문적인 용어가 아니고 우리가 일상적으로 자주 사용하는 용어인 경우에도 여러 복합적 의미를 담고 있어서 질문의 맥락에 따라서는 응답자에게 혼란을 초래할 수 있다.

질문1 당신은 지난 1년 동안 건강문제 때문에 의사를 몇 번이나 방문하였습니까?

이 질문이 의료 이용도를 묻는 것이라면 '의사'의 범주에 한의사나 치과의사 등도 포함되어야 한다. 따라서 의사 방문 여부보다는 의료기관 방문 횟수를 질문하는 것이 더 좋다. 또한 농촌지역에서는 간호 진료사들이 진료활동을 하기 때문에 그 지역에서는 이들도 포함해야 마땅하다. 그리고 적은 빈도이기는 하지만 원격진료가 이루어지고 있기 때문에 경우에 따라서는 '방문'의 범주에 '온라인 진료'나 '전화 상담' 등도 포함해야 할 수도 있다.

단어의 명확성 문제는 용어 자체가 어렵기 때문에 발생할 수 있다. 예를 들어 건강보조식품, 대체의학, 의료보험 수가, 조기검진, 가족력, 건강문해력 등은 보건학에서 흔히 사용하는 용어이지만 일반인들은 정확한 의미를 모를 수 있기 때문에 사용에 주의를 요한다. 필요할 경우 명확한 설명과 함께 사용하는 것이 좋다.

또 법제도상의 용어와 관행적 언어 사이의 차이 때문에 혼란이 올 수도 있다. 예를 들어 보건기관에는 보건소, 보건지소, 보건진료소 등이 구분된다. 그런데 농촌주민들에게는 이 세 보건기관들은 모두 보건소라고 불린다. 따라서 이 셋을 구분해서 이용현황을 질문할 때에는 소재 지역 등을 부가하여(면 소재지 보건소, ○○리 보건지소 등) 응답자가 분명하게 구분할 수 있도록 질문을 구성해야 한다.

질문2 당신은 평소에 운동을 하십니까?

이 질문도 일상생활에서는 많이 사용하는 질문일 수 있는데 사회조사의 질문으로는 모호함이 있다. 흔히 운동을 스포츠로 생각하는 사람이 있다. 그런데 운동과 스포츠는 꼭 동일한 것은 아니다. 스트레칭은 신체활동으로 훌륭한 운동으로 분류될 수 있지만 스포츠는 아니다. 등산이나 헬스는 의도적 운동이지만 일부러 걸어서 출퇴근하는 경우에는 운동으로 분류할 수 있을지 망설이게 된다. 바둑은 정식 스포츠 종목이지만 보건학적 관점에서 신체활동에 속하는 운동으로 보기는 어려울 것이다.

6.4.4 중립적 질문

서베이의 질문은 중립적이어야 한다. 특히 찬성/반대를 질문할 때에는 ○○에 찬성하십니까? 하고 질문하면 찬성률이 높아지는 경향이 있다고 한다. 따라서 응답자의 동의 여부 질문은 반드시 ○○○에 찬성하십니까? 아니면 ○○○에 반대하십니까? 하고 양방향성으로 질문하여 중립적 자세를 유지해야 한다. 중립성의 원칙을 훼손하는 또 다른 사례는 선입견을 유발하는 사건을 곁들이는 질문이다.

질문1 사회주의 국가에서는 무상의료 제도를 자랑합니다. 무상의료에 대하여 귀하는 찬성합니까? 반대합니까?

'사회주의' 체제에 대하여 국민이 부정적 인식을 하고있는 우리나라의 상황에서 사회주의를 언급하는 것은 응답의 부정적 편향을 초래하는 결과를 가져올 수 있기 때문에 무상의료에 대한 의견만 질문해야 한다.

6.4.5 응답 방법의 적절한 위치

보건 현상의 여러 측면을 묶어서 질문을 구성하는 경우가 있다. 만일 질문 내용이 길어진다면 응답 방법의 위치를 잘 정해야 한다. 아래 질문1은 질문의 길이가 질문이 비교적 길고 평가방법을 설명한 후에도 질문이 계속 이어진다. 자기 기입식 설문일 경우에는 '의사의 진료'라는 세부질문 항목 옆에 응답척도가 제시되겠지만 대면 면접이거나 전화설문의 경우에는 '의사의 진료'라는 질문을 받은 다음 응답자는 어떻게 응답해야 할지 다시 되물을 수 있다. 따라서 이 경우 평정방식을 나중에 위치하는 것이 좋다.

> **질문1** 당신이 방문했던 병원에 대한 만족도를 매우 좋음, 좋음, 보통, 나쁨, 매우 나쁨으로 평가해 주십시오. 병원의 다음과 같은 서비스에 대하여 잘 숙고해 본 후에 응답을 해 주십시오.
>
> ① 의사의 진료
> ② 수납, 원무행정
> ③ 직원의 친절도
> ④ 대기공간의 안락함
>
> **대안1** 당신이 방문했던 병원에 대한 만족도를 평가해 주십시오. 의사의 진료에 대하여 매우 좋음, 좋음, 보통, 나쁨, 매우 나쁨 중 어느 것으로 평가하시겠습니까?

6.4.6 질문 의도에 부합하는 응답 척도의 선택

사회조사의 질문 문항에 대한 응답은 여러 방식으로 이루어질 수 있다. 예를 들어 나이를 묻는 질문에 대한 답은 ○○세라고 응답할 수 있다. 하지만 우리나라에서는 관행적 나이와 만 나이가 다르다. 사회조사 분석에서는 만 나이를 기준으로 분석하기 때문에 만 나이를 측정하려면 ○○세로 응답하는 것보다는 출생연도를 질문하는 것이 더 정확할 수 있다. 이렇게 질문에 따라 응답의 방식이 다를 수 있는데 연구자는 자신이 필요로 하는 자료의 성격을 고려하여 응답의 척도를 정해야 한다.

건강상태의 파악은 대부분의 건강조사에서 기본적으로 포함하는 문항이다. 그런데 건강상태는 다음과 같이 여러 방식으로 측정할 수 있다.

- 만성질환 유무(있다, 없다)
- 질병 종류(고혈압, 당뇨, 관절염, 천식 등 여부)
- 주관적 건강(매우 건강, 건강한 편, 보통, 불건강한 편, 매우 불건강)
- 일상행동장애(시력, 청력, 계단 오르기, 기억력, 신체 관리, 언어소통의 어려움 여부)
- biomarker(혈압, 혈당, 콜레스테롤 등의 수치)

조사의 목적과 연구자가 필요로 하는 자료의 성격이 무엇인가에 따라 적절한 응답척도가 달라질 수 있을 것이다. 건강상태를 가장 간단하게 파악하려 한다면 만성질환 유무나 주관적 건강 질문에 답하는 것으로 충분할 수 있다. 만일 건강상태를 보다 심층적으로 파악하려

한다면 질병 종류별 유무, 일상행동장애여부, 또는 biomarker 등에 대한 측정이 필요할 수 있다. 국가건강영양조사의 경우에는 후자의 경우에 해당하고 의료서비스경험조사의 경우에는 전자에 해당된다.

그런데 질문의 유형에 따라서는 응답척도를 구성하는 것이 상당히 창의적인 노력을 요구할 수도 있다. 예를 들어 의사에 대한 대중적 이미지를 조사한다고 하자. 선행연구를 종합해보면 의사의 이미지는 치료능력과 공감능력으로 요약될 수 있다고 한다. 그러면 응답자들이 단골로 방문하는 병원의 의사 또는 주치의의 치료능력과 공감능력이 어떠한지를 질문하면 된다. 만일 치료능력과 공감능력의 비교우위를 파악하려는 의도라면 다음과 같은 응답척도를 구성해 볼 수 있다.

질문 당신의 주치의는 다음 어떤 유형에 가깝다고 생각하십니까?

① 질병치료에는 능숙하지만 공감능력은 없는 의사
② 질병치료와 공감능력 모두 뛰어난 의사
③ 공감능력은 뛰어나지만 치료능력은 부족한 의사
④ 치료능력과 공감능력 모두 부족한 의사

반면 치료능력과 공감능력 각각에 대하여 그 정도를 물어볼 수도 있다.

질문 당신의 주치의는 공감능력이 얼마나 뛰어납니까?

① 매우 뛰어난 것 같다
② 뛰어난 편이다
③ 그저 그렇다
④ 부족한 편이다
⑤ 매우 부족한 것 같다

만일 응답자가 치료와 공감 중 어떤 측면을 중시하는가를 파악하여 주치의의 이미지 형성에 영향을 주는지를 파악하고자 한다면 추가적으로 다음 질문을 해볼 수 있다.

질문 당신은 의사가 역할 수행 시 환자와 공감하는 능력이 얼마나 중요하다고 생각하십니까?

① 항상 중요하다
② 대체로 중요하다
③ 간간히 중요하다
④ 별로 중요하지 않다

만일 치료와 공감이 상황 상황에 따라 달라 일률적으로 평가하기 어려운 경우라면 응답자로 하여금 자유롭게 진술하도록 하는 것이 좋은 응답 방식일 수 있다.

질문 당신의 주치의의 치료능력과 공감능력에 대하여 자유롭게 기술해 주십시오. 특히 어떤 상황에서 각 능력이 더 돋보이고 필요로 하는지에 대하여 말씀해 주십시오.

6.4.7 척도의 구성

앞서 질문의 목적에 따라 척도가 달라지는 경우와는 달리 동일 질문에 대해서도 척도의 측정 방법이 달라질 수도 있다. 환경단체의 효과성에 대해서 조사를 한다고 하자.

질문 당신 생각에 환경문제를 해결하는데 있어서 시민단체(NGO)들의 역할이 얼마나 효과적이었다고 생각하십니까?

① 매우 효과적임
② 대체로 효과적임
③ 별로 효과적이지 못함
④ 거의 효과 없음

그런데 이러한 4점 척도 방식의 측정보다 11점 만점의 척도로 응답하게 할 수도 있다.

질문 당신 생각에 환경문제를 해결하는데 있어서 시민단체(NGO)들의 역할이 얼마나 효과적이었다고 생각하십니까? 가장 효과적이면 10점, 전혀 효과가 없다면 0점을 준다면 당신은 몇 점을 주겠습니까?

0	1	2	3	4	5	6	7	8	9	10

척도의 측정 범주를 좁힐지 넓힐지의 여부는 연구의 목적, 응답자의 속성 등을 고려하여 결정하게 된다. 응답자들이 시민단체의 환경문제 대응 활동에 대하여 잘 알지 못하는 상태라면 세밀한 평정이 어려울 수 있고 이럴 경우에는 4점 척도로 측정해도 충분하다. 만일 응답자들이 시민단체 관계자들로 구성되어 있어 환경문제 대응과 관련된 사정을 잘 파악하고 있다면 10점 척도로 평정하는 것도 어렵지 않을 것이다. 즉 응답자들이 평정할 만큼 질문에

대하여 잘 알고 있는지 여부에 따라 응답척도의 구성은 달라질 수 있다.

아니면 연구목적에 따라서도 척도 구성이 달라질 수 있다. 예를 들어 학력을 질문할 때 통상적으로는 초등졸, 중학졸, 고교졸, 대학졸, 대학원졸 등으로 응답한다. 그런데 대부분의 응답자가 고졸자와 대졸자로 구성되어 있고, 연구목적도 대학 진학 여부에 따라 건강행동이 달라지는지를 밝히는데 있다면 학력을 굳이 5단계로 묻기보다는 고졸 이하와 대졸 이상으로 이분화하여 응답하도록 해도 무방하다.

6.4.8 인과성이 내포된 질문 금지

인과성이란 원인과 결과의 관계를 말한다. 그런데 인과성은 엄격한 절차를 거쳐서 검증되어야 한다. 사회조사에서는 원인과 결과에 해당하는 문항을 별개로 질문한 후에 나중에 통계적 검증을 거쳐서 상호관련성을 계산하게 된다. 그런데 질문에서 인과적 관계를 그대로 묻는 것은 적절하지 않다.

질문1 지난 한 달간 건강 문제 때문에 달리기 같은 격렬한 운동을 하지 못했습니까?

어떤 분이 지난 달에 몸 상태가 나쁘고, 일도 바쁘고, 평소 달리기를 하던 운동장이 보수공사를 해서 이용이 어려운 상태였다고 하면 이 질문에 어떻게 대답하는 것이 타당할까? 사회조사의 질문에서는 섣불리 인과성을 단정하는 식의 질문을 하는 것은 바람직하지 못하다. 건강 문제와 운동 여부를 각각 별개의 질문으로 물어야 한다. 인과성 여부는 나중에 통계적 분석으로 밝혀야 한다.

6.4.9 응답자에게 부합되는 질문

사회조사의 질문은 모든 응답자에게 적용되는 질문인지를 생각하고 작성해야 한다.

질문1 당신은 휴대전화로 문자, 인터넷 검색, SNS, 통화 등을 하루에 어느 빈도로 사용합니까?

이 질문은 모든 사람이 휴대전화를 사용한다는 가정을 하고 질문을 하고 있다. 그런데 휴대전화를 사용하지 않는 사람도 있기 때문에 먼저 휴대전화 사용여부를 질문한 다음에 휴대전화를 사용 중인 사람들에게만 이 질문을 던져야 한다. 또한 여러 기능을 모두 사용하지는 않을 수 있기 때문에 각각의 기능에 대한 사용여부를 질문해야 한다.

대안1 당신은 휴대전화를 사용하고 있습니까? 예/아니오

대안1-1 (예일 경우) 당신은 휴대전화로 다음 기능을 사용합니까?
음성통화: 예/아니오
인터넷 검색: 예/아니오
문자(카카오톡 또는 문자): 예/아니오
SNS(Facebook 또는 인스타그램): 예/아니오

6.4.10 한 문항에 한 개의 질문만 하기

형식상으로는 한 문항에 한 개의 질문을 하지만 내용상으로는 두 개 이상의 질문을 하는 경우가 있다. 이럴 경우 응답자가 응답기준을 정하는데 혼란을 초래하기 때문에 문장구조를 잘 살펴서 여러 개를 한 번에 묻지 않도록 만들어야 한다.

질문1 최근 1년 동안에 귀하는 타인의 음주로 인한 다툼이나 사고, 성추행 등을 겪은 적이 있습니까?

이 질문은 음주자로 인하여 도로상에서 싸움이 벌어지거나 사고가 발생하는 사건을 경험했는지를 묻고 있다. 그런데 문장 구조상 다툼이나 사고 또는 성추행 중 어느 하나라도 경험했는지를 묻는건지 아니면 세 유형의 사건을 모두 경험한 경우를 질문하는지가 분명치 않다. 따라서 문장 구조를 다듬어서 '어느 하나의 사건이라도'라는 표현을 추가하든지, 아니면 각각의 사건을 별개로 질문해야 한다.

6.4.11 준거기준을 명확하게 제시해야 함

질문 속에 서로 비교하여 답을 하도록 요구할 때에는 비교가 가능하도록 준거기준이 분명하게 제시되어야 한다.

질문1 귀하는 코로나19 유행 종료 후에 발생 이전의 삶으로 돌아갈 수 있다고 생각하십니까?

이 질문에서 코로나 이전과 현재의 삶의 방식을 비교하여 응답하도록 요구받는데 삶의 방식이 워낙 복잡한 내용을 담고 있기 때문에 무엇을 기준으로 대답해야 할지 분명치 않다. 만일 위생 습관을 묻는다면 과거의 부주의했던 삶으로 돌아가지 않겠다고 답을 하겠지만 겨울철 난방온도를 낮추어 에너지를 덜 쓰는 삶을 실천하자는 것이라면 변화된 삶보다는 과거의 방식이 선호될 수도 있다. 따라서 준거기준을 분명히 하지 않으면 이 질문에 답을 하기는 매우 어려울 수 있다.

질문2 다음 질병 중 귀하에게 가장 심각하게 느껴지는 것은 무엇입니까?
[고혈압 / 치매 / 자궁암 / 위암 / 중풍]

이 질문은 자궁암 검진을 얼마나 우선시 하는지 묻기 위해 만들어진 질문이다. 그런데 달리 생각하면 중년의 여성들에게 치매, 위암, 중풍도 그에 못지않게 무섭게 느껴질 수 있기 때문에 가장 무서운 병을 선택하는 것은 상당히 어려울 수 있다. 이럴 경우에는 비교기준을 다른 질병으로 하기보다는 일상생활의 다른 사건과 비교하도록 하면 질병에 대한 상대적 관심을 측정하기에 보다 수월할 수 있다.

대안2 다음 사건 중 귀하에게 가장 심각하게 생각되는 것은 무엇입니까?
[남편실직, 교통사고, 자궁암, 우울증, 자녀성적]

비교기준을 설정하는 것은 건강상태를 질문하는 경우에도 해당된다. 흔히 현 시점에서의 건강상태를 질문하지만 사람에 따라서는 현 시점에서의 절대적 평가가 쉽지 않을 수도 있다. 신체증상을 여러 개 가졌지만 일상생활은 비교적 잘 하고 있는 노인들의 경우가 그렇다. 절대적 기준에서는 건강하지 못하지만 그렇다고 건강하지 않다고 대답하기도 부적합하게 느껴질 수 있다. 이럴 경우 준거기준을 설정하여 응답을 수월하게 만들 수 있다. 작년도와 비교하거나 동년배와 비교하면 대답하기가 수월해질 것이다.

질문3 전반적으로 귀하의 건강상태는 어떠합니까?

질문4 작년에 비하여 귀하의 전반적 건강상태는 어떠합니까?

질문5 동년배에 비하여 귀하의 전반적 건강상태는 어떠합니까?

6.4.12 필터의 사용

지식을 질문할 경우 응답은 맞다/틀리다 이분형으로 하게 된다. 그런데 사회조사의 질문은 시험을 치르는 것이 아니고 의견을 묻는 것이기 때문에 그러한 지식 내용을 알지 못하는 경우는 '모름'으로 처리하여 미리 제외하는 것이 좋다. 이것을 응답을 걸러낸다는 의미로 필터(filter)라고 한다. 정책에 대한 의견을 질문할 경우에도 '들어본 적 없음' 같은 필터를 사용하면 된다.

6.4.13 삼단논법식 질문 금지

사람들은 어떤 의견에 대하여 심리적 일관성을 지니고자 한다. 그런데 이러한 성향을 이용하여 응답의 찬성율을 높이려는 시도는 옳지 못하다.

질문1 자궁암은 심각한 질병이다: 그렇다/아니다
질문2 나도 자궁암에 걸릴 수 있다: 그렇다/아니다
질문3 조기검진을 받으면 치료효과 좋다: 그렇다/아니다
질문4 나는 필요한 경우 자궁암 검진을 받겠다: 그렇다/아니다

이러한 삼단논법식 질문은 설문조사 응답자들에게 자궁암 검진 의욕을 부추기는 효과는 있을지 모르지만 응답을 유도해서는 안 된다는 조사방법의 원칙에서는 벗어나는 것으로 볼 수 있다. 따라서 삼단논법이 통용되지 않도록 순서를 바꾸어서 질문하거나 문장의 구조를 바꾸어서 반대 방향의 질문을 포함토록 해야 한다.

6.4.14 지나치게 상세한 수치 정보 금지

건강조사에서는 키, 몸무게, 혈압, 병원 방문 횟수 등 수치 정보를 요구하는 질문이 많다. 키의 경우처럼 응답자가 한 자리 숫자까지 잘 기억하고 있는 경우에는 키를 정확하게 응답하도록 해도 된다. 그런데 응답시 기억해야 해야 하는 경우에는 지나치게 상세한 정보를 요구하는 것이 적절하지 않다.

질문1 최근 한달 동안 일반담배(권련) 흡연일수는 며칠입니까? ○○일

매일 흡연하는 사람은 응답이 쉽겠으나 간헐적으로 흡연하는 사람의 경우에는 지난 한 달을 회상하면서 날짜를 기억해야 하는데 그것이 쉽지 않을 수 있고, 결국 흡연일수 응답은 상당한 오차를 만들어 낼 수도 있다. 보다 수월하게 응답하게 하려면 평균적인 흡연행태를 질문하면 된다.

대안1 최근 한달 동안 일반담배를 평균 며칠마다 피웠습니까?
① 매일
② 하루걸러
③ 3-4일마다
④ 일주일에 한두번

6.4.15 기억의 한계 고려

시간이 지나도 잘 기억하는 사건이 있는 반면 하루 이틀 지나도 기억하기 어려운 사건도 있다. 사회조사에서 과거의 일을 질문하는 경우에는 기억의 한계를 잘 고려해야 한다.

질문1 당신은 최근 3년 사이에 병원에 입원하여 치료받은 적이 있습니까?
질문2 당신은 지난 1년 동안 병의원에서 외래진료를 몇 번이나 받았습니까?

보통 사람에게 병원 입원은 평생 몇 번 경험하지 않는 중대한 사건이기 때문에 몇 년이 지나도 잘 기억하는 편이다. 반면 외래진료가 유난히 많은 우리나라 사정에서 중년층 이상의 사람들은 만성질환 증상이 한 개씩 있게 되고 병의원을 자주 방문하는 경우가 많다. 이럴 경우 1년에 적어도 수십 회씩 방문하게 되면 정확한 수치를 기억하기 어려울 수 있다. 사회조사가 모든 연령층을 포괄하는 경우라면 불가피하게 1년 단위의 의료이용도를 조사해야 되지만 만일 노인층에 한정된 조사일 경우에는 기억이 잘 나도록 회상 기간을 짧게 주는 것이 좋다.

6.4.16 사회적으로 바람직하게 보이려는 편향에 대한 질문 고려

일반적으로 **사람들은 질문자의 의도에 맞추어 자신의 생각과는 무관하게 본인이나 본인 소속집단의 규범에 따라 응답하려는 편향을 보이는데, 이를 사회적으로 바람직하게 보이려는 편향**이라고 한다. 이러한 편향을 감소하려면 설문지 작성 시 사회적 규범을 나타내는 단어를 표현하지 않고 가능한 우회적 단어를 사용하고, 응답자의 비밀을 철저히 보호해 줄 수 있는 장치가 필요하다.

6.5 | 문항의 배열과 디자인

설문 작성이 완료되면 설문을 적절한 위치에 배치해야 한다. 어떤 설문을 앞에 두는가에 따라 뒤따라 오는 설문 응답에 영향을 준다고 한다. 예를 들어 환경오염의 영향을 묻는 질문에서 포괄적인 질문(귀하는 거주지 주위의 환경오염 상태가 얼마나 심각하다고 생각하십니까?)을 먼저할지, 아니면 수질오염, 대기오염, 토양오염, 소음 등 각론을 먼저 질문하고 나중에 총론적 질문을 할지에 따라 총론적 평가의 수준이 달라진다고 한다. 각론을 세세하게 묻고 총론적 평정은 나중에 하는 경우가 먼저 질문하는 경우보다 심각도가 더 높아지는 경향이 있다고 한다. 따라서 연구자는 앞선 질문에 의한 영향이 있는지를 꼼꼼하게 살펴야 한다.

설문조사도 그 자체로 교육 홍보적 기능도 갖기 때문에 첫 질문을 어떤 것으로 하는가에 따라 응답자들이 조사에 흥미를 갖도록 만들 수 있다. 그래서 첫 질문은 어렵고 답변하기 쉽지 않은 질문을 피해야 한다. 조사 내용 전체를 포괄할 수 있는 일반적인 질문이면 적절하다. 또한 모든 응답자가 흥미를 가질 내용이면 좋다.

일반적 원론적 질문들을 설문지 앞부분에 배치하고 각론에 해당하는 세세한 질문 또는 사적인 민감도가 높은 질문을 뒤편에 배치하는 것이 좋다. 지식 문항의 경우 앞부분을 피하고 중간 이후에 배치하는 것이 좋다. 인구학적 정보의 경우에는 성과 연령처럼 표집과정에서 응답자를 층화하거나 적절한 응답자인지 확인하는데 필요한 정보만 맨 앞에 배치하고 학력 등 다른 정보에 대한 질문은 맨 뒤로 배치하는 것이 좋다. 만일 질문 내용이 일정한 시간적 선후를 갖는 사건들을 질문한다면 시간의 순서대로 질문하는 것이 좋다. 예를 들어 임신출산 경험을 질문하는 경우라면 임신초기, 중기, 출산, 출산이후 순으로 질문을 하는 것이 좋다.

설문지 디자인은 주로 자기 기입식 조사에 해당된다. 조사원에 의하여 문답 방식으로 진행되는 경우에는 설문지 디자인은 응답에 영향을 주지 않지만 본인이 직접 설문지를 보면서 작성하는 경우에는 설문지 디자인이 영향을 미칠 수 있다. 미국에서는 설문지가 4절지나 8절지 종이의 중간에 철하여 접은 형태로 된 공책 형식의 외형을 갖는 설문지들이 많다. 국내에서도 대형 조사기관에 의한 대규모 조사에서는 이렇게 공책 방식의 외형을 갖는 설문지들을 사용한다. 반면 소규모 개인적 조사에서는 A4 용지에 인쇄해서 좌측 상단을 철해서 넘기는 방식의 설문지를 사용하기도 한다. 이렇게 외형을 어떻게 할지, 또는 컬러를 넣어서 인쇄를 할지에 따라 응답자에게 주는 인상이 다를 것이고 신뢰감에도 차이가 있을 수 있다.

설문지 디자인에서 주의해야 할 또 다른 사항은 한쪽에 너무 많은 문항을 촘촘하게 배치하지 말아야 한다는 점이다. 좌우 상하의 여백이 충분히 있어야 하고 문항과 문항 사이의 간격도 보기 좋게 구분되는 것이 필요하다. 그리고 문항별 응답 범주를 나열할 때 단답형 응답일 경우 오른쪽으로 열거하는 방식을 많이 사용하는데 시각적으로는 아랫 방향으로 나열하는 것이 전체 응답범주를 한눈에 포괄하면서 비교하고 선택하는 데 유리하다고 한다. 즉 다음의 [질문1] 방식보다는 [질문2] 방식이 더 좋다. 웹 조사 프로그램의 경우 스마트폰으로 설정을 하면 질문2와 같은 방식으로 자동으로 나타나 신경 안 써도 되지만 종이 설문지를 이용하게 되면 [질문2]의 형식이 바람직하다.

질문1 귀하의 학력은 어떠합니까?

① 초등학교 졸업 ②중학교 졸업 ③고등학교 졸업 ④ 대학교 졸업 ⑤ 대학원 졸업

질문2 귀하의 학력은 어떠합니까?

① 초등학교 졸업
② 중학교 졸업
③ 고등학교 졸업
④ 대학교 졸업
⑤ 대학원 졸업

또한 문항별 질문과 응답범주의 배열은 전반적으로 동일한 형식으로 배열되어야 한다. 첫줄 띄어쓰기 같은 것도 일률적으로 질서 있게 배치하는 것이 필요하다. 질문의 폰트와 글자 크기는 응답의 경우와 구분하는 것도 좋다. 아래 [질문 3~4]의 경우 질문은 **고딕체 12폰트**를 사용했고 응답은 명조체 11폰트를 사용하여 구분하였다.

부가적 질문이 필요할 경우에는 다음에 어느 질문으로 가고 또 건너뛰게 되는지 분명하게 표시해야 한다. 부가형 질문이란 특정 질문에서 일부 응답자들만 다음 질문에 계속 대답하노록 하는 경우를 말한다. 보통 질문과 구분하기 위하여 부가형 질문의 경우에는 왼쪽 시작점을 일정하게 간격을 두고 띄어서 배치하여 구분하면 좋다.

질문3 귀하는 현재 흡연을 합니까?
① 한다 (질문 3-1로 이동)
② 안한다 (질문 4로 이동)

> **질문3-1** 귀하는 금연을 해야겠다는 생각을 해본 적이 있습니까?
> ① 있다 (질문 3-2로 이동)
> ② 없다 (질문 4로 이동)
>
> **질문3-2** 가장 최근에 금연을 시도해 본 적이 언제입니까?
> ① 최근 3개월 이내
> ② 최근 3개월 이전

질문4 귀하는 흡연이 건강에 해롭다는 것을 알고 있습니까?
① 잘 알고 있다
② 조금 알거나 잘 모른다

자기기입식 설문지의 경우에는 설문 응답을 어떤 요령으로 해야될 지에 대한 안내문이 필요하게 된다. 총괄적인 안내문은 1번 질문 앞에 두어야 하고, 특정 질문과 관련된 지시문이 있을 경우에는 그 문항의 질문에 연결해서 두어야 할 것이다. 단 질뮤과 지시문은 폰트를 다르게 하거나 별도의 글상자에 넣어서 구분할 필요가 있다.

6.6 | 설문지 평가

설문지 개발이 완료된 이후에 이 설문지가 새롭게 만들어진 것이라면 타당하게 구성된 것인지 실제 조사를 수행하기 이전에 사전 검증을 할 필요가 있다. 설문지의 타당성을 평가하는 방법에는 사전조사(pretest), 초점집단면접(focus group interview, FGI), 인지적 면접(cognitive interview) 등이 있다.

6.6.1 사전조사

사전조사(pretest)는 경험 많은 조사원을 활용하여 표본집단과 같은 속성을 가진 사람들 일부를 대상으로 먼저 시험 삼아 조사를 실시해 보는 것이다. 사전조사에 필요한 임시표본의 수는 일정하게 정해진 원칙은 없으나 최소 10명 이상 20명 내외로 조사하면 된다. 만일 개발된 척도가 보다 엄밀하게 검증될 필요가 있다면 더 많은 임시표본이 필요할 수도 있다. 사전조사에서는 본조사에 필요한 자료수집을 위해 면접장소, 조사에 걸리는 시간, 현지조사에서 필요한 협조나 조사상의 애로점 및 해결방안을 찾는 것이 필요하다.

사전조사에서 주목해야 할 사항은 중요한 응답항목이 빠지지 않았는지, 응답이 어느 한 쪽으로 치우치지는 않는지, 응답이 얼마나 수월하게 이루어지는지, 질문의 순서가 바뀌었을 때 응답 내용에 변화가 나타나는지, 특정 문항에서 시간이 많이 소요되거나 무응답이 많이 산출되는지 등을 파악하는 것이다. 아울러 조사 후에 응답자들로 하여금 이해하기 어려웠던 질문이나 응답하기 어려웠던 문항을 보고토록 하는 것도 필요하다. 이러한 조사원 관찰기록과 응답자의 보고 내용을 종합하여 연구자는 문항에 오류가 있었는지를 판단하고 개선해야 한다.

6.6.2 초점집단면접

초점집단면접(focus group interview, FGI)은 응답자들이 특정한 문항을 어떻게 이해하고 어떻게 응답을 선택했는지를 파악하기 위한 토론집단으로 볼 수 있다. 초점집단은 표본에 속하는 사람들 5~7명 정도를 임의적으로 자원을 받아서 구성한다. 서로 알지 못하도록 구성하는 것이 좋다. 그래야 다른 사람의 의견에 영향을 덜 받게 된다. 연구자는 개발된 설문 문항 중에서 새롭게 개발되어 그 타당성을 확인하고자 하는 문항을 토론 참석자들에게 먼저 해당 문항을 작성해보도록 한 이후에 질문을 어떻게 이해했는지 그리고 응답을 어떤 이유에서 어떻게 선택했는지를 토론하도록 하는 방식으로 진행한다. 모든 참석자가 의견을 개진해야 한다. 이들의 토론과정을 살펴보면 응답자들이 연구자의 의도대로 질문을 이해했는지, 그리고 응답을 선택하는 과정도 합리적인지를 파악할 수 있게 된다. 만일 연구자의 기대와 다른 의견이 도출된다면 그리고 다수의 참석자들이 그러하다면 연구자는 질문을 수정하든지, 혹은 심각한 오류일 경우에는 삭제하는 것까지 고려해야 한다.

6.6.3 인지적 면접

인지적 면접(congnitive interview)**에서는 초점집단면접에서와 유사하게 응답자의 질문 이해도와 응답선택 이유 등을 파악하게 되는지 심층면접에서 특별한 요소는 '소리내어 생각하기'**(think aloud)에 있다. 주로 실험실 내에서 관찰조사를 할 때 사용하게 되는데 응답자가 설문지에 응답을 할 때 혼자 생각하고 답변하는 것이 아니라 질문을 보는 순간부터 자신의 생각을 일일이 말로 표현하면서 질문의 이해과정과 응답의 선택과정을 보여주는 방식을 말한다. 조사 설문지의 내용을 어떻게 이해했고 응답을 선택하게 되었는지를 말로써 표현하면서 설문지를 작성하는 과정을 보여주고 연구자가 그러한 행위와 말을 종합적으로 관찰하면서 설문지가 연구자의 의도대로 정확하게 전달되었는지를 판단하게 된다.

인지적 면접에 필요한 응답자는 실험실 상황을 고려할 때 소수만이 가능하다. 보통 10명 이하이고 3~4명일 경우도 있다. 이들은 소리내어 생각하는 훈련도 필요하게 된다. 연구자는 인지면접 참가자들의 언행을 종합하여 다음 사항을 확인해야 한다(Fowler, 2013).

문항들이 응답자들에게 일관되게 이해되었는지?

응답자들이 질문에 응답하기에 필요한 정보를 갖고 있었는지?

응답은 응답자들이 말하고자 하는 것을 정확하게 반영하였는지?

응답은 원래 연구자가 의도한 것을 타당하게 측정한 것인지?

이 세 가지 방식의 설문지 평가는 각기 추구하는 방향이 조금씩 다르다. 사전조사는 질무의 난이도를 신속하게 파악하도록 해준다. 초점집단면접은 응답자의 질문 문항에 대한 이해도와 사용된 용어의 적합성에 대하여 알려준다. 인지 면접은 질의 응답의 전 과정을 속속들이 중계하다시피 하므로 매우 심층적으로 문항을 이해하고 답변을 선택하는 과정을 보여준다. 세 가지 평가방식은 성격을 달리하기 때문에 모두 필요하다. 다만 이미 개발되었던 문항들을 다시 사용하여 조사할 경우에는 인지 면접이나 초점집단면접이 없이 사전조사만으로 평가할 수도 있겠으나 핵심적인 조사 문항들이 새롭게 개발된 경우에는 인지면접과 초점집단면접을 거쳐서 설문지의 타당성을 평가해 보는 것이 좋다.

요약

■ **설문지 작성순서**

설문지 작성의 목적 및 범위의 확정→조사항목의 설정→질문항목의 선정→질문어구의 구성 및 순서결정→사전조사

■ **설문지 작성 시 어휘사용에 대한 유의사항, 좋은 설문지를 구성하기 위한 요소**

① 포괄성: 응답 가능한 항목을 모두 제시해 주어야 함
② 상호배제성(상호배타성): 응답 항목의 내용이나 범위가 중복되지 않도록 구체적 표현 사용
③ 단순성: 하나의 질문에는 한 가지만 질문해야 함
④ 가치중립성(균형성): 연구자가 임의적인 가정, 주관을 개입해 한쪽으로 치우친 특정 응답을 유도해서는 안됨
⑤ 명확성: 뜻이 애매하고 상이한 단어의 사용자제, 쉽고 명확한 단어 사용
⑥ 간결성: 질문은 간결하게 함

■ **바람직한 설문지 배열**

① 일반적인 내용 → 구체적인 내용 순으로 질문 구성, 사실적인 실태 · 형태 → 이미지 평가 · 태도 순으로 질문
② 민감한 질문이나 개방형 질문은 가급적 설문지의 후반부에 배열
③ 질문의 배열은 논리적이고 일관성이 있어야 함
④ 동일한 척도항목들은 모아서 배열함

■ **사회적으로 바람직하게 보이려는 편향**

① 사회적으로 바람직하게 보이려는 편향의 의미
  ㉠ 자신의 생각과는 무관하게 사회적으로 바람직한 답변을 하려는 것
② 사회적으로 바람직하게 보이려는 편향의 감소 방법
  ㉠ 설문지 작성 시 사회적 규범을 나타내는 단어 대신 우회적 단어 사용
  ㉡ 응답자의 비밀을 철저히 보호
  ㉢ 설문조사 이외의 관찰이나 기계적 장치 등을 이용
  ㉣ 조사원이 객관적인 지침에 따라 조사할 수 있도록 교육에 만전을 기함

■ 예비조사와 사전조사 비교

	예비조사(pilot test)	사전조사(pretest)
조사 목적	연구의 가설을 명백히 하기 위해	설문지의 개선할 사항을 찾아내기 위해
조사 시기	본 연구를 진행하기에 앞서	설문지 초안 작성 후, 본조사 실시 전
조사 방법	문헌조사, 경험자조사, 현지답사, 특례분석(소수사례분석)	본조사에서 실시하는 것과 똑같은 절차와 방법

연습문제 및 정답

1. 질문지 작성방법에 관한 설명으로 가장 적합한 것은? [2021년 3월 필기 기출문제]

① 질문지는 한번 실시되면 돌이킬 수 없으므로 가능한 많은 양의 정보가 실릴 수 있도록 작성한다.
② 필요한 정보의 종류, 측정방법, 분석할 내용, 분석의 기법까지 모두 미리 고려된 상황에서 질문지를 작성한다.
③ 질문지 작성에는 일정한 원리와 이론이 적용되는 것이므로 이에 대한 내용을 숙지한 후 상당한 시간과 노력을 들여 신중하게 작성한다.
④ 동일한 양의 정보를 담고 있어도 설문지의 분량은 가급적 적어야하기 때문에, 필요한 정보의 획득을 위한 질문문항 외에 다른 요소들은 설문지에 포함시키지 않아야 한다.

2. 다음 기업조사 설문의 응답 항목이 가지고 있는 문제점은? [2020년 8월 필기 기출문제]

> 귀사는 기업이윤의 몇 퍼센트를 재투자 하십니까?
> ① 0%　② 1~10%　③ 11~40%　④ 41~50%　⑤ 100% 이상

① 간결성　② 명확성　③ 포괄성　④ 상호배제성

3. 다음 중 특정 연구에 대한 사전 지식이 부족할 때 예비조사(pilot test)에서 사용하기 가장 적합한 질문유형은? [2020년 6월 필기 기출문제]

① 개방형 질문　② 폐쇄형 질문　③ 가치중립적 질문　④ 유도성 질문

4. 설문지 작성과정 중 사전검사(pre-test)를 실시하는 이유와 가장 거리가 먼 것은? [2019년 3월 필기 기출문제]

① 연구하려는 문제의 핵심적인 요소가 무엇인지 확인한다.
② 응답이 한쪽으로 치우치지 않는지 확인한다.
③ 질문 순서가 바뀌었을 때 응답에 실질적 변화가 일어나는지 확인한다.
④ 무응답, 기타응답이 많은 경우를 확인한다.

연습문제 및 정답

5. 다음의 질문 문항의 문제점은? [2015년 5월 필기 기출문제]

> 지난 3년 동안 귀댁의 가계지출 중 식생활비와 문화생활비는 각각 얼마였습니까?
> 〈식생활비〉 주식비(　)원, 부식비(　)원, 외식비(　)원
> 〈문화생활비〉 신문 · 잡지 구독비(　)원, 전문 서적비(　)원,
> 영화 · 연극비(　)원

① 대답을 유도하는 질문을 하였다.
② 연구자가 임의로 응답자에 대한 가정을 하였다.
③ 응답자에게 지나치게 자세한 응답을 요구했다.
④ 응답자가 정확한 대답을 모르는 경우에는 중간값을 선택하는 경향을 간과했다.

정답 1② 2③ 3① 4① 5③

7

측정과 척도

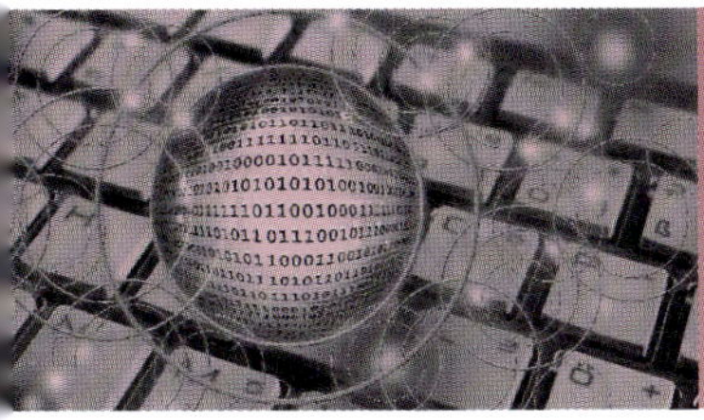

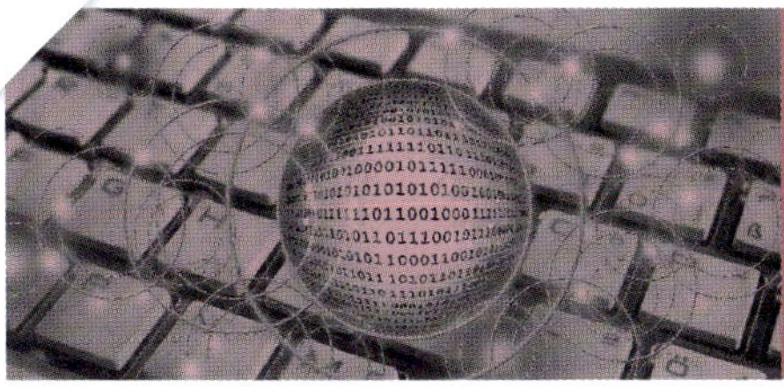

제7장

측정과 척도

7.1. | 측정의 개념과 척도

사회조사 또는 서베이가 사회현상을 양적으로 측정(measurement)하기 위한 도구라는 점은 이미 설명하였다. 그러한 **측정을 하는데 사용되는 수단을 척도**(scale)라고 한다. 가장 기본적인 척도에는 명목척도, 서열척도, 등간척도, 비율척도가 있다. 명목척도는 신체활동을 달리기, 등산, 걷기, 스포츠 등 서로 다른 종류로 분류하는 경우에 해당한다. 서열척도는 범주를 분류하고 순서를 줄 수 있을 때 사용한다. 학력을 초등학교 졸업, 중학교 졸업, 고등학교 졸업, 대학교 졸업으로 나누어 측정하면 각 범주가 분류되면서 동시에 세 순위가 매겨질 수 있기 때문에 서열척도로 볼 수 있다. 등간척도는 범주의 분류 및 순위 매김 이외에 범주간 차이가 양적으로 같다는 점이 추가된다. 의료이용 횟수를 1회 단위로 측정할 경우 이것은 등간척도가 된다. 3회 방문은 1회 방문의 3배로 산술적 계산이 가능하다. 비율척도는 두 개의 척도를 분자와 분모로 나누어서 만들어지는 척도이다. 예방주사 접종률처럼 접종대상자 중 몇 명이 실제로 접종했는가를 분자/분모의 형태나 백분율로 표시하면 비율척도가 된다.

7.1.1 리커트 척도

미국의 사회심리학자 리커트(Renis Likert)가 태도 측정을 위해서 만든 척도이다. **리커트 척도는 어떤 태도 명제에 대하여 동의 또는 반대의 의견을 손쉽게 선택할 수 있도록 구성하는데, 동의와 반대의 양극단을 균형 있게 배치한 후 그 중간 단계를 설정하여 동의-반**

대의 정도를 구분해서 응답하도록 한다. 또한 중요한 다른 특징은 각 측정 지점에 어의적으로 구분되는 이름을 붙인다는 점이다. 가장 전형적인 리커트 척도의 사례는 다음과 같다.

> **질문1** 나는 최근에 기분이 우울하고 살맛이 나지 않는다.
> ① 매우 그렇다
> ② 그런 편이다
> ③ 그저 그렇다
> ④ 그렇지 않은 편이다
> ⑤ 전혀 그렇지 않다

이 척도는 '그저 그렇다'를 중간점으로 하여 동의와 반대가 균형 있게 배치되어 있고, 각각 두 단계로 측정할 수 있게 구성하였다. 동의 2단계, 반대 2단계, 중간 1단계로 모두 5개의 측정 지점이 있는 것을 5점 척도라고 부른다. 또한 각 측정 지점은 어의적으로 동의 또는 반대의 정도가 구분되도록 이름을 붙임으로써 측정의 정확성을 기하였다. 앞의 [질문1]처럼 리커트 척도에 의하여 평가된 측정값은 1점에서 5점의 수치로 코딩되거나 −2점에서 +2점 (−2, −1, 0, 1, 2) 사이로 코딩된다. 코딩된 측정값을 이용하여 응답자의 반응을 파악할 수 있다. [질문1]의 경우 점수가 높을수록 응답자의 우울함이 높다고 해석할 수 있다. **리커트 척도는 어떤 현상을 단일 항목으로 측정하기보다는 여러 항목으로 측정하고 이를 합산하여 더 정교한 척도를 만들어 사용**한다. 예를 들어 우울감을 측정할 때 '당신은 요즈음 우울한가?'를 질문하여 5점 척도로 응답을 받을 수도 있지만, 우울감을 수면장애나 식욕장애 여부 등 세부 증상별로 구분하여 9문항 척도 또는 20문항 척도 등으로 측정하는 것이 리커트 척도의 본래 의미에 부합한다(Brill, 2008). 우울감을 측정하는 문항 수가 많을 때 이것을 합산하여 사용할 수 있다. 예를 들어 우울감의 세부 문항을 증상의 발현 빈도를 기준으로 [① 아니다, ② 가끔 그렇다, ③ 자주 그렇다, ④ 항상 그렇다]의 4점 척도로 응답할 경우 9개 문항을 모두 합산하여 최소 9점, 최대 36점의 범위(range)로 분포하는 새로운 합산척도를 만들어서 통계분석이나 우울증 선별에 사용할 수 있다. 이러한 이유로 리커드 척도를 합산척도(summated scale)로 부르기도 한다.

다음 표 7.1은 필자(손애리, 2019, 2021)가 Cooper 음주동기의 개념을 한국적 상황에 맞게 개발한 음주동기 척도이다. 15개의 문항 모두 점수가 높을수록 음주동기가 높음을 의미한다. 만약 15개의 문항 중 점수가 높을수록 동기가 낮아지는 문항이 있으면 이 문항은 다른 문항과 반대되는 문항이므로 점수를 역코딩(reverse coding)해야 한다. 즉 5점인 경우 1

점으로, 1점을 5점으로 바꾸어 합산해야 할 것이다. 합산 시 주의할 점은 합산한 척도가 반드시 단일차원의 개념을 설명하고 있어야 한다는 점이다. 다음의 음주동기는 모든 문항을 합하여 단일개념인 음주동기로 할 수 있다. 혹은 음주동기를 하위 요인으로 구분하여 고양동기, 대처동기, 사회동기, 동조동기, 환경동기와 같이 5개로 구분할 수도 있다. 그러나 각각의 동기가 서로 다른 개념을 설명하고 있다면 서로 합하여 분석할 경우 그 결과에 의미를 부여할 수 없게 된다. 필자가 개발한 동기는 각각 술을 마시는 이유에 대한 개념을 5개의 영역을 구분하고 있으나 기분이 더 좋아지려고 술을 마시는 사람의 고양동기와 스트레스를 해소하려고 마시는 대처동기가 잘 구분이 되지 않는다면 이를 합쳐서 분석하는 것이 바람직할 것이다. 이처럼 문항과 문항들이 설명하고 있는 개념 간의 관계는 측정의 신뢰성과 타당성에 대한 문제이다. 이에 대한 자세한 내용은 본 장의 다음 절에서 소개하겠다.

표 7.1 음주 동기의 리커트 척도 예시

음주 동기	전혀 그렇지 않다	그렇지 않다	보통	그렇다	매우 그렇다
1. 술 마시는 것이 기분 좋고 즐겁기 때문에 술을 마신다	①	②	③	④	⑤
2. 음주 말고 달리 놀만한 것이 별로 없기 때문에 술을 마신다	①	②	③	④	⑤
3. 술은 맛이 좋고 음식 맛을 좋게 해서 술을 마신다	①	②	③	④	⑤
4. 업무 스트레스나 생활 스트레스를 극복하는데 도움을 주기 때문에 술을 마신다	①	②	③	④	⑤
5. 잠이 얼른 안 들어서 쉽게 잠들고 싶어서 술을 마신다	①	②	③	④	⑤
6. 두려움을 없애고 과감해지고 싶어서 술을 마신다	①	②	③	④	⑤
7. 함께 술을 마시면 빨리 친해져서 친목도모에 도움이 되기 때문에 술을 마신다	①	②	③	④	⑤
8. 어려운 인간관계를 해결하는데 도움이 되기 때문에 술을 마신다	①	②	③	④	⑤
9. 모임의 분위기를 띄워주기 때문에 술을 마신다	①	②	③	④	⑤
10. 업무와 관련된 술자리가 많아서 술을 마시게 된다	①	②	③	④	⑤
11. 친구들이 술을 마시도록 강요하기 때문에 술을 마신다	①	②	③	④	⑤
12. 소외되지 않기 위해서 술을 마신다	①	②	③	④	⑤
13. 술 마실 수 있는 장소가 많아서 술을 마신다	①	②	③	④	⑤
14. 술값이 저렴하여 값싸게 놀 수 있기 때문에 술을 마신다	①	②	③	④	⑤
15. 음주광고(TV 광고, 포스터 등) 때문에 술을 마신다	①	②	③	④	⑤

리커트 척도는 보통 4점 또는 5점으로 구성된다. 4점일 경우에는 중간 범주가 없고 찬성–반대의 범주로만 구성되는 것이고 5점일 경우에는 중간 범주가 포함된다. 척도를 보다 세분하여 7점이나 9점으로 구성하는 것도 가능하다. 척도점을 몇 개로 나눌지는 측정 대상이 되는 현상이 얼마나 다양한 모습을 갖는가에 따라 달라진다. 만일 현상 변이의 정도가 낮다면 측정 지점도 적은 수로 정해야 한다. 반면 현상이 매우 다양한 의견을 도출할 수 있다면 그에 걸맞게 측정 지점도 다양한 것이 옳다. 현상 자체는 변이의 정도가 낮은데 측정 지점을 세분화하는 것은 적합한 척도구성이 아니다.

원래 리커트 척도는 태도 명제에 대한 동의(찬성)–반대 정도를 측정하기 위해서 개발된 것이다. 그런데 최근에는 만족도 조사 등에서 리커트 척도와 유사한 방식의 척도를 사용한다. 예를 들어 병원 방문자를 대상으로 만족도 조사를 할 때 원무 행정, 의사 진료, 직원 친절도, 원내 환경 등에 대하여 매우 만족, 만족, 보통, 불만족, 매우 불만족 등 5점 척도로 측정하는 경우를 볼 수 있다. 이것은 엄격하게 말하자면 본래 의미의 리커트 척도는 아니고 '리커트 형 척도'(Likert–style scale)라고 할 수 있다.

리커트 척도는 태도 측정에서 빈번하게 사용되는 척도이다. 그런데 측정의 정확성 측면에서는 생각해 볼 여지가 있다. 일상생활에서 우리는 극단적 태도를 보이는 것을 조심한다. 사회적 상호작용의 과정에서 극단적 태도를 보이면 상대방이 부담스러워하고, 여러 사람과의 관계가 소원해지며 자칫 사회적 고립을 초래할 수도 있기 때문이다. 그래서 어떤 사안에 대하여 매우 찬성하거나 매우 반대하기보다는 한 단계 낮추어서 응답할 수도 있고, 중간을 선택하여 어느 쪽 편을 들지 않고 누구로부터도 안전함을 찾으려 하기도 한다. 즉 태도의 측정에서 실제의 태도보다 중간점에 응답이 몰리는 현상이 있는 것이다. 만일 이러한 우려가 클 경우 연구자는 중간점을 빼고 찬성이나 반대 어느 한쪽을 선택하도록 할 수도 있다. 그런데 특별한 사유가 있지 않는 한 중간 점을 없애는 것은 그다지 좋은 방법은 아니다. 태도는 기본적으로 중간, 또는 중립적인 것이 가능하기 때문에 인위적으로 없애는 것은 또 다른 오차를 만들 수도 있다.

7.1.2 서스톤 척도

서스톤 척도(Thurston scale)는 Louis Thurston이 1928년에 종교에 대한 태도를 측정하기 위하여 개발하였다. **서스톤 척도는 태도를 측정하기 위한 1차원적 척도인데 다수의 '찬성' 또는 '반대' 명제들로 구성**된다. 척도를 만드는 방법은 다음과 같다.

① 연구 대상으로 정한 태도와 관련이 있는 명제 또는 진술을 수백 개 정도 만든다.
② 다수의 평정자들이 이 명제들에 대하여 1에서 11까지 점수를 부여한다. 가장 비우호적 태도로 생각되면 1점, 가장 우호적인 태도라면 11점을 부과한다.
③ 명제별로 중위수(median)와 범위(range)를 구한다. '범위' 값이 크면, 즉 평정값이 극단적으로 갈려서 분포가 크게 분산된 경우는 그 명제에 대한 태도가 모이지 않은 것으로 간주하여 문항을 버린다.
④ 남은 문항들을 중위수의 순위별로 모아서 태도 척도를 구성한다.

표 7.2 음주관용도 측정을 위한 서스톤 척도 사례

	문항	척도값	응답
1	공원이나 산에 가서 술을 마시는 것은 괜찮다	1.55	
2	낮술을 마시는 것은 괜찮다	3.36	
3	술은 좀 취해도 괜찮다	4.30	
4	고등학생도 술을 마셔도 된다	0.84	
5	혼자 술을 마셔도 괜찮다	7.41	
6	술에 취해서 한 행동은 용서할만하다	0.33	
7	상대방이 권하는 술을 거절하면 예의에 어긋난다	1.72	

이 척도는 **문항 사이의 간격을 같게 만든다는 점에서 유사등간척도**라고도 부른다. 유사등간척도(equal-appearing-interval Scale)는 문항의 척도가 어느 위치에 속하는지를 평가자로 하여금 평정하게 한 다음 조사자가 이를 바탕으로 적절한 문항을 선택하는 방법이다. 그런데 이 척도를 만드는 방법이 번거롭고, 평가자가 어떻게 구성되는가에 따라서 척도가 다르게 구성될 수 있다는 문제점이 있다.

7.1.3 거트만 척도

루이스 거트만(Louis Guttman)이 개발한 태도 척도로 리커트 척도, 서스톤 척도와 함께 3대 태도 척도로 불린다. **거트만 척도는 서열척도의 일종으로서, 강도가 다양한 어떤 태도 유형에 대해 가장 약한 표현부터 가장 강한 표현에 이르기까지 순서를 부여하는 누적 척도의 대표적인 형태**이다. 응답자들이 가장 어려운 항목에 성공할 경우 나머지 쉬운 항목들에 대해서 자동적으로 찬성하는 반면 쉬운 항목에 반대할 경우 그보다 어려운 항목들에 대해서 자동적으로 반대하게 된다. 예를 들어 1–10점으로 구성된 단일차원 척도에서 각 척도점에 특정 태도가 놓여 있다고 가정하되, 10점으로 갈수록 호의적인 태도의 강도가 높아지도록 구성하는 것이다.

에모리 보가더스(Emory Bogadus)는 1924년에 인종 간 태도를 측정하기 위하여 사회적 거리척도(social distance scale)을 개발하였다. **보가더스의 사회적 거리척도는 거트만 척도의 대표적인 예**이다. 다른 인종을 얼마나 수용할지를 측정하기 위하여 결혼, 친구, 이웃, 동료, 시민, 방문자, 완전배척의 7단계로 나누어 질문하였다. **이 척도의 구성에 중요한 가정은 인종 간 결혼에 긍정적인 태도를 보이는 사람은 친구, 이웃 등 그 이하의 태도에서 모두 긍정적일 것이라는 점**이다. 타 인종을 이웃으로 받아들이는 사람은 그들과 결혼을 하거나 친구로 삼지는 않겠지만 동료나 시민 또는 방문자로는 기꺼이 수용한다는 것을 의미한다. 이 척도를 만들려면 특정 사안에 대한 태도를 보여주는 명제들을 다수 확보한 후에 평정자들이 수용–거부의 평정을 수용도가 높은 순서로 배치한다. 동시에 다른 사람들과 다른 기준으로 평정을 하여 순위가 다르게 매겨지는 예외적 사례들을 제거하면서 최적의 척도를 만들어 가면 된다.

새로 만든 거트만 척도가 완벽한 거트만 척도와 일치하는 정도를 재생계수라 하는데 1일 경우 완벽한 재생을 의미하고 0.85 이상이면 수용할만한 수준으로 볼 수 있다.

표 7.3 사회적 거리의 보가더스 척도

	당신은 외국인 이주노동자를 다음과 같이 대우할 수 있는가?	응답률
1	결혼하여 가족으로 받아들일 수 있다	
2	친구로 함께 지낼 수 있다	
3	이웃으로 함께 지낼 수 있다	
4	직장 동료로 함께 지낼 수 있다	
5	대한민국 국민으로 지낼 수 있도록 허용한다	
6	단기 방문자/여행자로 허용할 수 있다	
7	대한민국 입국을 허용하지 말아야 한다	

7.1.4 의미차별척도

동일한 현상도 사람들에 따라 심리적으로 느끼는 의미는 다를 수 있다. 새로운 세품의 디자인에 대하여 누구는 따뜻하고 산뜻한 이미지를 발견했다면, 다른 사람은 차갑고 도시적인 이미지를 느꼈을 수도 있다. **주어진 주제/현상에 대하여 응답자가 어떤 의미를 느끼는지를 차별적으로 표시할 수 있도록 만든 척도가 의미차별척도**(semantic differential scale) **혹은 어의차이척도**이다. 서로 극단으로 대비되는 두 개의 이미지를 제시하고 이를 선택하도록 만든다. 양극단 사이에는 서열척도처럼 5점, 7점 등의 척도점이 주어진다. 의미차별을 어의적으로 표현할 수 있도록 척도점을 선택하는 것이 좋다. 한글은 정도의 차이를 나타내는 형용사가 부족해 어의적 차이를 표현하기 어려울 수 있다. 응답을 완료한 후 합산하여 척도화 할 수도 있고, 요인분석 같은 방법을 적용하여 하위 구성요소를 추출하는데 사용할 수도 있다.

표 7.4 '에이즈'를 연상할 때 떠오르는 이미지에 대한 의미차별척도 예시

	+3 매우	+2 어느정도	+1 약간	0 중간	1 약간	2 어느정도	3 매우	
따뜻하다								차갑다
친근하다								무섭다
깨끗하다								더럽다
아름답다								추하다
품위가 있다								천박하다
성공적이다								실패했다

7.2 | 척도의 신뢰도와 타당도

척도는 기본적으로 정확하고 안정적이어야 한다. 여기서 정확성은 측정하고자 하는 현상을 가능한 한 오차 없이 측정한다는 의미이다. 안정적이란 반복해서 측정해도 동일한 결과 값을 산출할 수 있어야 한다는 의미이다. 잴 때마다 결과 값이 달라진다면 믿기 어려운 척도가 된다. **정확성은 타당도**(validity)라고도 하며, **안정성은 신뢰도**(reliability)라고도 한다. 타당도와 신뢰도도 서열척도나 등간척도처럼 좀 더 좋은 타당도, 신뢰도를 보여주는 척도도 있고 그렇지 못한 척도들도 있다. 완벽하게 타당하거나 신뢰할만한 척도는 어쩌면 이론적으로만 가능할 수 있다. 사회현상의 측정은 일정하게 측정오차를 내포하기 때문이다. 따라서 현실적으로 '좋은 척도'란 오차가 전혀 없는 척도가 아니라 가능한 한 오차를 적게

만들어서 참값에 가까운 척도라고 할 수 있다.

7.2.1신뢰도

신뢰도(reliability)란 동일한 대상을 측정했을 때 일관된 결과를 나타내는 정도를 의미한다. 신뢰라는 말은 일반적으로 믿고 의지할만하다는 의미로 사용된다. 어떤 제품의 신뢰성은 표준적 공정을 거쳐서 만들어졌기 때문에 흠잡을 만한 구석이 없으며, 제품 간에도 차이가 없을 때 높다고 말할 수 있다. 통계학적 관점에서 신뢰성이란 표집의 변이도와 관련된다. 표본을 근거로 계산된 통계치들은 모수와 비교할 때 오차를 갖기 마련인데 그 오차가 크지 않아서 모수치에 근접할 경우 신뢰도가 높다고 한다. 척도의 경우에는 일관된 결과를 산출하는 척도가 신뢰도가 높다고 할 수 있다. 그 척도가 타당도가 있을 수도 있고 없을 수도 있지만 반복 측정해도 동일한 결과를 지속적으로 산출한다면 그 척도는 신뢰도가 높은 척도가 된다. 좋은 검사나 조사는 시간, 문항, 평가자와 무관하게 일관된 결과를 제공하고, 다시 반복해서 측정을 하여도 재현(replicable)되는 정도가 높다.

다음 질문의 신뢰도에 대하여 생각해보자.

질문1 한방진료와 양방진료 협진의 효과는 과학적으로 검증되었다.
[맞다, 틀리다]

양한방 협진 문제는 매우 복잡하고 어려운 보건정책 과제이기 때문에 관련 전문가가 아니면 그 필요성이나 효과에 대하여 섣불리 말하기 어려운 사안이다. 그런데 이러한 질문을 일반 시민들에게 제시하고 지식 문항으로 측정한다면 다수의 응답자들은 잘 알지도 못하면서 응답을 하게 될 것이다. 이럴 경우 측정의 신뢰도는 낮을 수밖에 없다. 신뢰도를 높이려면 응답자가 최소한도로 내용을 이해할 수 있을 정도로 설명을 한 후에 측정해야 한다.

질문2 한의사들은 동일 환자에 대하여 의사와 한의사가 함께 진료하면(협진) 치료의 효과가 더 좋아질 것이라고 주장하고, 의사들은 진단과 치료의 원리나 방식이 전혀 다른 의학과 한의학을 병원에서 동시에 시술하는 것은 어려운 일이고 만일 환자 상태가 나빠질 경우 책임 소재를 가리기도 쉽지 않다며 반대의견을 주장합니다. 귀하는 의사나 한의사 어느 쪽의 의견에 더 동의하십니까?
[한의사 의견에 동의, 의사 의견에 동의, 잘 모르겠음]

즉 이런 종류의 질문을 지식 문항으로 묻는 것은 애당초 신뢰도를 낮추는 원인이 될 수 있다. 또 신뢰도를 높이려면 의사의 주장과 한의사의 주장을 최대한 요약하여 제시해서 응답사의 이해도를 높인 다음에 태도 문항으로 측정하게 되면 신뢰도가 높아질 수 있다.

척도에서 신뢰도를 측정하는 방법은 재조사법, 반분법, 내적 일관성 등이 있다.

재검사법

재검사법(test-retest method)**은 신뢰성을 가장 쉽게 측정하는 방법으로 일정한 시간 간격을 두고 두 번 측정**하는 것이다. 척도의 안정성은 반복해서 조사해도 일관된 결과를 산출하는 것을 의미한다. 동일 척도를 두 개의 다른 조사에서 사용하여 두 조사 결과의 상관계수를 계산하고 상관도가 얼마나 높은지를 살펴봄으로써 신뢰도를 파악할 수 있다. 만일 동일 집단에 두 번의 조사를 할 경우에는 선행조사의 경험이 나중 조사에 영향을 미칠 수 있으므로 신뢰도 파악에 적절치 못하게 된다.

반분법

반분법(split-halves method)**은 척도의 문항을 무작위로 두 개 조로 나눈 다음 각 조간의 상관계수를 계산하여 판단**한다. 다만 척도의 구성 문항들 사이에 특별한 순서나 영향력의 차이가 없이 무작위적으로 분포한다고 가정할 수 있을 때 척도 문항들을 반분하여도 척도의 동질성은 유지된다고 볼 수 있어야 한다. 신뢰도 측정을 위한 상관관계 계산에서는 스피어만-브라운의 공식(Spearman-Brown formula)이 사용된다.

$$r_{full} = \frac{2(r_{half})}{1 + r_{half}}$$

복수양식법

복수양식법(multiple forms technique)**은 유사한 형태의 두 개 이상의 측정 도구를 이용하여 동일한 대상에 차례로 적용한 후 그 결과를 비교하는 방법**이다. 앞에서 설명한 재검사법이 시간적 차이로 발생하는 문제점을 보완하기 위하여 개발되었고, 이 방법은 시간의 차이가 없이 동시에 이루어진다. 동시에 이루어진다고 하여 평행양식법(parallel forms technique) 혹은 대안양식법((alternative forms technique)으로 불리기도 한다.

내적일치도

내적일치도법(internal consistency)은 재검사법과 같이 여러 번 측정을 요구하지 않으며, 반분법과 같이 전체 문항을 나눔으로써 일어나는 불확정성이 발생하지 않으므로 가장 많이 사용하는 방법이다. 어떤 개념을 여러 문항으로 측정하는데, 여기서 각 문항은 동일한 개념을 측정하기 때문에 각 문항들이 서로 상관이 있을 것으로 기대한다. 이처럼 **각 문항들의 연관성은 내적일치도 신뢰계수를 이용하여 추정**한다. 이 신뢰계수를 보통 크론바하 알파(*Cronbach* α)라고 한다. 크론바하 알파의 신뢰계수는 다음과 같다.

$$\text{크론바하 } \alpha = \frac{k}{k-1}\left(1-\frac{\Sigma\, Var(x_i)}{Var(\Sigma\, x_i)}\right)$$

$$(k = \text{문항의 수})$$

크론바하 알파의 신뢰계수는 0과 1 사이의 값으로 나오고 1에 가까울수록 내적 일치도가 높다고 할 수 있다. 일반적으로 0.7 이상이면 높다고 한다. 그러나 크론바하 알파의 신뢰계수는 문항의 수가 많고, 응답자의 수가 많을수록 높아지는 경향이 있다. 따라서 크론바하 알파의 신뢰 계수 값 자체로 판단을 하기보다는 한 문항을 제외했을 때 크론바하 알파의 신뢰 계수 값이 더 커지는지 혹은 더 적어지는지를 보고 그 문항을 제외할지 아니면 그대로 둘지를 결정한다. 즉 **크론바하 알파의 신뢰계수 값의 크기가 중요한 것이 아니라 문항을 제외했을 때 크론바하 알파의 신뢰계수 값의 변화가 더 중요하다.**

만약 문항의 척도가 예, 아니오와 같이 범주가 2개(binary, dichotomous (0,1))인 경우 크론바하 알파의 신뢰 계수 값은 Kuder-Richardson 20(KR-20) 신뢰계수가 된다.

7.2.2 타당도

신뢰도가 척도의 일관성의 문제라면 **타당도는 정확도의 문제, 또는 척도가 측정하고자 한 것을 제대로 측정한 정도를 의미**한다. 예를 들어 신체활동을 측정하는 척도가 있다고 했을 때 매일 30분 이상 숨이 차도록 운동을 한 날의 수를 측정한다고 하자. 이 척도는 30분이라는 시간 측정, 숨이 차도록 운동하는가에 대한 관찰이란 두 요소로 구성되는데, 측정하는 것이 특별히 어렵지 않고 기준의 충족 여부도 분명하기 때문에 대부분 오차 없이 측성이 가능할 것이고 이럴 경우 신뢰도가 높은 척도가 된다. 그런데 숨이 차도록 30분 운동한다는 측정의 기준이 과연 과학적 근거를 갖는지 논쟁이 될 수도 있다. 어떤 학자들은 20분이나 15분만 움직여도 운동 효과가 있다고 주장하고 있으며, 조금씩이라도 매일 움직이는 것이 더 중요하다고 본다. 이런 주장이 사실일 경우 30분 이상 숨이 차게 운동하는 날짜만을 계산하는 방식의 신체활동 척도가 본래의 의미를 충분히 반영하지 못하는 것이 되어 타당성이 높지 않을 수도 있다.

타당도에는 표면 타당도, 내용타당도, 기준 관련 타당도, 구성타당도 등이 있다. **표면 타당도(face validity)란 척도가 외면적으로 측정하기에 그럴듯해 보이는 것**을 말한다. 더 엄밀한 기준에서 타당도를 정의한 것은 아니므로 표피적이고 주관적인 타당성에 불과할 수도 있다. 그런데 표면 타당도가 필요한 경우도 있다. 사회적으로 민감한 질문에 대하여 응답자들이 답변을 적당히 순화시켜서 응답하는 현상이 있다. 이 경우 응답자들에게 민감성이 낮은 것처럼 인식되는 척도를 사용할 경우 오히려 응답의 왜곡을 방지할 수도 있다.

예를 들어 에이즈 감염자에 대한 수용도를 조사한다고 하자. 다음 질문은 에이즈 감염자에 대한 사회적 시선을 조금이라도 담고 있기 때문에 표면 타당도가 있는 것으로 볼 수 있다.

질문3 에이즈 감염자들은 우리 사회에서 쫓아내어 외딴 섬에 격리시켜야 한다.
[매우 찬성, 찬성, 보통, 반대, 매우 반대]

우리 사회에서 에이즈 감염자에 대한 공포감과 차별인식이 높지만, 범죄자도 아닌데 외딴 섬에 격리시키라는 주장은 매우 극단적이기 때문에 응답자들이 이 주장에 자연스럽게 찬성 의견을 표시하기는 쉽지 않다. 이 질문에 이어서 좀 완화된 태도 문항을 제시한다면 응답자들은 자신의 의견을 보다 솔직하게 답변할 수 있게 될 것이다.

질문4 에이즈 감염자들은 정부의 감시와 통제 아래에 두어야 한다.
[매우 찬성, 찬성, 보통, 반대, 매우 반대]

내용타당도는 측정의 포괄성(comprehensiveness), 관련성(relevance), 대표성에 관한 것이다. '건강'처럼 복잡하고 다차원적인 척도의 경우에 특히 문제가 된다. 건강을 측정할 수 있는 문항은 매우 많기 때문에 적절한 선정이 필요하다. 흔히 관련 전문가들이 이를 검토하여 타당성을 인증하는 경우가 많다. 건강 척도의 내용타당도가 높기 위해서는 건강의 요건에 해당하는 것을 포괄해야만 할 것이다.

건강을 측정할 때 질병 유무를 질문하여 측정한다고 하자. 질병은 건강의 핵심 지표가 될 수 있기 때문에 이 척도의 표면 타당도는 충분하다. 그렇지만 건강이 내포하고 있는 다양한 차원을 포괄하기에는 부족하고 내용타당도가 낮다고 할 수 있다.

기준 관련 타당도는 준거 기준으로 삼는 척도가 있다면 새로 개발한 척도가 준거 기준 척도와 얼마나 상관성이 높은가를 타당도의 근거로 삼는 것을 말한다. 예를 들어 우울척도를 새롭게 개발했을 경우 기존의 Beck의 우울척도와의 상관관계를 계산하여 상관성이 높을 경우 그 척도의 타당성이 높다고 판정하게 된다. 기준 관련 타당도의 다른 종류로 예측타당도가 있다. 예를 들어 우울척도에서 높은 점수를 보인 사람이 가까운 미래에 자살을 시도하는 경우가 많다면 우울척도와 자살시도율 사이에 높은 상관성을 보일 것이고 우울척도는 자살시도를 예측하는 척도로 사용될 수 있다.

구성타당도란 새로 개발한 척도의 측정값이 이론적으로 기대되는 값에 얼마나 근접하는지를 의미한다. 구성체(construct)란 경험되지는 않는 개념적인 구성물을 의미한다. 예를 들어 '지능'이란 구성체는 IQ 검사라는 척도에 의하여 측정될 수 있다. IQ 점수가 높을수록 학업능력이 더 높다는 것이 밝혀지면서 IQ검사의 구성타당도는 입증될 것이다. 또 다른 예로 '음주의 관용도'를 생각해 보자. 음주 관용도란 사회생활의 각 장(setting)에서 음주에 대한 허용적인 인식 또는 관행을 의미한다. 음주 관용도는 직접 우리 눈으로 경험되지는 않지만 음주 관용 척도를 통해서 그 존재가 입증된다. 이것을 구성타당도라 볼 수 있다. 음주 관용도가 높은 사람은 길거리 음주도 허용할 것이고 청소년들의 음주도 용인해 줄 것이다. 길거리 음주와 청소년 음주의 상관관계가 높게 나오고 음주 관용도로 수렴되는 경우도 구성타당도가 높다고 할 수 있다. 척도를 구성하는 요소들 중 음주 관용성과 거리가 먼 요소들이 포함되어 있다면 이 요소들은 다른 구성요소들과 상관성이 낮게 나올 것이기 때문에 이러한 판별분석을 통해서도 구성타당도를 검증할 수 있다.

내적 타당도는 알파 계수 계산을 통해 통계적으로 검증할 수 있다.

$$\alpha = \frac{N}{N-1}\left(1 - \frac{\text{개별문항의 점수의 변량의 합}}{\text{전체 문항의 총점수의 변량}}\right)$$

α = 알파 계수
N = 하나의 복합변인을 구성하고 있는 문항의 수

연구자는 척도의 타당도를 낮추는 장애 요인에 대해서도 고려할 필요가 있다. 타당도를 낮추는 요인은 기본적으로 척도의 구성과정에서 발생할 수도 있고 척도구성 이후 조사과정에서 발생할 수도 있다. 척도를 개발할 때 개념적 구성체의 정의를 잘못 내리는 경우는 흔한 오류이다. 음수의 관용도에 대해서 연구자가 음주 장소의 측면에서 관용도를 규정하였다면 공공장소에서의 음주 문제를 연구하는 데는 적절한 개념구성이 될 수 있겠으나 음주허용연령이나 주류광고 등과 관련된 음주 관용도를 측정하기에는 부적합한 척도가 될 수도 있다. 즉 개념 규정의 모호함이나 불확실성이 척도의 타당도는 낮춰진다. 만일 유사한 척도들이 동시에 사용될 경우 구성체 사이의 오염(confounding)이 발생하여 척도의 타당도를 낮출 수 있다. 음주가 사회적 교제의 수단으로 사용되는 우리나라 상황에서는 음주 관용도나 음주동기 모두 사회적 관계를 전제하면서 만들어지게 된다. 만일 두 척도를 같이 사용하게 될 경우 두 척도는 서로 상관성이 높게 나올 수밖에 없고 그럴 경우 척도가 고유한 현상을 측정한다는 의미에서의 타당성이 훼손될 수밖에 없다. 사회조사 과정에서 표본으로 선정된 사람들이 지레짐작이나 잘못된 가정으로 조사 응답을 왜곡할 경우에도 척도의 타당도를 낮추게 된다. 예를 들어 음주 관용도를 조사할 때 표본으로 선정된 응답자들이 이러한 조사가 자신들의 의견과는 다른 방향으로 정책의 근거로 사용될 것이라는 지레짐작으로 본심과는 다른 답변을 하게 되었다면 그 척도는 심각한 타당성의 훼손을 겪게 될 것이다.

신뢰도와 타당도는 척도의 질을 좌우하는 중요한 요소가 된다. 두 요소 모두 정확하고 의미 있는 사회조사를 수행하는데 긴요하다. 그런데 신뢰도와 타당도가 항시 함께 하는 것은 아니다. 신뢰도가 높은 조사라도 타당도가 부족할 수 있다. 신뢰하기 어렵지만, 타당도는 어느 정도 있는 경우도 있다. 아래의 그림을 살펴보자.

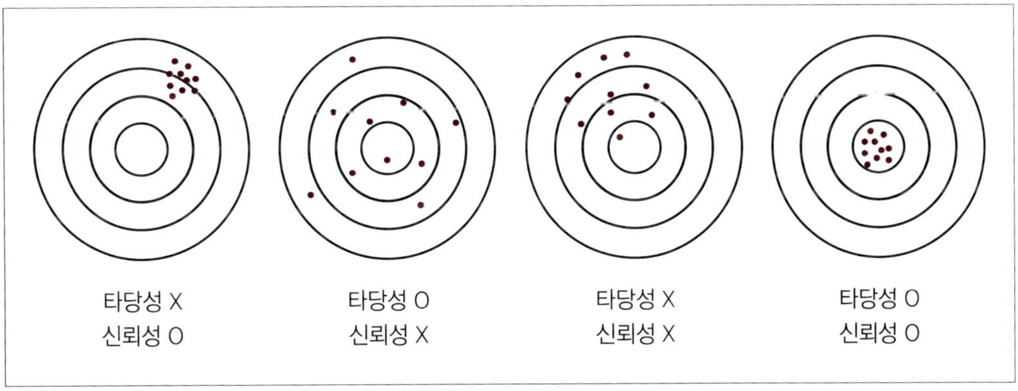

그림 7.1 신뢰도와 타당도의 차이

첫째 그림은 신뢰도는 높지만 타당도는 낮은 경우이다. 예를 들어 질병 유무로만 건강상태를 측정할 경우 측정이 비교적 쉽고 정확하여 신뢰도 높은 결과가 도출될 것이지만 건강의 복잡성을 보여주는 데는 한계가 있을 것이다.

둘째 그림은 타당하지만 신뢰하기 어려운 경우인데, 측정 척도의 오차가 크게 나타나는 사회조사가 해당된다.

셋째 그림은 신뢰하기도 어렵고 타당도도 낮은 경우이다. 척도를 잘못 구성했기 때문에 측정오차도 크고 정확도도 떨어지는 사회조사에서 발견된다.

넷째 그림은 신뢰도와 타당도가 모두 높은 경우이다. 좋은 척도는 측정하고자 하는 현상을 정확하게 측정할 수 있고, 또 측정오차도 적어야 한다.

신뢰도와 타당도를 높이려면 척도 개발 이후 이에 대한 평가를 진행해야 한다. 특히 앞 장에서 설명한 것처럼 사전조사나 인지적 면담 또는 초점집단면접 등을 통하여 응답자들이 척도 문항에 대하여 어떻게 이해하고 응답하는지를 면밀하게 검토하여 척도의 질을 높이는 것과 함께 반복적 측정을 통하여 척도의 안정성을 높이는 데 노력해야 한다.

요약

- **리커트 척도(Likert Scale)의 구성절차**

① 질문문항에 대한 응답범주를 작성
② 응답범주에 대한 가중치 부여
③ 응답자로부터 응답을 얻어낸 후 총합을 계산
④ 척도 문항 분석

- **서스톤 척도(Thurston scale)**: 태도를 측정하기 위한 1차원적 척도로 수많은 명제를 만들고, 중위수와 범위를 고려하여 적절한 명제를 선택하는 방법

- **거트만 척도(Guttman scale)**: 사람들이 특정 사안에 대해 갖는 긍정적 · 부정적 태도가 누적된 척도

- **의미차별척도(어의차이척도)**

① 의미차별척도의 개념
주어진 주제/현상에 대하여 응답자가 어떤 의미를 느끼는지를 차별적으로 표시할 수 있도록 만든 척도
② 의미차별척도의 특징
㉠ 척도의 양극단에 상반되는 형용사 사용

ⓛ 본질적인 뜻을 몇 개의 차원을 통해 측정함으로써 태도의 변화를 좀 더 정확하게 파악할 수 있음
ⓒ 가치와 태도의 측정에 적합함
ⓔ 다양한 연구문제에 적용할 수 있음
ⓜ 연구목적에 부합하는 타당성 있는 분석을 할 수 있음

■ **신뢰도와 타당도**

① **신뢰도(Reliability)의 개념**
동일한 대상을 측정했을 때 일관된 결과를 나타내는 정도
② **신뢰도를 높이기 위한 방법**
ⓖ 측정도구의 모호성 제거: 측정도구를 구성하는 문항을 분명하게 작성
ⓛ 다수의 측정항목: 측정항목을 늘림
ⓒ 측정의 일관성 유지: 측정자의 태도와 측정방식의 일관성을 유지
ⓔ 표준화된 측정도구 이용: 신뢰도가 검증된 표준화된 측정도구를 이용
ⓜ 측정자가 무관심하거나 잘 모르는 내용은 측정하지 않음
③ **타당도(Validity)**: 측정도구가 측정하고자 하는 것을 제대로 측정한 정도

■ **신뢰도 평가 방법**

① **재검사법, 재조사법(Test-retest Method)**
일정한 시간 간격을 두고 동일한 측정방법으로 두 번 측정하는 것
② **반분법(Split Halves Method)**
척도의 문항을 무작위로 두 개 조로 나눈 다음 각 조간의 상관계수를 계산하여 판단함
③ **복수양식법(Multiple Forms Technique)**
동일한 대상에 유사한 두 개 이상의 측정도구를 차례로 적용한 후 그 결과를 비교하는 방법
④ **내적일치도(Internal Consistency)**
여러 개의 항목을 이용하여 동일한 개념을 측정하고자 할 때 신뢰도를 저해하는 요인을 제거해서 신뢰도를 향상시키는 방법

연습문제 및 정답

1. 리커트(Likert) 척도의 장점이 아닌 것은? [2021년 3월 필기 기출문제]

① 적은 문항으로도 높은 타당도를 얻을 수 있어서 매우 경제적이다.
② 한 항목에 대한 응답의 범위에 따라 측정의 정밀성을 확보할 수 있다.
③ 응답 카테고리가 명백하게 서열화되어 응답자에게 혼란을 주지 않는다.
④ 항목의 우호성 또는 비우호성을 평가하기 위해 평가자를 활용하므로 객관적이다.

2. 타당도에 관한 설명으로 옳은 것을 모두 고른 것은? [2020년 8월 필기 기출문제]

ㄱ. 타당도는 측정하고자 하는 바를 얼마나 정확하게 측정하였는가에 대한 개념이다.
ㄴ. 내적타당도는 측정된 결과가 실험 변수의 변화 때문에 일어난 것인가에 관한 문제이다.
ㄷ. 외적타당도는 연구결과의 일반화 가능성에 대한 것이다.
ㄹ. 일반적으로 내적타당도를 높이고자 하면 외적타당도가 낮아지고, 외적타당도를 높이고자 하면 내적타당도가 낮아진다.

① ㄱ　② ㄱ, ㄴ　③ ㄱ, ㄴ, ㄷ　④ ㄱ, ㄴ, ㄷ, ㄹ

3. 신뢰도를 향상시키는 방법에 관한 설명으로 옳지 않은 것은? [2020년 6월 필기 기출문제]

① 중요한 질문의 경우 동일하거나 유사한 질문을 2회 이상 한다.
② 측정항목의 모호성을 제거하기 위해 내용을 명확히 한다.
③ 이전의 조사에서 이미 신뢰성이 있다고 인정된 측정도구를 이용한다.
④ 조사대상자가 잘 모르거나 전혀 관심이 없는 내용일수록 더 많이 질문한다.

연습문제 및 정답

4. 어의차이척도(semantic differential scale)에 관한 설명으로 옳지 않은 것은?
[2019년 4월 필기 기출문제]

① 측정된 자료는 요인분석 등과 같은 다변량분석의 적용이 가능하다.
② 측정대상들을 직접 비교하는 형태인 비교척도(comparative scale)에 해당한다.
③ 마케팅조사에서 기업이나 브랜드, 광고에 대한 이미지, 태도 등의 방향과 정도를 알기 위해 널리 이용된다.
④ 일련의 대립되는 양극의 형용사로 구성된 척도를 이용하여 응답자의 감정 혹은 태도를 측정하는데 이용된다.

5. 각 문항이 척도상의 어디에 위치할 것인가를 평가자들로 하여금 판단케 한 다음 조사자가 이를 바탕으로 하여 대표적인 문항들을 선정하여 척도를 구성하는 방법은?
[2019년 4월 필기 기출문제]

① 서스톤척도 ② 리커트척도 ③ 거트만척도 ④ 의미분화척도

정답 1④ 2④ 3④ 4② 5①

8

건강 측정 척도

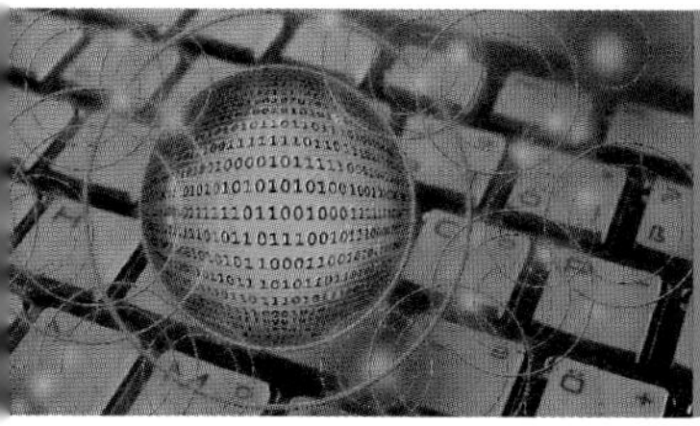

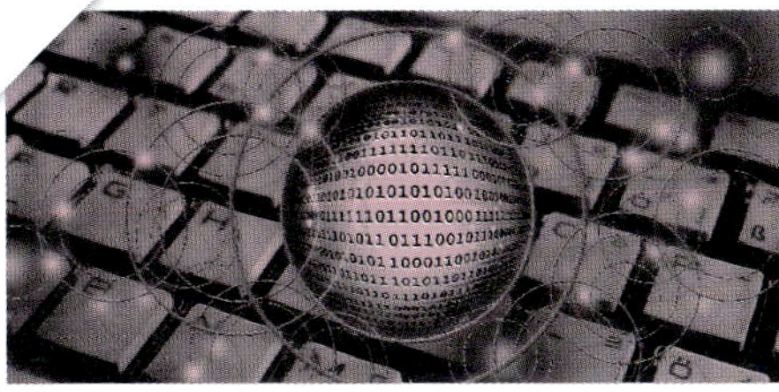

제8장

건강 측정 척도

세계보건기구는 1948년에 건강을 신체적 웰빙, 정신적 웰빙, 사회적 웰빙의 총체로 규정한 바 있다. 지금도 건강을 신체건강, 정신건강, 사회적 건강으로 나누는 것이 일반적 관행이다. 신체적 건강은 질병과 장애 여부로 측정할 수 있을 것이고, 정신건강은 스트레스, 우울 또는 정신질환 유무로 측정할 수 있을 것이다. 사회적 건강은 개념적으로 규정하기 쉽지 않으나 사회적 관계에서 유래하는 불건강을 의미한다. 주로 차별이나 소외 같은 것을 예로 들 수 있다.

8.1 | 신체적 건강의 측정

신체적 건강(physical health)은 가장 오래된 건강 개념이다. 주로 질병이나 장애의 유무로 측정한다. 신체적 건강을 측정할 때 다음 질문과 같이 만성질환에 대하여 묻는 경우가 많다. 급성질환은 단기적인 신체적 이상이고 곧바로 회복되는 경우가 많기 때문에 보다 안정적인 건강상태를 파악하기 위해서는 급성질환은 제외하는 때가 많다. 만성질환은 일단 발병하면 완치가 쉽지 않고 장시간 지속하기 때문이다. 경우에 따라서는 특정 질환 보유 여부를 질문하여 이전 질문의 정확성을 보충하기도 한다.

질문1 귀하는 현재까지 오랫동안 앓아오고, 지속적으로 관리해야 하는 질환이나 장애가 있습니까?

① 예

② 아니오

질문2 다음 중 어떤 질환으로 진단받아 현재 약을 복용 중이거나 치료를 받고 있습니까? [중복 선택 가능]
[고혈압 / 당뇨병 / 뇌혈관 질환 / 심장질환 / 알레르기성 질환 / 천식 / 암 / 기타]

그런데 신체적 건강은 특정한 질환을 갖지는 않더라도 신체적 기능의 약화로 인하여 일상생활에 어려움을 겪고 삶의 질이 낮아지기 때문에 이를 별도로 측정하기도 한다.

질문3 귀하는 건강문제로 다음의 활동을 하는데 어려움이 있습니까? 각 항목의 해당되는 곳에 O표를 하여 주십시오(통계청 사회조사 2020).

	① 전혀 어렵지 않다	② 약간 어렵다	③ 상당히 어렵다	④ 전혀 할 수 없다
1) 안경을 써도 보는데 어려움이 있습니까?				
2) 보청기를 사용해도 듣는데 어려움이 있습니까?				
3) 걷거나 계단을 오르는데 어려움이 있습니까?				
4) 기억하거나 집중하는데 어려움이 있습니까?				
5) 스스로 옷 입기, 목욕하기 등 자기관리 활동을 하는데 어려움이 있습니까?				
6) 일상생활에서 말을 하거나 듣고 이해하는데 어려움이 있습니까?				

신체적 건강을 측정하는 다른 방법은 주관적 평정법이다. 주관적으로 인지된 건강상태를 물어서 확인하는 것이다. 주관적 건강상태가 현재의 건강상태는 물론 향후 건강상태의 예측에 까지 유의미한 영향을 미친다는 연구들이 많다. 즉 응답자들은 질병 여부는 물론 그로 인한 생활의 불편함까지 종합해서 자신이 얼마나 건강한지를 응답하기 때문에 신뢰할 만한 척도가 되고 있다.

질문4 전반적으로 귀하의 건강상태는 어떠합니까?
① 매우 좋다
② 좋은 편이다
③ 보통이다
④ 나쁜 편이다
⑤ 매우 나쁘다

주관적 건강은 단일 문항으로 질문하는 경우도 있고 '3종 세트' 질문들로 구성되기도 한다. [질문4] 이외에 다음 두 가지 질문이 추가될 수 있다.

질문5 지난해에 비하여 최근에 귀하의 건강상태는 어떠합니까?

질문6 동년배 친구들에 비하여 귀하의 건강상태는 어떠합니까?

주관적 건강의 질문 문항은 미국식과 유럽식으로 대별된다. 미국식 문항에서는 응답범주가 긍정적 방향으로 기울어져 있다. 즉 Excellent, very good, good, fair, poor로 측정된다. 반면 유럽식 문항에서는 very good, good, not good nor bad, bad, very bad로 양쪽으로 균형된 응답범주가 제공된다. 우리나라에서는 유럽식 문항을 많이 사용하고 있다. 주관적 건강은 건강상태에 대한 평정에서 사회문화적 영향을 받는다. 예를 들어 여성은 자신의 건강을 남성보다 더 나쁘게 평가하는 경향이 있었고, 흑인들은 백인보다 건강을 과소평가하는 경향이 있었다. 또 객관적 건강이 나쁜 경우에도 주관적 건강을 양호하게 평가하는 경우도 있다. 따라서 주관적 건강 척도가 질병 유무와 같은 객관적 건강 척도를 대체한다기보다는 보완한다는 의미로 이해하는 것이 좋을 것이다.

8.2 | 정신적 건강의 측정

정신건강은 1945년 제2차 세계 대전 종전 이후에 측정되기 시작하였다. 참전 군인들이 돌아오면서 외상후스트레스장애(post-traumatic stress disorder)를 호소하는 경우가 많았다. 미국 정부는 1949년에 국립정신건강원구원(National Institute of Mental Health)을 설립하고 정신건강에 대한 연구와 지원을 시작하였다. 초창기에는 임상의사들이 지역사회의 표본에 대하여 정신건강 상태를 문진하는 방식으로 측정이 이루어졌다. 임상의사들은 기본적으로 사람들의 증상이 정신과적 질환의 범주에 속하는지 아닌지를 질적으로 구분하는데 관심이 있었다. 그런데 나중에 사회학자들에 의하여 응답자들이 자신의 증상을 연속적인 척도상의 범주에서 평정하는 방식(rating scale)의 측정 도구들이 개발되었다. 자가 기입식 정신건강 측정은 간편하고 저비용이라는 편리성의 이점이 있었다. 이렇게 측정된 결과가 지역사회 내 정신과적 증상의 분포는 알려 주었지만 개별 문항들에 내포된 편향성이나 민감성의 부족 등의 문제로 인하여 특정 개인이 정신과적으로 위험한 범주에 속하는지 여부를 판단하지는 못하였다. 즉 사회학자들에게는 연속선상의 정신건강 척도에서 위험여부를 가려주는 절단점(cutting point)을 정하기가 어려웠다. 사회학자와 정신과 전문의는 추구하는 관심사가 달랐기 때문에 이렇게 두 방향의 정신건강 측정이 진행되었다(Kessler and Pennell, 2015).

1970년대 말부터 지역사회 수준의 정신건강을 측정하면서 정신과적 선별검사로도 사용할 수 있는 구조화된 정신건강 측정 척도들이 개발되기 시작하였다. Diagnostic Interview Schedule(DIS)가 처음 개발되었고, 이어서 세계보건기구의 Composite International Diagnostic Interview(CIDI)가 개발되었다. 이 도구들은 모든 정신과 질환 증상을 측정할 수 있도록 설계되어 있기 때문에 문항 수가 400개를 넘을 정도로 방대하다. 따라서 17개의 문항으로 우울증을 측정할 수 있는 보다 축약된 형태의 척도들이 개발되었는데 Hamilton Rating Scale for Depression(HRSD) 같은 경우가 대표적이다.

정신과적 선별의 목적을 가지지 않고 대중의 정신건강 상태를 측정하는 가장 간단한 척도로는 스트레스 여부를 질문하는 것이다. 스트레스를 측정하는 방법도 다양하다. 그런데 1990년대 이후 우리나라 국민들이 '스트레스'라는 말에 익숙해졌기 때문에 단일 문항으로도 본인이 경험하고 있는 스트레스의 정도를 잘 대답해 줄 수 있게 되면서 문항이 유용해졌다.

질문7 귀하는 평소 일상생활에서 스트레스를 어느 정도 느끼고 있습니까?
① 대단히 많이 느낀다
② 많이 느끼는 편이다
③ 조금 느끼는 편이다
④ 거의 느끼지 않는다

스트레스가 비교적 낮은 단계의 정신건강 상태를 대변해 준다면 이보다 높은 수준의 정신적 문제를 나타내는 개념이 우울감(depression)이다. 우울감 역시 소수의 사람만이 겪는 정신과 증상이라면 이를 밝혀내는데 상당히 긴 평가설문지가 필요할 수 있다. 그런데 요즈음은 우울감 또한 많은 사람이 호소하고 있는 증상이 되면서 단일 문항으로 측정하기도 한다.

질문8 지난 12개월 동안 연속적으로 2주 이상 일상생활에 지장이 있을 정도로 슬프거나 절망감 등을 느낀 적이 있습니까?

① 예
② 아니오

스트레스 측정과는 달리 우울감 측정 시에는 시간적 제한이라는 조건이 붙는다. 즉 적어도 2주간 계속해서 슬픔이나 절망감을 느꼈는지를 묻는다. 대개 사람들은 일상생활에서 이런저런 일을 겪으면서 슬픔이나 기쁨을 수시로 경험하기 때문에 하루 이틀 슬퍼한 것으로 우울증이라고 분류하지는 않는다. 적어도 정신과적 이상의 범주에 가까워지려면 2주간의 시간적 조건을 충족해야 한다. 2주간 동안 계속 슬프다는 것은 보통사람에게는 잘 발생하지 않는 일이다. 우울감에 대한 보다 상세한 상황을 측정하기 위한 척도로는 지역사회 건강조사에서 사용하는 9문항 척도가 있다.

질문9 최근 2주 동안 아래 나열되는 증상들에 얼마나 자주 시달렸습니까?

	⓪ 전혀 아니다	① 여러 날 동안	② 일주일 이상	③ 매일
1) 일을 하는 것에 대한 흥미나 재미가 거의 없음	⓪	①	②	③
2) 가라앉은 느낌, 우울감 혹은 절망감	⓪	①	②	③
3) 잠들기 어렵거나 자꾸 깨어남, 혹은 너무 많이 잠	⓪	①	②	③
4) 피곤함 기력이 저하됨	⓪	①	②	③
5) 식욕 저하 혹은 과식	⓪	①	②	③
6) 내 자신이 나쁜 시람이리는 느낌 혹은 내자신을 실패자라고 느끼거나, 나 때문에 자 자신이랑 내 가족이 불행하게 되었다는 느낌	⓪	①	②	③
7) 신문을 읽거나 TV를 볼 때 집중하기 어려움	⓪	①	②	③
8) 남들이 알아챌 정도로 거동이나 말이 느림 또는 반대로 너무 초조하고 안절부절 하지 못해서 평소보다 많이 돌아다니고 서성거림	⓪	①	②	③
9) 나는 차라리 죽는 것이 낫겠다는 등의 생각 혹은 어떤 면에서건 당신 스스로에게 상처를 주는 생각들	⓪	①	②	③

한국 사회에서 유독 두드러지는 정신건강 문제로 자살시도가 있다. 자살시도를 측정할 때 자살생각, 자살계획, 자살시도의 3단계로 묻는 것이 보통이다.

질문10 지난 12개월 동안 심각하게 자살을 생각한 적이 있습니까?

① 예
② 아니오

질문11 지난 12개월 동안 자살을 하기 위한 구체적인 계획을 세운 적이 있습니까?

① 예
② 아니오

질문12 지난 12개월 동안 실제로 자살을 시도해본 적이 있습니까?

① 예
② 아니오

정신건강을 측정하는 또 다른 단일 문항으로는 수면상태에 대한 질문이 있다. 잠을 잘 못 자는 것은 대표적인 정신건강 악화의 증상으로 볼 수 있기 때문에 수면상태를 측정하는 것도 방법이 된다. 수면상태는 주중 또는 주말로 나누어서 질문할 수도 있다.

질문13 하루에 보통 몇 시간 주무십니까? ____________ 시간

정신과 전통에서는 정신건강 측정 증상 경험을 묻는 방식으로 구성한다. 반면 사회과학에서는 삶의 만족이나 행복을 측정하는 방식으로도 척도를 발전시켰다. 예를 들어 Oxford Happiness 척도(Hills and Argyle, 2002)는 29개의 항목을 6점 척도로 측정하고 있다.

1. I don't feel particularly pleased with the way I am. (R)
   나는 지금 내 모습에 특별히 만족스럽지 않다.
2. I am intensely interested in other people.
   나는 다른 사람들에게 관심이 많다.
3. I feel that life is very rewarding.
   나는 삶이 매우 보람 있다고 느낀다.
4. I have very warm feelings towards almost everyone.
   나는 내부분의 사람들에게 따뜻한 감정을 갖고 있다.

5. I rarely wake up feeling rested. (R)
   나는 깨어날 때 충분히 쉬었다는 느낌이 들지 않는다.
6. I am not particularly optimistic about the future. (R)
   나는 미래에 대하여 특별히 낙관적이지 않다.
7. I find most things amusing.
   나는 대부분의 일이 즐겁다.
8. I am always committed and involved.
   나는 항상 헌신적이고 참여적이다.
9. Life is good.
   인생은 좋은 것이다.
10. I do not think that the world is a good place. (R)
    나는 세상이 좋은 곳이라고 생각하지 않는다.
11. I laugh a lot.
    나는 많이 웃는 편이다.
12. I am well satisfied about everything in my life.
    나는 내 인생의 모든 일에 매우 만족한다.
13. I don't think I look attractive. (R)
    나는 내가 매력적이라고 생각하지 않는다.
14. There is a gap between what I would like to do and what I have done. (R)
    내가 하고 싶은 것과 해본 것 사이에 괴리가 있다.
15. I am very happy.
    나는 매우 행복하다.
16. I find beauty in some things.
    나는 어떤 것들에서도 아름다움을 발견한다.
17. I always have a cheerful effect on others.
    나는 항상 다른 사람들에게 유쾌한 영향을 준다.
18. I can fit in (find time for) everything I want to.
    나는 내가 원하는 모든 것에 맞출 수 있다(시간을 낼 수 있다).
19. I feel that I am not especially in control of my life. (R)
    나는 내 삶을 잘 통제하지 못하는 것 같다.
20. I feel able to take anything on.
    나는 무엇이든지 할 수 있을 것 같다.
21. I feel fully mentally alert.
    나는 정신적으로 완전히 각성되어 있다.

22. I often experience joy and elation.
    나는 기쁨과 자신감을 자주 경험한다.
23. I don't find it easy to make decisions. (R)
    나는 쉽게 결정을 내리지 못한다.
24. I don't have a particular sense of meaning and purpose in my life. (R)
    나는 내 인생에서 특별한 의미와 목적을 찾지 못하겠다.
25. I feel I have a great deal of energy.
    나는 에너지가 넘치는 것 같다.
26. I usually have a good influence on events.
    나는 평소 사건에 좋은 영향을 끼치는 것 같다.
27. I don't have fun with other people. (R)
    나는 다른 사람들과 재미가 없다.
28. I don't feel particularly healthy. (R)
    나는 특별히 건강하다고 느껴지지 않는다.
29. I don't have particularly happy memories of the past. (R)
    나는 과거에 특별히 행복했던 기억이 별로 없다.

각 문항은 다음 척도로 답변을 하게 되어 있다.
1 = strongly disagree(전혀 동의안함)
2 = moderately disagree(상당히 동의안함)
3 = slightly disagree(약간 동의안함)
4 = slightly agree(약간 동의함)
5 = moderately agree(상당히 동의함)
6 = strongly agree (매우 동의함)

정신건강 척도에서 문제가 되는 점은 정신건강에 대한 사회적 낙인이 존재하는 상황에서 응답자들이 증상 질문에 대하여 과소 응답할 가능성이 있다는 점이다. 따라서 정신건강 설문의 경우 대면 면접조사 방식보다는 자기 기입식 방식이 더 적합하다. 아울러 사적 비밀보호에 대하여 더욱 강조할 필요가 있다. 정신적으로 취약해진 상태의 응답자일 경우에 이러한 조사 자체가 새로운 정신적 부담으로 작용할 수도 있기 때문에 상당한 주의가 필요할 수 있다. 더욱이 정신건강 지역사회 역학조사 형태의 설문지는 문항 수가 400개가 넘고 조사시간이 1시간 남짓 소요되기 때문에 응답자에게 주는 부담이 상당히 크다. 미국에서는 CIDI를 전산화 적응 시험 방식(computer adaptive testing)으로 검사한다. 마치 문제은행에서 응답자에 능력에 부합되게 문제를 선별해서 보여주고 응답을 진행하듯이 하는 온라인 조사 조사방식이다. 불안척도, 우울척도, 분노척도 등이 개발되어 있다고 한다. 구조화된 정신건강 설문지의 경우 최근의 정신건강 상태와 함께 평생 정신건강 증상 여부를 질문한다. 이 경우 기억의 한계로 인한 응답의 오차 가능성이 발생할 수 있다. 만일 기억의 한계로 인하여 응답이 정확하지 못할 경우에는 3개월 단위로 반복하여 조사하는 것이 보완책이 될 수 있다(Kessler and Pennel, 2015).

8.3 | 건강행동 척도

건강행동이란 건강상태의 개선 또는 유지를 위하여 추구하는 보건학적 행위들과 건강에 나쁜 영향을 미치는 사회 관습적 행위를 포괄하는 말이다. 흡연/금연, 음주/절주, 신체활동/비활동, 영양 등의 행동들이 주로 포함된다.

8.3.1 흡연/금연

흡연은 음주와 더불어서 건강 영향의 큰 요인으로 알려져 있고, 보건정책에서는 정책적 개입의 최우선 과제가 되고 있다. 흡연과 관련된 지표로 가장 기본적인 것은 흡연율인데 이것은 다음과 같은 질문으로 측정한다. 전체 응답자 중 ①과 ②에 응답한 사람의 합이 흡연율이 된다.

질문14 귀하는 현재 담배를 피웁니까?

① 매일 피운다
② 가끔 피운다
③ 과거에는 피웠으나 현재는 피우지 않는다
④ 지금까지 담배를 피운 적이 없다

그런데 실제 흡연 관련 조사에서는 부가적인 문항들이 포함된다. 흡연량(5갑 이상, 5갑 미만), 전자담배의 종류별 흡연 여부, 또는 금연 의지나 간접흡연 경험 등을 질문하기도 한다. 그런데 사회과학 조사에서는 관점을 약간 달리해서 질문한다.

질문15 귀하는 담배를 얼마나 자주 피우십니까?
[매일/ 일주일에 몇 번/ 한달에 몇 번/ 일년에 몇 번/ 전혀 안피움]

질문15-1 귀하는 담배를 피우신지 몇 년이나 되었습니까? _____ 년

질문 14는 기본적으로 흡연과 비흡연을 구분하는 데 관심이 있다. 의학적으로 볼 때 흡연이 줄 수 있는 건강상의 이득은 거의 없고 부정적 영향만 주고 있으며, 흡연량을 줄이는 것은 효과가 크지 않다고 판단한다. 반면 사회과학에서의 흡연은 건강문제이기도 하지만 오랫동안 사회적 관습으로 굳어진 사회적 행위로 인식된다(김상욱 등, 2010). 따라서 이 관점에서는 빈도수를 측정하여 흡연이 얼마나 습관화되어 있는지를 파악하는 데 관심있다고 할 수 있다.

8.3.2 음주/ 절주

음주와 흡연은 보건학적 위험의 구성이 약간 다르다. 흡연과 달리 음주는 사회적 관용도가 높으며, 부분적으로 음주가 건강에 도움이 된다는 인식도 있다. 보건학적으로는 음주 횟수와 1회 음주량을 모두 질문하여 해로울 만큼 음주하는지를 파악하려 한다. 사회과학 조사에서 질문18의 경우는 질문16과 유사하기는 하지만 음주빈도를 느슨하게 척도화한 점에서 차이가 있다. 즉 보건학적 조사에서는 보다 정확한 횟수와 음주량의 측정에 관심이 있는 반면 사회과학 조사에서는 음주의 관습을 몇 단계로 구분하는 정도의 측정을 하고 있다. 조사목적에 따라 동일한 현상도 다르게 측정해야 하는 것이다.

질문16 귀하는 음주를 얼마나 자주 하십니까?
① 한달에 1번 이하
② 한달에 2-4번 정도
③ 일주일에 2-3번 정도
④ 일주일에 4번 이상
⑤ 술을 마시지 않음

질문17 최근 한 달간 한 번의 술자리에서 소주 7잔/맥주 5캔 (여성은 소주 5잔/ 맥주 3캔) 이상으로 마신 횟수는 몇 번이나 됩니까?

① 한 달에 1번 이하
② 한 달에 2-3번 정도
③ 일주일에 1번 정도
④ 일주일에 2-3번 정도
⑤ 거의 매일

질문18 귀하는 술을 얼마나 자주 마십니까?

① 매일 마신다
② 일주일에 몇 번 마신다
③ 한달에 몇 번 마신다
④ 일년에 몇 번 혹은 그 이하로 마신다
⑤ 전혀 마시지 않는다

8.3.3 신체활동

흡연이나 음주와 달리 신체활동은 보다 적극적인 건강관리의 의미가 담겨 있다. 또 사회적 관습과의 연관성도 별로 없다. 그만큼 의지에 따른 실천이 담보되는 영역으로 볼 수 있다. 표준적인 신체활동 측정은 숨이 찰 정도의 운동을 하는지의 여부를 묻는다.

질문19 귀하는 평소에 숨이 찰 정도의 운동을 일주일에 몇 번이나 하십니까? ______ 회

질문20 귀하는 땀 흘릴 정도나 숨이 가쁠 정도의 운동을 최소 20분 이상 얼마나 자주 하십니까?

① 매일 한다
② 일주일에 몇 번 한다
③ 한달에 몇 번 한다
④ 일년에 몇 번 혹은 그 이하로 한다
⑤ 전혀 하지 않는다

질문19와 질문20 질문의 의도는 거의 유사한데 단지 응답의 범주에서 차이가 있다. 보건학적 관점에서는 질문19처럼 정확한 횟수가 중요하다. 반면 사회과학 질문에서는 흡연, 음

주에서와 동일한 척도로 얼마나 관습적인 운동을 하는지를 묻고 있다. 우리나라에서는 운동 실천에 초점을 맞추어 신체활동을 측정하는 데 비해 호주에서는 반대 방향으로 측정한다. 즉 신체 비활동 시간을 질문하는 것이다. 사무직군 근로자들의 경우 종일 사무실 책상 앞에 앉아서 컴퓨터로 업무를 수행하기 때문에 신체적 비활동 시간이 매우 길다. 동시에 손과 팔로만 작업을 하는 관계로 어깨와 목의 통증을 유발하는 경우가 많다. 움직이지 않는 것(immobility)이 건강에 더 치명적인 점을 생각할 때 우리도 측정의 방향을 반대로 하여 음주와 흡연과 마찬가지로 위험인자를 측정해 보는 것도 좋은 접근일 수 있다.

8.3.4 영양

영양과 관련해서 일반 건강조사에서는 적절한 영양 섭취에 영향을 줄 수 있는 아침 식사 여부, 간식 여부, 채소-과일 섭취여부, 인스턴트 식품 섭취 여부 등을 주로 확인한다.

질문21 귀하는 평소 아침 식사를 1주일에 몇 회나 하십니까?

① 매일
② 주 5-6회
③ 주 3-4회
④ 주 1-2회
⑤ 거의 안한다

8.3.5 건강관심도

건강에 관심이 많고 적음은 건강행동의 실천에 직접적인 영향을 줄 수 있는 요인이 된다. 그런데 건강관심도를 직접적으로 '건강에 관심이 많은가' 하고 물으면 관심의 기준이 분명하지 않기 때문에 응답에 상당한 불확실성을 내포하게 된다. 따라서 건강관심도는 보다 구체적 기준을 제시하면서 측정하는 것이 바람직하다. 건강관심도에 해당될 수 있는 문항으로는 건강검진 실천 여부나 식품의 영양표시 확인 여부 같은 것을 들 수 있다. 이러한 행위는 그 자체로 건강을 증진시키는 것은 아니지만 건강에 관심이 높아야 할 수 있는 행위들이기 때문에 건강관심도를 간접적으로 나타내는 것으로 볼 수 있다.

질문22 귀하는 가공식품을 사거나 고를 때 '영양표시'를 읽습니까?
① 예
② 아니오

8.4 | 의료이용 및 의료서비스 만족도의 측정

의료이용 및 의료서비스 만족도의 측정은 환자조사(patient survey)의 주된 영역에 속한다. 환자는 신체적, 정신적으로 취약한 상태에 있기 때문에 이들에 대해 조사할 시에는 특별히 고려해야 하는 사항들이 있다. 환자들은 병원을 일상적으로 이용하고 있기 때문에 환자조사를 위해서는 연구자가 병원 내외부의 진료 절차나 조직구성 또는 환경 상태에 대하여 잘 이해하고 있어야 한다. 환자조사의 이러한 특성은 단순히 어떤 사안에 대한 의견이나 태도를 질문하는 일반적인 사회조사와는 크게 다른 점이다. 즉 환자에 대한 질문은 대부분 병원에서 진료받은 경험과 관련되기 때문에 그 절차나 내용에 대하여 기본적인 이해가 있어야 제대로 된 설문 문항을 만들 수 있다. 또한 한국의 의료기관들은 조직특성이나 진료관행, 의료비 수납 등에서 외국의 병원들과는 다른 특징들이 있기 때문에 이에 대한 최소한의 이해가 있어야 할 것이다.

환자는 치료를 제공하는 의사(간호사, 치료사 등)와의 관계에서 사회적 약자의 위치에 있다. 만일 병원에서 사회조사를 실시할 경우 이들에게 의사의 치료 능력이나 간호사의 친절도에 대하여 질문하면 제대로 된 응답을 받기가 쉽지 않을 수 있다. 사회적 약자의 위치에 있는 환자가 의사 등의 눈치를 보면서 자신의 응답을 의도적으로 왜곡시킬 가능성이 있기 때문이다. 실제로 우리나라 병원에서 자체적으로 실시하는 많은 환자만족도 조사들이 매우 높은 만족도를 보여준다. 그런데 통계청 사회조사에서 나타나는 의료기관 서비스에 대한 만족도는 이보다 많이 낮은 만족도를 보여준다. 따라서 병원 내에서 서베이를 실시하는 것은 기본적으로 적합하지 않다. 병원 이용이 종료되고 1~2주 후에 접촉하여 병원 이외의 장소에서 조사를 실시하는 것이 필요하다. 또한 환자는 신체적, 정신적 상태가 취약하여 사회조사에 응답하기에 적합하지 않을 수 있다. 이럴 경우 보호자의 대리 응답을 받아야 할지도 심사숙고해야 한다.

환자조사는 어떤 방식으로 환자 표본을 충원하는가에 따라서 표집오차가 달라진다. 지역사회에서 확률적으로 표집하는 방법을 적용할 경우 표집오차는 작아진다. 보건복지부에서 실시하는 의료서비스 경험조사가 여기에 해당된다. 반면 병원별로 진료받았던 환자를 표본으로 삼을 경우에는 확률 표집이 어려울 수 있다. A 병원에서 자체적인 환자만족도 조사를 실시하기 위하여 병원을 방문하는 환자를 대상으로 설문조사를 실시한다면 편의표집에 해당되어 표집오차가 클 수밖에 없다. 더욱이 이 경우 조사가 쉽지 않은 중환자들은 대부분 조사에서 제외될 가능성이 크기 때문에 표본의 포괄성(coverage)에서 취약점이 생길 수 있다. 또 건강상태가 좋지 않거나 장애가 있는 환자들의 경우에는 조사에 응하지 않고 무응답할 가능성도 크다.

환자조사에서 설문의 측정오차도 통상적인 조사보다 더 클 수 있다. 예를 들어 앞서 언급했듯이 병원의 환자 만족도 조사결과가 상당히 높은 만족도를 산출하는 경향이 있는데 이것은 애당초 환자가 병원 서비스에 대한 기대 수준이 높지 않기 때문에 특별한 문제가 없을 경우 만족하는 것으로 응답했을 가능성도 있을 수 있다. 또한 의료진과의 관계를 염려하면서 높은 만족도 점수를 부여했을 수도 있다. 외부 정부기관에서 병원을 대상으로 환자조사를 실시할 때 병원 직원들이 좋은 점수를 받기 위하여 환자 응대 연습을 하는 경우도 있다. 이러한 점들은 환자조사에 측정오차의 문제가 잠재적응으로 크게 내재되어 있을 가능성을 시사한다. 따라서 연구자는 환자조사가 실시되는 현장 상황에 대하여 면밀하게 살펴보고 오차를 줄이기 위한 전방위적 노력을 해야 한다(Fullam and VanGeest, 2015).

가장 보편적인 의료이용 측정 문항은 의료기관 이용 빈도를 묻는 것이다. 이 질문에서 유의할 사항은 진료 목적이 아닌 의료기관 방문은 제외해야 한다는 점이다. 건강검진이나 예방접종 또는 미용 서비스 목적으로 의료기관을 방문했다면 이것은 의료이용 본래의 의미에서 벗어난 것이기 때문에 이를 제외하고 계산하도록 응답 지침을 주어야 한다. 또한 만성질환 증상을 여러 가지 가진 노인들의 경우에는 의료기관을 자주 방문하기 때문에 방문횟수 기억이 쉽지 않을 수 있다. 만일 노인들만을 위한 조사일 경우에는 회상 기간을 3개월 정도로 단축시키든가 아니면 질병별로 병원 방문 일정이 주기적일 경우에는 질병별 방문횟수를 먼저 계산한 후에 전체 방문횟수를 합산할 수도 있을 것이다.

> **질문23** 귀하는 최근 1년 동안 병의원(치과, 한의원 포함)에서 외래 진료를 몇 번이나 받았습니까? _____ 번

질문24 귀하는 최근 1년 동안 병원에 입원을 한 적이 있습니까?

① 예
② 아니오

질문25 귀하가 가장 최근에 방문한 의료기관의 형태는 다음 중 어디에 속합니까?

① 병원(상급 종합병원, 종합병원 등 병원급 의료기관)
② 의원
③ 한방 병의원
④ 치과 병의원
⑤ 기타(________________)

질문26 당시 그 의료기관을 이용한 이유는 무엇입니까? 주요한 이유 하나만 선택해 주십시오.

① 가까워서 ② 친절해서 ③ 치료효과가 좋아서
④ 유명해서 ⑤ 주변에서 권해서 ⑥ 비용이 적정해서
⑦ 기타(________________)

우리나라에서는 의료이용의 기본 지표로 의료기관 방문 횟수를 측정하지만 미국 등 서구권에서는 의사 방문 횟수를 측정한다. 주치의 제도가 발전한 서구권에서는 주치의가 환자에 대한 1차 진료뿐만 아니라 이후 전문의 상담이나 병원 입원 등에 큰 영향력을 행사한다. 반면 우리나라에서는 주치의라는 개념이 약하고, 의사보다 병원을 선택하는 것이 환자들에게 더 큰 관심사가 된다. 이런 상황에서 서구권에서는 의사 방문횟수를 중요시하게 되고, 우리나라에서는 의료기관 방문횟수를 중요시하는 차이가 만들어진 것으로 보인다. 즉, 의료이용이란 개념을 측정할 때 사회 · 문화적 차이를 고려하여 적절한 측정방식이 선택될 필요가 있는 것이다.

또 다른 의료이용 조사의 형식은 가장 최근에 방문한 의료기관에 대하여 조사하는 것이다. 만일 다수의 응답자가 확률 표집으로 선정된 상태라면 이들이 이용하는 의료기관은 다양할 것이고 그 자체로 무작위로 분포한다고 볼 수 있다. 따라서 일반적 목적에서 의료이용 형태나 의료기관 선택 이유 또는 만족도를 조사하는 경우라면 가장 최근에 이용한 의료기관을 지정하여 응답하도록 하는 것이 기억의 한계 측면에서도 유리하다. 질문25와 질문26은 보건복지부의 의료서비스 경험조사에서 사용한 문항들이다.

과거에는 환자조사에서 만족도 측정은 특정 서비스에 대하여 만족하는가를 묻는 방식으로 진행되었다. 단일 문항으로 질문할 수도 있고, 서비스별로 여러 문항으로 질문할 수도 있다. 그런데 환자들의 서비스 만족 여부의 평정이 주관적이고 상황의 영향을 많이 받는 점 때문에 그 결과를 여러 병원의 만족도 비교 평가에 사용하는 데는 제한이 있다는 지적들이 있었다.

질문27 귀하가 받은 진료 또는 치료 결과에 만족했습니까?

① 매우 만족했다
② 대체로 만족했다
③ 보통이었다
④ 별로 만족하지 않았다
⑤ 전혀 만족하지 않았다

질문28 귀하는 저희 병원을 이용하시면서 다음 요소에 얼마나 만족하시는지요?

항목	매우 만족	만족	보통	불만족	매우 불만족
1) 입퇴원 수속 절차	①	②	③	④	⑤
2) 의사의 실력, 전문성	①	②	③	④	⑤
3) 의료진의 친절도	①	②	③	④	⑤
4) 최신 의료기기, 의료장비의 배치	①	②	③	④	⑤
5) 원내 환자 편의 시설	①	②	③	④	⑤

그 결과 만족도 측정은 진료과정에 대한 환자의 경험 여부를 질문하는 방식으로 변화하였다. 특히 병원의 진료방식이 환자중심의료(patient-centered medicine)로 변화하면서 환자들이 필요한 서비스를 모두 받는지 그리고 환자와의 교감이 충분히 이루어지는지를 환자만족의 중요한 요소로 간주하기 시작하였다. 이러한 변화 상황을 감안하여 환자경험조사가 발전하였다. OECD가 환자경험조사 결과 보고를 요구하고 있고, 국내에서는 의료서비스 경험조사에서 질문29와 같은 식으로 측정하고 있다. 즉 질문25에서 응답했던 방문 의료기관의 담당의사를 염두에 두고 의사의 진료행위의 여러 측면에 대하여 경험했는지를 응답하게 된다(신정우 등, 2020).

질문29 귀하가 경험한 담당 의사의 태도는 어떠했습니까?

항목	매우 그랬다	대체로 그랬다	보통 이었다	별로 그러지 않았다	전혀 그러지 않았다
1) 담당 의사는 귀하에게 예의를 갖추어 대했습니까?	①	②	③	④	⑤
2) 담당 의사는 어떤 검사를 왜 받아야 하는지, 또는 어떤 치료나 시술을 했을 때 나타날 수 있는 효과와 부작용 등을 알기 쉽게 설명했습니까?	①	②	③	④	⑤
3) 담당 의사는 귀하가 질문을 하거나 귀하의 건강상태 등 관심사를 말할 수 있도록 배려했습니까?	①	②	③	④	⑤
4) 담당 의사는 검사 여부나 치료법을 선택할 때 귀하의 의견을 잘 반영했습니까?	①	②	③	④	⑤
5) 담당 의사는 귀하가 귀하의 건강 상태에 대해 불안해 할 때 공감했습니까?	①	②	③	④	⑤
6) 담당 의사와 충분히 대화를 했습니까?	①	②	③	④	⑤

환자조사의 목적에 따라서는 여러 가지 추가적 질문이 가능할 것이다. 예를 들어 의료패널 조사의 경우 의약품별 비용지출, 방문했던 의료기관의 명칭과 소재지, 이용한 교통수단, 서비스별(응급, 입원, 외래, 치과, 한방) 이용 경험 등을 묻고 있다. 특히 의료패널 조사에서는 각 서비스 항목별 지출 의료비에 대한 상세한 질문을 하고 있다. 즉 입원 서비스의 경우에 중간수납 횟수, 수납일자, 수납금액 중 법정 본인 부담금, 비급여 금액, 할인, 절사금액, 보험자 부담금 등 상세한 항목에 대하여 묻고 있다. 이러한 정보는 응답자의 기억에 의존하여 대답하기 어려운 질문이기 때문에 사전에 응답자들과 일정한 약속에 의하여 의료이용 상황이 발생할 때마다 이를 메모하고 필요한 영수증을 수집해 놓은 다음 조사원에게 이를 확인시켜 조사하는 방법을 사용할 수 있을 것이다. 패널조사는 한번 충원된 표본이 그대로 표본 그룹에 남아 있다가 주기적으로 반복하여 조사하도록 연구설계가 되어 있고, 응답자들에게는 일정한 대가를 지불하는 것이 일반적 관행이다.

최근에 의료이용 관련하여 정책적 관심을 받는 것 중의 하나가 의료 미이용, 즉 치료가 필요한 상태에서 진료를 받지 못한 경우에 대하여 측정하는 것이다. 의료 미이용은 그 비율뿐만 아니라 원인도 중요하기 때문에 함께 질문하는 것이 좋다. 의료 미이용의 이유는 여러 가지 다양하겠으나 크게 보면 경제적 이유와 시간적 이유가 대다수를 차지하고, 기타 교통편 문제나 예약의 어려움, 진료의 두려움 등을 꼽는 경우가 일부 있는 것으로 나타나기 때문에 응답 선택지를 다양하게 열거하기보다는 다수의 응답 위주로 제시해 주어도 무방하다.

질문30 최근 1년 동안 귀하는 병의원 진료가 필요하였으나 받지 못한 적이 있습니까? ① 예(질문30-1로) ② 아니오 ③ 비해당(병의원 진료가 필요한 적이 없었다)

질문30-1 진료가 필요했지만 받지 못한 이유는 무엇입니까? ① 경제적 이유(진료비 걱정) ② 시간적 이유(병원에 갈 시간을 못 내서) ③ 기타 이유(______________________)

9

조사관리

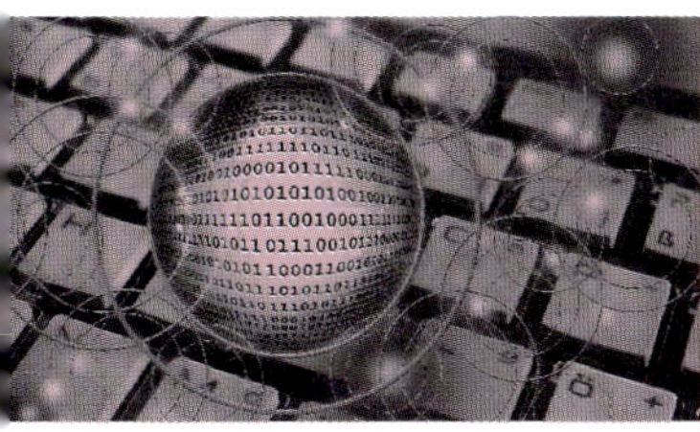

제9장

조사관리

9.1 | 조사 진행의 순서

사회조사에서 표집과 설문지 개발이 완료된 이후 현장 조사는 다음과 같은 순서로 진행된다(Aday and Cornelius, 2006).

9.1.1 사전 통지

조사 대상자들에게 서베이가 실시된다는 사실을 사전에 통보해야 한다. 조사의 규모와 특성에 따라 사전 통지 방식은 달라진다. 국가에서 수행하는 대규모 사회조사의 경우에는 언론에 공표하고 신문에 광고를 싣거나 TV에 공익광고를 올리는 방식으로 진행된다. 반면 소규모 사회조사에서는 당사자들에게 이메일이나 우편 등을 통해서 알리게 된다. 전화조사의 경우 문자메시지를 보내서 알릴 수 있다. 사전 통지의 시기는 조사 시작 2주일 이내에 알리는 것이 좋다. 어떤 방식으로 사전 통지하는가에 따라 구체적인 메시지 전달의 내용과 형식은 다를 수 있다. 가장 전통적인 조사원 방문에 의한 대면조사에서는 공문 형식의 문건을 작성해서 우편으로 송부하게 된다. 이 문건에는 조사 주체, 조사목적과 내용, 비밀 보호, 조사 참여 권유 등의 내용을 넣게 되고, 책임의 서명과 조사담당자의 연락처 등을 명시하여 공문서와 같은 권위적 인상을 주도록 하고 아울러 조사에 의구심을 가진 사람이 연락해 볼 수 있도록 함으로써 신뢰감을 줄 수 있게 해야 한다. 반면 메일로 안내문을 보낼 경우에는 공문서와 유사하기는 하지만 업무상 메모를 주고받는데 이용되는 이메일의 특성을 감안하여 간략한 형태의 문장들로 구성토록 하는 게 좋다. 전화에 문자메시지의 형태로 사전 통지를 할 때에는 더욱 간략한 형태로 안내를 해야 할 것이다.

9.1.2 조사 기간의 설정

조사는 통상적인 주중에 진행하는 것이 원칙이다. 국경일이나 공휴일, 휴가철 등 특별한 사정이 있는 기간에는 조사하지 않는 것이 좋다. 응답자의 특성에 따라서 조사 면접이 가능한 시간대에는 차이가 있을 수 있다. 회사원들의 경우 대면조사에 응답하기에는 저녁 시간이나 주말이 가능할 것이다. 반면 간단한 전화조사라면 주중 낮 시간대에도 가능할 수 있다. 반면 자유업 종사자나 주부 또는 퇴직자라면 낮 시간대에 접촉해도 좋을 것이다. 어떤 경우에도 이른 아침 시간이나 늦은 밤에는 조사를 위한 접촉을 시도하는 것은 무리한 일이 될 것이다.

9.1.3 조사 참여 독려 안내

만일 설정된 조사 기간 내에 응답자와 접촉이 이루어지지 못한 경우에는 조사 참여를 독려하는 안내장을 추가로 발송하는 것이 좋다. 조사 기간에서 1주일 간격으로 안내장을 발송하면 된다. 우편물에 의한 안내장 발송은 행정적 업무가 번거로울 수 있기 때문에 추가 안내장 발송은 1-2회에 한정되는 경향이 있다. 반면 이메일이나 문자메시지에 의한 추가 안내문 전송은 비교적 수월하여 여러 차례 반복하여 이루어지기도 한다.

9.2 | 조사 준비

사회조사의 자료수집 방법에 따라 사전 준비해야 하는 내용에 차이가 있다. 우편조사의 경우 사용되는 기술이 매우 단순하다. 설문지 개발에 필요한 컴퓨터와 프린터 등 사무용 기기, 봉투, 우표 등만으로 조사에 임할 수 있다. 설문지 문서 작성에 필요한 워드 프로세서와 주소록 작성에 필요한 엑셀 소프트웨어, 주소, 레이블, 인쇄용지 등도 필요하다. 사용 기술이나 준비물이 단순한 만큼 우편조사의 비용은 저렴하다.

대면 면접 방식의 조사에서는 우편조사에서 필요한 기본적인 사무기기 등과 함께 조사원을 훈련하고 관리할 공간, 코딩에 필요한 설비 등이 있어야 한다. 최근에는 대면조사에서도 조사원들이 종이 설문지 대신에 태블릿을 활용하는 추세이기 때문에 태블릿이라는 정보기기를 마련하고 설문지를 탑재하여 응답을 기록할 수 있도록 소프트웨어를 준비해야 한다.

컴퓨터를 이용한 면접(computer-assisted interviewing, CAI)에는 상당한 장비 마련이 선행되어야 한다. 만일 비용이 부담된다면 종이 설문지를 사용하고 일반전화를 이용하여 면접하는 것도 가능하다. 컴퓨터를 이용할 경우 그만큼 작업 속도가 빠르고 정확한 면접 진행에 도움이 된다. 컴퓨터 장비 마련에 초기비용이 많이 들지만, 작업의 효율성은 매우 높으므로 수작업 방식의 면접 진행이 반드시 저렴한 것은 아닐 수 있다. CAI 방식의 면접에는 이를 가능케 하는 전문 소프트웨어가 필수적이고 비싼 편이다. 표본을 무작위로 선정해서 연결해 주고, 면접 후에 곧바로 다음 표본을 찾아서 연결해 주며, 모든 응답을 전산으로 곧바로 코딩을 해주기 때문에 작업의 능률 면에서 뛰어나다. 물론 이러한 시스템이 제대로 작동되려면 조사원들이 기기를 능숙하게 활용할 수 있어야 하고, 인터넷에 연결되어 있어야 하며, 전원이나 인터넷 연결이 끊어지는 등의 비상시에 빠른 조치가 가능하도록 하드웨어의 모니터링과 관리도 중요한 요소가 된다. 즉 전통적인 사람에 의한 면접 방식(in-person interview)에 비하여 CAI는 **기계적 장치 의존도**가 높다는 점이 조사방식의 큰 차이이다.

온라인 조사는 가장 첨단의 기계적 장치의 도움을 받으면서 진행되는 자료수집 방법이다. 설문지 개발, 표집, 설문참여 요청, 응답자 응답과 기록의 모든 조사과정이 온라인 상으로 진행되기 때문에 이메일을 관리하고 조사 서버를 관리하는 전산 전문가의 역할이 중요해진다. 연구자의 입장에서는 설문지와 조사대상자 이메일 리스트만 준비하면 나머지는 모두 전산으로 처리되기 때문에 편의성이 매우 높다. 또 조사원이 없이 응답자의 자기 기입식 방식ㅇ루 응답이 진행되기 때뮤에 조사원에 의한 오차 발생 가능성도 존재하지 않는다.

9.3 | 응답자 인센티브

원래 사회조사는 일종의 공익적 참여와 같은 성격의 것이기 때문에 응답자들에게 특별히 대가를 지불하지 않는다. 그러나 조사의 난이도나 응답자의 전문성 등을 고려하여 적절한 인센티브(incentive)를 고려할 수도 있다. 인센티브에 대체로 명목적 수준으로 정하게 된다. 인센티브에 관한 연구들에 의하면 인센티브를 주는 것이 주지 않는 것보다 응답률을 높이는데 기여하지만 반드시 금액적으로 높다고 응답률이 더 높아지는 것은 아니라고 한다. 따라서 인센티브 금액이 적을 경우에는 1인당 1천 원 미만의 금액을 인센티브로 책정하고 이를 모아서 고가의 경품을 추첨하는 방식으로 나누어 주는 방식이 있다. 반면 인센티브 금액이 클 경우에는 음료수 쿠폰, 게임용품, 기프티콘 등을 사서 제공할 수도 있다. 개발도상국에서 사회조사를 할 때에는 비누나 치약 같은 생필품을 제공하면 인기가 있다.

반면 전문가를 대상으로 정책에 대한 의견을 조회하는 서베이 같은 경우에는 단순한 찬반 의견을 묻기보다는 일종의 컨설팅 같은 개념이 적용될 수도 있기 때문에 고가의 보상이 참여율을 높이는 방법이 된다.

패널조사처럼 응답자가 매년 반복조사에 응해야 하고 조사 문항이 많고 또 응답하기에 까다로운 경우에도 상당한 보상을 해주어야만 조사가 가능한 특별한 상황도 있다.

9.4 | 대리 응답

사회조사에서 응답은 원래 정해진 표본에 해당하는 사람만 응답하는 것이 원칙이다. 그런데 일부 사회조사에서는 대리 응답이 부분적으로 진행되기도 한다. 예를 들어 대규모 조사에서는 가구조사표와 개인조사표가 별도로 만들어지는데 가구조사표에는 가구원 전체의 성별, 출생연도, 학력, 직업 등 개인 신상에 대한 정보가 포함되기도 한다. 이러한 정보를 해당 개인한테 일일이 확인하기보다는 가구주가 일괄해서 대답할 수 있도록 하는 경우 부분적 대리 응답에 해당한다. 그리고 응답자가 건강상태 등으로 인해서 면접이 어려운 경우 대리 응답을 할 수 있게 기획한 조사도 있다. 예를 들어 요양병원 입소경험 등에 대한 조사를 하는 경우에 입소자는 대부분 80세 이상의 고령자일 가능성이 크고 언어소통 등이 원활하지 못할 경우가 많은데 이런 경우 요양원에서의 여러 경험에 대한 문답은 보호자가 대리 응답하지 않으면 조사 자체가 불가능할 수 있다. 어린이 진료와 관련된 조사도 비슷한 문제를 갖고 있어서 대리 응답을 허용할 수 있을 것이다.

9.5 | 조사원의 역할

조사원을 활용한 면접조사는 오랫동안 사회조사의 기본적인 자료수집 방식이었다. 최근에는 태블릿 등 정보기기의 발전과 인터넷 환경의 발전 덕분에 조사원이 개입되지 않고 응답자 본인이 직접 설문지를 읽고 답하는 자기 기입식 방식이 증가하고 있다. 그러나 조사원에 의한 면접조사는 아직도 중요한 조사방식으로 남아있다. 이것은 조사원이 수행하는 역할과 관련되어 있다. 조사원은 표집된 응답자를 찾아서 조사목적이나 취지를 설명하고 응답자를 동기화시킨다. 또한 설문지의 순서에 따라 질문하고, 응답을 받아적으며, 부족하거나 불확실한 응답을 되물어서 보충한다. 조사원의 존재는 응답자에게 예의를 지켜 성실히 조사에 임하도록 하는 사회적 압력이 될 수도 있다. 그 결과 조사원을 활용한 대면 면접 방식의 사회조사는 응답률도 높고 자료의 질도 높은 것으로 알려져 있다.

사회조사의 여러 과정에서 가장 난이도가 높은 것은 표본을 접촉하여 응답하도록 설득하는 과정이다. 조사를 설계하고, 설문을 개발하고, 표집을 실시하는 등의 과업은 조사 전문가들만이 충분히 감당할 수 있는 일들이다. 반면 응답자 접촉과 설득은 일의 성격이 다르다. 기업으로 치자면 물건을 판매하는 영업 파트의 업무에 해당한다. 그런데 사회조사는 기업 측에서 이윤을 남기고자 하는 상업적 행위가 아니고 공공의 이익을 위한 과업이기 때문에 개인의 행동 개선이나 사회의 변화에 기여하는 것을 목적으로 하는 사회마케팅(social marketing)과 유사하다. 상업적 거래의 경우에는 주고받는 것이 분명하기 때문에 특별히 상대방을 동기화시킬 필요 없이 물건을 제시하는 것만으로도 거래가 성사될 수 있다. 반면 사회조사 참여는 응답자 본인에게 돌아오는 것이 명시적이지 않다. 내가 설문 조사에 응답함으로써 정책개발에 기여하는 정도가 전부이다. 그렇기 때문에 많은 사람들이 사회조사를 귀찮은 것으로 간주하고 응답을 거부하기 일쑤이다. 유능한 조사원은 이러한 사회적 무관심과 거부감 속에서 조사의 필요성을 알리고 동의를 얻어내는 능력을 갖추어야 한다. 더욱이 이 과정이 몇 분이라는 짧은 초기 대면 시간 동안 이루어져야 한다. 물론 조사 주관처에서 제공하는 약간의 인센티브나 조사기관의 사회적 신뢰도 또는 조사목적에 따라 응답자들이 비교적 수월하게 참여하는 경우도 있으나 조사원의 설득 능력을 기본적으로 전제하지 않고서는 효과를 발휘하기 어려울 수 있다.

조사원은 여러 가지로 조사에 영향을 줄 수 있다. 조사원의 존재는 응답자에게 일종의 사회적 압력같이 작용하여 응답자는 자신의 상황을 실제보다 과장하거나 축소해서 답변할 수 있다. 또 조사원의 언어적, 비언어적 요소들이 암암리에 응답자에게 영향을 줄 수도 있다.

조사원이 표정이나 몸짓으로 빠른 대답을 촉구하면 응답자는 영향을 쉽게 받는다. 이러한 점은 조사원이 초래할 수 있는 오차가 된다. 이를 방지하려면 조사원에 대한 훈련이 정교하게 진행되어야 한다. '표준적인 조사원'은 응답자와의 정서적 교감을 최대한 방지하여 조사원 효과를 최소화하도록 훈련받은 사람을 말한다. 그런데 조사원의 존재는 부정적 방향으로만 존재하지는 않는다. 조사원의 존재로 인해서 응답을 꺼리는 사람들에게 설득을 통해서 조사 참여율을 높일 수 있는 거의 유일한 방책이 되기도 한다.

조사원 개인의 성품에 따라 응답자에게 접근하는 구체적인 스타일은 다를 수 있다. 외판원이나 보험판매인처럼 사업적으로 접근할 수도 있고, 친근한 이웃처럼 접근할 수도 있다. 어떤 경우에도 유능한 조사원이라면 반드시 갖추어야 할 덕목은 **조사에 대한 확고한 신념**이다. 이 조사가 중요한 조사이고, 당신의 응답이 조사의 성공에 분명히 기여할 것이라는 확고한 신념을 갖고 응답자에게 당당히 모습을 보여주는 것이 설득에 효과적이다. 그리고 조사원은 설문조사에 집중해서 대화를 이끌어 가야 하지만 응답자의 특수한 요구를 잘 파악해서 적응할 필요가 있다. 예를 들어 응답자가 말을 천천히 하는 스타일일 경우에는 그 속도에 맞추어서 질의응답이 진행되어야 한다.

조사원과 응답자가 대면한 상황에서 사실 조사가 어떤 방식으로 어떻게 문답이 이루어져야 하는지에 대해서 조사원은 '준비가 된' 상황이지만 응답자는 잘 모르고 서툴 수밖에 없다. 따라서 유능한 조사원은 문답이 어떤 식으로 이루어지면 좋은지에 대하여 잘 설명해야 한다. 조사원이 빠른 속도로 질문하면 응답자는 별로 숙고하지 않고 아무 답변이나 빠르게 대답할 수 있다. 준비된 조사원과 준비 안 된 응답자 사이에서는 조사원의 통제에 따라 문답이 진행되기 때문에 발생할 수 있는 현상이다. 따라서 조사원은 바람직한 문답이 어떻게 되어야 하는지, 질문을 듣고 잠시라고 생각하고 답변을 준비해서 응답하도록 응답자들을 준비시킬 필요가 있다. 조사원은 응답자의 응답에 영향을 미치고 자칫 응답을 왜곡시킬 수도 있다는 점에 주의해야 한다. 아울러 '표준적인 조사원'으로서의 역할에 충실하도록 훈련되어야 한다. 만일 조사원이 제 역할을 원만하게 수행하지 못한다면 응답자는 조사기관과 사회조사에 대한 신뢰감을 상실하게 되고 미래의 사회조사에도 거부감을 가질 수 있다. 아울러 질의응답이 왜곡되어 결과적으로 오차를 크게 만들 수 있다.

조사원은 다음과 같은 역할을 수행해야 한다.

① **연구에 대한 소개**: 본인 소개, 연구의 발주와 주관처, 연구 목적과 내용, 연구결과의 보도 또는 활용, 응답자 신원에 대한 보호, 응답의 자발성 등에 대한 개괄적인 소개와 정

보를 제공한다.

② **질의응답**: 설문지의 순서에 따라 질문을 읽고 응답을 받아 적는다. 모든 질문은 연구자가 심사숙고하여 만든 것이기 때문에 조사원이 임의로 변형하면 안 된다. 또 응답자가 머뭇거릴 경우 조사원은 질문을 다시 한번 읽어줄 수는 있지만, 추가적인 설명을 임의로 하는 것도 불가하다. 만일 조사 문항 자체에 어떤 결함이 있는 것으로 생각되는 경우에도 원칙대로 질문해야 하고 나중에 별도로 의견을 달아서 조사 주관처에 보고하면 된다.

③ **캐묻기(probing)**: 질문에 대한 응답이 단일 항목의 번호를 선정해주는 경우에는 조사원은 곧바로 다음 질문으로 넘어가면 된다. 그런데 복수의 응답 번호를 말해야 하거나 개방형 질문으로 응답을 받는 경우에는 응답자가 충분한 응답을 하지 않았을 경우들이 있다. 이때 조사원은 '한 개 더 말해달라'든가 또는 '방금 말씀하신 의견을 좀 더 설명해달라'는 식으로 캐묻기를 해야 한다.

④ **응답의 기록**: 모든 응답은 조사 현장에서 기록하는 것이 원칙이다. 조사 종료 후에 조사원은 모든 질문에 응답이 기록되었는지를 확인해야 한다. 태블릿을 사용해서 조사할 경우에는 응답이 기록되지 않으면 자동으로 알려주는 기능이 작동하기 때문에 기록의 오류가 발생할 가능성이 낮다. 응답을 기록할 때에는 응답자의 말을 그대로 적어야 한다. 조사원이 임의로 수정하고 보충하거나 삭제하는 것은 허용되지 않는다. 만일 응답에 대하여 조사원이 진실성이 의심될 때에는 별도의 메모를 달아서 연구자가 판단할 수 있도록 해야 한다.

⑤ **조사원의 예절**: 조사원은 응답자의 집이나 기타 공간으로 방문한 상태에서 면접이 이루어진다. 조사원은 조사회사나 조사 주관처에서 발급한 신분증을 제시하여 신원을 확인시켜야 한다. 조사와 관련해서만 관심을 두어야 하고 그 이상의 개인적 관심이나 접촉이 있어서는 안 된다. 응답자가 개인적 용무로 질의응답에 곤란을 겪는 경우에는 다른 시간에 방문하는 것이 좋다. 만일 약간의 일손을 도와주면서 질의응답이 가능한 경우라면 잠시 도움을 제공할 수도 있겠으나 원칙적으로 조사원은 조사와 관련해서만 업무를 수행하는 것이 원칙이다.

9.6 | 조사원의 선발

조사원은 반드시 고학력자일 필요는 없다. 기본적으로 읽기와 쓰기 능력을 갖추어야 하고,

사회적 관계 유지에 대한 관념이 있어야 한다. 만일 태블릿 등 전자기기를 사용하여 조사를 진행하는 경우에는 기기를 능숙하게 이용할 수 있는 숙련성을 갖추어야 할 것이다. 아울러 업무지시를 받아서 과업을 수행하고 결과를 즉시 보고하며, 비상시에 연락을 주고받을 수 있는 사무실의 관행을 이해하고 적응할 수 있어야 한다. 즉 조사원은 고용된 근로자이고 고용 관계에서 책무성을 갖고 일해야 한다. 사회조사라는 일의 성격상 단순 아르바이트와는 다르고 약간 수준 높은 직무를 수행하는 것이기 때문에 그에 걸맞은 조사원의 역량과 자세가 필요하다.

조사원은 대체로 임시직으로 고용된다. 낮 시간대에 주로 활동하기 때문에 시간 여유가 있는 주부들이나 대학생들이 많이 활용되는 편이다. 경험이 많아서 거의 풀타임처럼 일하는 조사원들도 있다. 조사원의 성별, 연령, 학력 등이 조사원의 자질에 특별히 영향을 미치지는 않는 것으로 알려져 있다. 젠더 갈등 문제를 조사할 경우 남성 응답자들에게 여성 조사원을 보내는 것이 조사원과 응답자 간에 불필요한 갈등을 초래할 수도 있다는 걱정을 할 수도 있겠으나 이러한 점을 우려하여 조사원의 성별을 조절하는 것은 그다지 바람직하지는 않다. 응답자 모두가 동일한 생각을 하지도 않을 것이며, 만일 어떤 문제가 예상되는 상황이라면 조사원을 남녀 조사원 2명이 조를 이루어 다니는 것이 더 나은 대비책이 될 수 있다. 반면 사적으로 민감한 내용일 경우에는 조사원의 성별이 일정한 영향을 줄 수도 있다. 예를 들어 남성 조사원이 여성들의 음주나 흡연에 대한 조사를 할 경우라면 여성들이 흡연과 음주 사실을 더욱 과소하게 응답할 수도 있다. 이런 문제가 예상된다면 해당 부분을 대면 조사하지 말고 본인이 직접 작성토록 요청하는 식으로 대처해야 한다. 조사원에 의한 응답 오류 문제는 조사원의 특성에 의한 것이기보다는 제대로 훈련을 받지 않았거나 관리 감독을 하지 않기 때문에 발생하는 것일 가능성이 크다.

9.7 | 조사원 훈련

조사원에게 요구되는 덕목은 설득력, 전문가적 자세, 친근함, 유식함, 공감력 등이다. 설득력은 조사 참여에 부정적인 응답자를 설득하여 응답하도록 만드는 능력을 말한다. 전문가적 자세와 유식함은 조사내용에 대하여 잘 알고 잘 설명할 수 있어야 함을 의미한다. 조사원이 당당한 자세로 임할 때 응답자들도 신뢰감을 보낼 수 있게 된다. 친근함과 공감력은 응답자에게 사회적 거리감을 크게 느끼지 않도록 해야 하고 응답자가 설혹 지식이 부족하거나 의견이 부족해도 이해하고 그대로 수용할 수 있는 자세를 말한다. 조사원의 훈련은 궁극적으로 이러한 덕목을 갖출 수 있도록 교육하고 훈련해야 한다. 조사원을 훈련할 때는 다음 사항들을 포함해야 한다.

① 조사원의 표집장소, 구체적 표집방법, 응답자 접촉방법 등에 대하여 **정확한 지침을 제공**해 주어야 한다. 표집된 사람들이 어떤 특성을 가지고 있을 경우 이에 대한 설명을 해주어야 한다. 또 응답자가 조사 참여를 거절할 경우 대응방법에 대해서도 표준적인 지침이 있어야 한다.

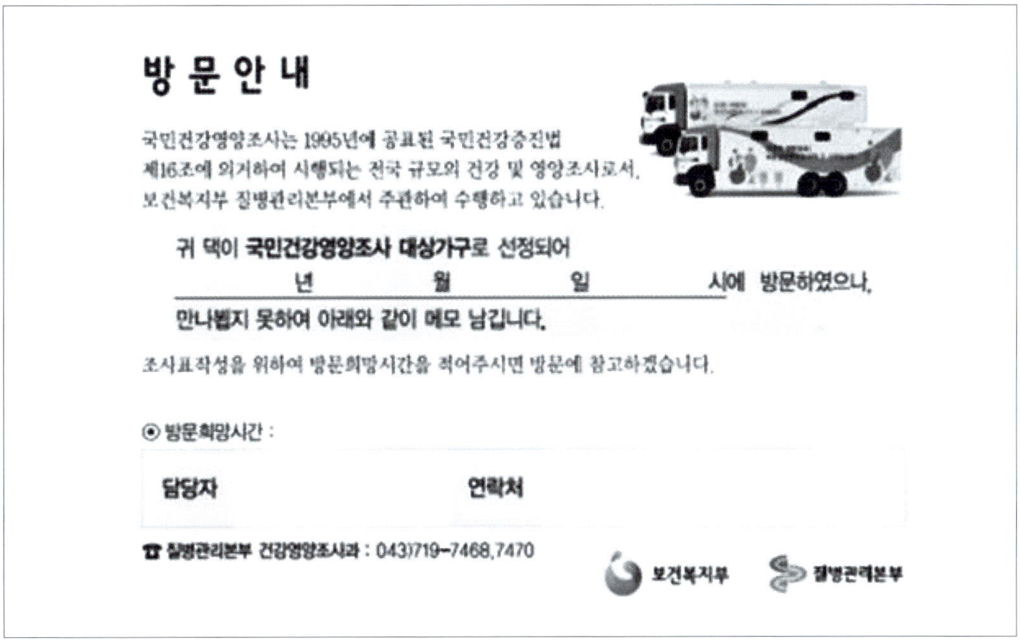
방 문 안 내

국민건강영양조사는 1995년에 공표된 국민건강증진법 제16조에 의거하여 시행되는 전국 규모의 건강 및 영양조사로서, 보건복지부 질병관리본부에서 주관하여 수행하고 있습니다.

귀 댁이 국민건강영양조사 대상가구로 선정되어
년 월 일 시에 방문하였으나,
만나뵙지 못하여 아래와 같이 메모 남깁니다.

조사표작성을 위하여 방문희망시간을 적어주시면 방문에 참고하겠습니다.

⊙ 방문희망시간 :

담당자 연락처

☎ 질병관리본부 건강영양조사과 : 043)719-7468,7470

보건복지부 질병관리본부

그림 9.1 대상 가구 부재 시 방문 안내 스티커

② 면접을 몇 시에 개시하고 끝내야 할지 **표준적인 업무 활동 시간에 대한 지침**도 있어야 한다. 조사원의 신분을 어떻게 소개해야 할지, 비상시에 상급 관리자와 어떻게 연락할 수 있는지, 조사원의 안전과 관련한 정보와 지침도 마련해 주어야 한다.

③ 만일 태블릿 등 전자기기를 사용할 경우에는 태블릿 사용 방법에 대한 충분한 훈련을 제공해야 한다. 컴퓨터를 이용한 조사를 할 경우에도 **기기사용에 숙달**되어야 한다.

④ **사회조사의 목적, 취지, 중요성을 이해**하도록 해야 한다. 응답자들은 무슨 조사인지,

자신과 어떤 관계가 있는 것인지를 궁금해한다. 이들을 납득시키려면 조사원 스스로 어떤 내용의 조사인지 충분히 이해해야 한다.

⑤ **설문의 내용에 대하여 숙달**해야 한다. 조사원은 모든 설문 내용에 대하여 여러 번 읽으면서 숙달시켜야 한다. 만일 제대로 읽어보지 않고 조사하러 갔을 경우 조사원은 질문을 제대로 읽지 못하고 머뭇거릴 수도 있고, 특별한 지시사항을 숙지하지 못해서 당황하는 일이 발생할 수도 있다. 조사원은 전체 설문지 문항에 대하여 충분히 숙달된 상태로 조사에 임해야 한다.

⑥ 응답자의 불필요한 요구를 처리하는 지침을 주어야 한다. 응답자가 왜 이런 조사를 하는 것인지에 대해서는 충실한 설명을 해주어야 한다. 반면 응답자가 특정 문항에서 조사원에게 견해를 물어보거나 다른 사람들은 어떤 식으로 답을 했는지 등을 질문할 경우에 이를 적절하게 거절하는 방법 등을 교육받아야 한다. 이 경우 남들의 의견보다는 본인의 의견을 말씀하는 것이 중요하다는 식으로 요청을 되돌려야 한다.

⑦ 응답자가 불충분한 답변을 할 경우 이를 캐묻는 방법에 대해서 숙지토록 해야 한다. 아울러 어떤 답변이 불충분한 답변인지를 파악하는 기준에 대해서도 알려주어야 한다.

⑧ 답변을 기록하는 방법에 대하여 교육해야 한다. 응답자의 응답을 곧바로 받아적거나 불가피한 경우 키워드 메모를 한 후에 나중에 정리하는 방법 등을 알려주어야 한다.

⑨ 조사원 훈련내용은 책자의 형태로 제공하여 조사원들이 항시 휴대하면 참고할 수 있도록 하는 것이 좋다.

9.8 | 관리 감독

조사원에 대한 감독은 업무 생산성과 자료의 질에 대한 관리라고 할 수 있다. 업무 생산성은 일정 기간동안 완료한 면접의 개수로 파악할 수 있을 것이다. 자료의 질은 작성된 설문 응답에 누락된 문항이 없이 모두 작성되었는지, 응답자가 무성의하게 답변하지는 않았는지 등을 파악해서 확인할 수 있다.

전화조사의 경우에는 면접당 조사시간이 짧고, 모든 조사과정이 대부분 자동으로 기록되기 때문에 시간당 조사시도와 조사 완료 기록이 산출되어 감독이 수월할 수 있다. 반면 대면조사의 경우에는 응답자를 찾아가고 방문과 재방문을 하는 등 접촉에 상당한 시간이 소요될 수 있기 때문에 응답률 또는 조사 완료율을 계산하는 것이 쉽지 않을 수 있다.

그런데 관리자는 대면 면접일 경우에 표집 리스트에 있는 누구와 접촉을 했고, 누가 응답 또는 무응답/거절을 했는지에 대하여 정확하게 파악해야 한다. 이 자료를 바탕으로 조사의 응답률을 계산하기 때문이다. 결국 표집 리스트를 바탕으로 몇 명을 접촉했고, 응답과 무응답의 비중이 얼마나 되는지가 대면조사에서 조사원의 생산성이 될 것이다. 또 자료의 질과 관련해서는 필요한 응답이 모두 기록되었는지, 문항에 따라 건너뛰는 질문을 지시대로 잘 진행했는지, 개방형 질문에 대한 응답이 충실하게 작성되었는지 등을 확인해야 할 것이다.

면접 과정의 적절성을 확인하기 위해서 전화조사의 경우 관리자는 감독의 방법으로 응답자의 전화 면접 녹음을 무작위로 뽑아서 청취해 볼 수 있을 것이다. 대면조사의 경우에는 조사원과 동반하여 조사과정을 관찰할 수도 있고, 사후에 응답자에게 조사과정에 대하여 전화 등으로 확인해 볼 수도 있다.

생산성과 자료의 질이 낮은 조사원의 경우 중간중간 면담을 통해서 조사원의 힘든 점을 청취하거나 조사원의 교육 훈련 상태를 점검하여 부족한 부분을 채워줄 필요가 있다. 그럼에도 불구하고 낮은 생산성이 계속되는 경우에는 조사원으로서의 역량이나 적성이 부적합하여 문제가 되는 것일 수 있다. 이럴 경우 사직을 권고하는 것도 고려해야 할 것이다.

관리 감독에서 어려운 이슈 중 하나는 가짜 면접을 걸러내는 것이다. 전화조사의 경우에는 면접기록이 모두 자동 저장되기 때문에 가짜 면접의 가능성이 낮다. 그런데 대면 면접 조사의 경우에는 감독자가 일일이 면접을 직접 통제하기 어려워서 간혹 조사원이 실제 조사를 진행하지 않고 가짜 응답을 만들어 내는 일이 발생한다. 이를 방지하려면 감시 감독이 이루어지고 있음을 조사원이 느끼도록 하는 것이 필요하다. 조사원을 직접 관할하는 면접 조장이 함께 현장을 방문해야 하고, 가구 방문할 때에도 응답자가 접촉 순간까지 동반하는 등의 수고가 필요하다. 때로는 조사원 수당을 지급방식이 가짜 면접의 원인이 될 수도 있다. 만일 업무를 수행한 시간당 임금이 아니라 실제 조사를 완료한 건수별로 수당을 지급하게 되면 응답자와 접촉했으나 무응답이나 거절이 많은 경우에는 당연히 조사 완료 건수가 적을 수밖에 없고 그에 따라 수당을 적게 받으면 그는 일한 대가를 제대로 지급받지 못했다고 생각하게 되어 가짜 면접을 만들어 내는 유혹을 느낄 수도 있는 것이다. 따라서 수당 지급은 업무수행 시간별로 지급하든지 아니면 최소한 업무시간과 조사 건수를 모두 고려한 수당 지급이 필요하다.

다음은 국민건강영양조사에서 조사원 평가를 위해 조사준비 → 요도확인 → 가구원확인 → 조사 종료 후 → 보고 등에 대한 체크리스트(Check List)이다. 이를 활용하여 조사원을 평가 및 지도를 진행하는 것도 하나의 방법이다.

연구원 정도관리 Check List

조사 지역		조사 권역	
조사 일시		조사원 이름	
적절가구/구역		정도관리자	(서명)

구분	세부내용	비고	매우 부족	부족	보통	적절	매우 적절
조사준비	주민센터 연락 / 협조 일정 확인						
	관리사무소 연락 / 협조 일정 확인						
	지역담당자 연락 / 협조 일정 확인						
	사전 요도 확인 여부						
	동선 선정 여부						
	2차 영양조사 / 구강조사 확인						
	조사 자료 준비						
요도확인	주민센터 도착 시간						
	주민센터 내용 전달 (조사 내용 등)						
	세대원 명부 확인 (정렬여부 확인)						
	포스터 부착 여부 확인						
	이동 동선 적절성						
	가구명부 작성						
	적절가구 구분의 적절성						
가구원 확인	질병관리본부,보건복지부 명시 여부						
	대상자 선정 적절성						
	이사/여행 계획 확인						
	거동 가능 여부 확인						
	건강영양조사 내용 설명						
	연령별 조사 내용 설명						
	선정통지서 및 사전예약 설명 여부						
	공문 관련 내용 설명 여부						
	2차 영양조사 / 구강조사 설명 여부						
	대상자 가구원확인 여부						
	특이사항 확인 여부						
	조사 지역(차량) 설명 여부						
	답례품에 대한 설명 여부						
	거절시 조사 마무리 여부						
조사 종료 후	부재중 스티커 제거 여부						
	세대부명부 반납/제출 여부						
	조사 종료 보고 여부						
보고 여부	조사 시작 보고						
	조사 지역 특이사항 확인/보고						
	중간 보고 (15:00/17:00) 여부						
	현황 보고 (19:00) 여부						

가구원확인조사 현장정도관리 체크리스트

9.9 | 면접의 진행

면접은 질문하고 응답하는 과정이다. 그런데 짧은 시간에 효과적으로 면접을 주고받기 위해서는 조사원도 훈련받아서 표준적인 면접 절차를 진행해야 하지만 동시에 응답자들도 준비된 응답자로 만들어질 필요가 있다. 즉 응답 절차에 익숙하지 않은 응답자들로 하여금 어떤 요령으로 응답해야 할지를 안내하고, 필요할 경우 한번 연습을 하여 확인시킨 후에 면접에 들어가면 된다. 응답 요령으로는 설문조사에 정답은 없으니 본인의 생각만 말씀해 주면 된다는 점, 생각이 쉽게 정리가 안 될 경우 가장 근접하는 응답 범주를 택하면 된다는 점, 전혀 모를 경우에는 '모르겠다'고 하면 된다는 점, 빠르게 답변하는 것보다는 잘 생각해서 응답 범주를 정해주는 것이 더 중요하다는 점 등을 안내해 줄 필요가 있다.

이러한 초기의 면접 전 안내와 소통을 통해서 조사원은 응답자를 준비시킬 뿐만 아니라 응답자와 우호적 협력관계(라포, rapport)를 만들게 된다. 즉 응답자에게 **조사원이 믿을만한 사람이라는 신뢰**를 만드는 것이 조사를 성공적으로 진행하는데 중요한 요소가 된다. 어려운 질문이나 사적인 질문의 경우에도 라포가 형성되어 있으면 응답을 얻는 것이 더 쉬운 것으로 알려져 있다.

면접의 방식에는 **표준적 면접기법(standardized interviewing technique)과 대화적 면접기법(conversational interviewing technique)**이 있다(Lavrakas, 2008).

표준적 면접기법은 조사원들이 모든 응답자에게 동일한 방식으로 질의와 응답이 이루어지도록 표준화시킨 기법을 의미한다. 조사원은 마치 로봇이 된 것처럼 정해진 절차대로 면접을 진행하게 된다. 모든 질문과 응답 범주를 끝까지 읽고 응답한 대로 기술하게 된다. 이 방식이 조사원 효과를 최소화하는 방법으로 알려져 있다. 반면 대화적 면접에서는 조사원이 질문만 읽고 응답 범주는 읽지 않을 수도 있게 허용하는 방식이다. 또 조사원이 질문에 대하여 부가적 설명을 할 수 있도록 허용한다. 예를 들어 의료이용에 관한 조사를 할 때 첫 질문이 "최근 1년 동안에 병 · 의원을 방문한 적이 있나요?"라고 물었을 때 응답자가 곧바로 "예"라고 하지 않고, "○○병원에 갔다"고 답을 할 수 있다. 원래 설문지에는 방문 여부를 먼저 묻고 그다음에 병원 이름을 묻도록 되어 있었다고 하자. 조사원이 원래의 질문대로 병원 이름을 다시 묻기보다는 "지난 해에 ○○병원에 진료받으러 가셨네요, 맞지요?"라는 식으로 대화체 방식으로 질문을 변경하는 것을 허용하는 대화체 면접이다. 표준면접을 기본으로 하되 필요할 경우 대화체 면접을 허용할 수도 있을 것이다. 단, 어떤 경우에 허용할지 좀 더 분명하게 정하여 조사원이 자의적으로 조사의 진행을 규제할 필요가 있다.

문답에 사용되는 언어는 표준어를 사용하는 것이 좋고, 또박또박 읽어서 분명하게 전달되도록 하는 것이 중요하다. 사람 중에는 대화할 때 말소리가 분명치 않아 옆 사람에게 잘 전달되지 않는 경우가 있다. 조사원이 성우까지는 아니지만 말하기가 매우 중요한 직업이기 때문에 혹시라도 언어소통에 조금이라도 어려움이 있다면 미리 책 읽기 등의 연습을 통해서 명쾌한 의사전달이 가능하도록 해야 한다. 특히 전화 조사원의 경우에는 대면하지 않아 얼굴 모양이나 기타 몸짓을 보면서 의사를 전달받기도 어렵다. 그렇기 때문에 조사원 임용 시에 최소한의 의사전달능력을 파악하는 것도 필요하다. 조사원이 질문할 때 말의 속도는 너무 빨라도 안되고 너무 느려도 안 된다. 두 사람이 대화할 때의 속도로 진행하면 된다. 다수를 상대로 얘기할 때에는 좀 천천히 이야기해야 잘 전달된다. 그런데 1:1 면접 상황에서는 서로 주목하고 있으므로 약간 빠르게 말을 해도 비교적 전달이 잘된다. 반면 비대면 상황인 전화조사에서는 상대적으로 약간 느리게 말하는 것이 전달에 도움이 될 수 있다. 조사원은 응답자가 질문 속도에 부담을 느끼지 않고 잘 따라오는지 확인하고 완급을 조절하면 된다.

면접은 기본적으로 설문지에 수록된 **순서대로 진행**해야 한다. 설문지를 만들 때 문항별 선후 순서를 고려해서 만든다. 왜냐하면 설문 순서로 인해서 발생하는 오차가 만들어지지 않도록 하는 것이 중요하다. 따라서 조사원도 이러한 점을 이해하고 정해진 순서대로 묻는 것이 원칙이다. 또 중간에 응답에 따라서 다음 문항을 건너뛰는 경우들이 있는데 이러한 경우 특별히 조심해서 질문 순서를 잘 따라야 한다. 컴퓨터를 이용해서 설문조사를 진행하는 경우에는 자동으로 다음 해당 질문으로 넘어가기 때문에 질문 순서를 조심해야 하는 부담은 줄어들게 된다.

때로는 응답자들이 면접 중에 조사 설문과 직접 관련이 없는 다른 얘기를 하는 경우들이 있다. 이때 조사원은 가볍게라도 대응해주고 다음 질문으로 넘어가면 된다. 만일 응답자의 얘기를 완전히 무시해 버리는 식의 반응을 하게 되면 응답자와의 라포가 중단될 수도 있다. 이때 조사원은 '아, 그런 일이 다 있네요'라는 식의 가벼운 반응을 한 후에 '그러면 이제 다음 질문을 하겠습니다'라고 응답자의 말을 끊고 질의응답으로 돌아가면 된다.

조사원에 의한 응답 오류가 발생하지 않도록 하려면 조사원이 훈련을 잘 받아야 한다. 유능한 조사원은 타고 나는 것이 아니라 잘 훈련되고, 올바르게 조사 상황을 경험하고 원칙대로 조사를 진행했던 사람들이다. 조사원이 능력을 제대로 발휘하려면 기본적으로 설문지가 잘 만들어질 필요가 있다. 설문지가 좋으면 조사는 물 흐르듯 진행될 수 있고, 불필요한 의미 찾기도 없어지고, 조사원이 잘못 지시를 줄 계기도 애당초 만들어지지 않는다. 연구자의 설문 개발 역량과 조사원의 라포 형성 능력이 맞물리면 서베이는 성공적으로 진행될 수 있다.

10

자료의 처리

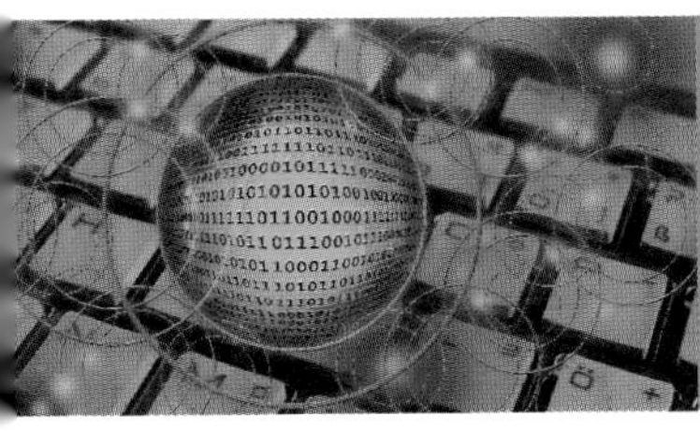

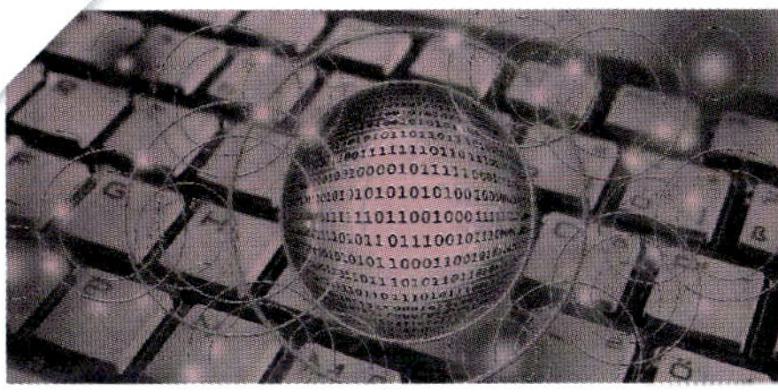

제10장

자료의 처리

10.1 | 데이터 파일의 생성과 코딩

서베이 실행과정에서 자료수집이 완료되면 다음 단계는 응답을 수치 코드로 바꾸어 데이터 파일로 만들고 통계적 분석을 할 준비를 하는 것이다. 데이터 파일은 보통 엑셀(Excel) 파일의 형태로 작성한다. 엑셀표는 행(row)과 열(column)로 구성된다. 행은 가로축에 해당하는데 개인의 응답 자료가 가로축으로 한 칸씩 입력된다. 열은 세로축인데 각 문항을 의미한다. 열의 제일 앞에는 보통 응답자를 구분하는 코드를 넣게 된다. 개인의 이름 식별이 가능한 정보는 제외하되 개인별 데이터는 구별해야 하기 때문에 일련번호 등으로 개인 식별 코드(unique identifier)를 만들어서 넣는다. 예를 들어 A그룹 1234번째 응답자는 A1234로 식별번호를 부여하는 식이다. 필요할 경우 여러 개의 식별자가 만들어지기도 한다. 지역별, 직업별, 소속기관별로 식별 코드를 넣을 수도 있다. 예를 들어 서울지역(01), 간호사(003), 시립병원(0008)은 0138의 식별 코드를 갖게 된다. 앞의 첫 두 자리는 지역, 세 번째 자리는 직업, 네 번째 자리는 근무 기관을 의미한다. 식별 코드를 만든 이후에는 각 문항별로 한 열씩 배정한다. 일단 열의 구성이 완료된 후에 응답자의 문항별로 해당 열에 응답 범주를 코드로 바꾸어서 넣는 과정이 코딩(coding)이다. 아래 엑셀표는 조사자료를 입력한 예이다. A0131번 응답자는 연령 32세, 성별 남자, 학력 고졸, 직업 사무관리직, 문항1 4번, 문항2 4번 문항3 3번 응답을 하였다. 이것을 데이터 파일로 옮겨서 코딩한 결과가 아래 그림 1과 같다.

	A	B	C	D	E	F	G	H	I
1	식별번호	연령	성별	학력	직업	문항1	문항2	문항3	
2	A0131	32	1	3	2	4	4	3	
3	A0132	27	2	4	3	3	3	2	
4									
5									
6									
7									

그림 10.1 데이터 입력 파일

코딩할 때 변수의 이름(변수명, variable name)은 변수의 영어단어 variable의 V자를 빌려다가 V1, V2, V3식으로 붙이는 것이 관행이다. 또는 설문지 안의 영역을 W1, W2, W3.. 로 나누어서 W1Q1, W1Q2, W1Q3....W2Q1, W2Q2...라고 붙일 수도 있다. 변수명을 영어 약자로 간략히 만들 경우 그것의 **실제적 내용은 변수 라벨(variable label)로 표시**하게 된다.

SPSS 같은 통계 패키지에서는 데이터 파일에서 변수별로 라벨을 설정할 수 있도록 하고 있다. 다음은 SPSS 상의 변수명과 변수 라벨의 사례이다. NO, SQ1 등은 변수 이름을 의미한다. '설명'이 변수 라벨이다. '값'은 응답 범주별 코드값을 의미한다. 즉 코드북의 내용이 옮겨진 것으로 볼 수 있다. 변수명과 변수 라벨을 구분해서 사용하기도 한다. 통계적 분석을 할 때 명령문으로 만들 경우에는 간단한 변수명을 사용하는 것이 편리하다. 반면 결과표를 보여줄 때에는 변수 라벨을 사용하여 결과치를 쉽게 해석할 수 있도록 하는 것이 바람직하다.

	이름	유형	너비	소수점이...	설명	값	결측값	측도
1	NO	숫자	12	0	케이스 넘버	없음	없음	척도(S
2	SQ1	숫자	12	0	성별	{1, 남성}...	없음	명목(N
3	SQ2	숫자	12	0	연령	{1, 만 19~2...	없음	명목(N
4	SQ3	숫자	12	0	주거지역	{1, 서울특별...	없음	명목(N

그림 10.2 SPSS 데이터 파일의 예시

앞의 그림에서 보는 바와 같이 한글로 변수명을 작성했다. 대개 통계프로그램에서는 한글도 잘 인식하고 있으나 간혹 외국에서 만든 프로그램 중에는 한글 제대로 인식하지 못해서 결과표에 이상한 문자들이 나오거나 실행이 안될 수도 있으므로 전문적인 코딩시에는 영어로 변수명을 작성하는 것이 좋다.

코딩하기 위해서는 설문지의 응답 범주를 코드로 바꿀 수 있도록 하는 기준이 필요한데 이것을 코드북(code book)이라 한다. 컴퓨터를 이용한 서베이 프로그램을 사용하게 되면 질문 문항과 응답 범주를 활용하여 코드북이 자동적으로 만들어진다. 코드북에는 설문지 상에 미리 설정된 응답 범주 뿐만 아니라 사후적으로 만들어지는 범주에 대해서도 코딩이 가능하도록 코드값을 설정해 주어야 한다. 다음 표는 코드북의 사례이다. 연령은 자신의 연령 그대로 적었기 때문에 코딩도 실수값을 적으면 된다. 성별은 남, 녀 두 개의 범주이기 때문에 각각 1, 2로 코딩한다. 학력도 같은 식으로 초졸(1), 중졸(2), 고졸(3), 대졸(4), 대학원졸(5)로 코딩한다. 학력을 응답하지 않은 사례가 발견되면 무응답이라는 범주를 사후에 만들어서 999번 코드를 부여한다. 나중에 통계 분석할 때 999번 코드를 제외하고 계산하도록 조치를 취해야 한다. 무응답을 한 자릿수인 9가 아닌 999로 코딩하는 것은 어떤 변수의 코드값이 많을 경우 두 자리를 차지하기 때문에 통상적인 코드값과 확실하게 구분하기 위함이다. 태도나 지식을 묻는 문항에서는 때때로 '모르겠다'라는 응답이 나온다. 이것은 무응답과는 성격이 다르다. 무응답은 아예 응답 자체를 거부하는 것이고 '모르겠다'(don't know, DK)는 질문을 듣고 대답할 준비는 되어 있지만, 대답에 필요한 정보를 갖고 있지 못하여 대답하기 어렵다는 것을 말한다. 따라서 무응답과 구분하기 위해서 '모르겠다'는 보통 888(not applicable)의 코드를 부여한다.

표 10.1 코드북의 사례

변수/문항	범주	코드
연령	(실수)	실수로 기입
성별	남자	1
	여자	2
학력	초등졸	1
	중학졸	2
	고교졸	3
	대학졸	4
	대학원졸	5
	무응답	999
직업	전문직	1
	관리사무직	2
	서비스직	3

	노무직	4
	농축어업	5
	무직	6
	비경제활동	7
	무응답	999
문항1	매우 찬성	1
	찬성	2
	보통	3
	반대	4
	매우반대	5
	모르겠음	888
	무응답	999
문항2	비해당	0
	정부안 지지	1
	야당안 지지	2
	무응답	999

'문항2'는 '문항1'의 응답자 중에서 찬성을 표시한 사람에게만 추가적으로 질문을 한 경우이다. 따라서 '문항1'에서 보통이나 반대를 표시한 응답자는 '문항2'는 원천적으로 건너뛰게 되어 있다. 그렇지만 코드북을 만들 때는 모든 문항에서 응답의 합은 응답자 전체가 포함되도록 해야 한다. 통계적으로 행렬의 모든 값이 부여돼야 데이터 파일로서 완전해진다. 그래서 '문항2'에 응답하지 말아야 하는 사람들은 '비해당'이란 코드를 주어 처리한다. 무응답과 구분하기 위해서는 '0'이란 코드를 부여한다. 이런 방식으로 모든 문항과 응답이 데이터 파일에 포함되도록 만들어야 한다. 폐쇄형 질문의 경우에는 사전에 응답 범주를 분류했기 때문에 이를 그대로 가져다 코딩하면 돼서 수월하다. 그런데 개방형 질문의 경우에는 사후에 어떤 응답들이 있는지 살펴보고 이를 개괄적으로 분류한 다음 코드를 주는 과정이 필요하다. 만일 수십 개의 서로 다른 응답이 나왔다면 이를 어떻게 분류할지 몰라 복잡하고 어려운 과정이 될 수도 있다. 코딩은 숫자만 가능한 것은 아니다. 문자도 코딩할 수 있다. 다만 통계적 분석에서는 숫자로 된 부분만 분석이 가능하다.

보통의 문항은 한 칸을 사용해서 코딩하게 된다. 그런데 어떤 문항의 경우에는 복수 응답을 할 수 있게 되어 있다. 이럴 경우에는 그만큼 많은 칸을 배정해 주어야 한다. 예를 들어 흡연실태 조사에서 담배 브랜드 10개를 나열하고 가장 많이 사는 담배 2개를 고르도록 했다면 응답을 코딩하기 위해서 두 칸을 배정할 필요가 있다. 만일 본인이 선호하는 모든 브랜드를 체크하도록 했다면 10칸이 필요하게 된다. 물론 한 사람이 10개 브랜드를 모두 체크하는 경우는 드물겠지만 그런 사람이 1명이라도 나올 경우에 대비하여 브랜드별로 한 칸씩 배정하고 체크한 경우는 1번, 체크하지 않은 경우는 2번으로 코딩하게 된다. 코드북에는 이러한 상황을 미리 파악해서 코딩의 혼란이 없도록 해야 한다.

질문1 당신이 평소 선호하는 담배 브랜드는 어떤 것입니까? 가장 선호하는 것 두 개만 골라주십시오.
① This ② DUNHILL ③ The nulle ④ This Plus ⑤ Marlboro Light
⑥ Mild Seven ⑦ Raison ⑧ Marlboro menthol ⑨ Marlboro red ⑩ DUNHILL one

표 10.2 범주형 코드북

문항	범주	코드
V1_1	This	1
	DUNHILL	2
	This nulle	3
	This plus	4
	Marboro light	5
	Mild seven	6
	Raison	7
	Marlboro menthol	8
	Marlboro red	9
	DUNHILL one	10
	무응답	999
V1_2	This	1
	DUNHILL	2
	This nulle	3
	This plus	4
	Marboro light	5
	Mild seven	6
	Raison	7

	Marlboro menthol	8
	Marlboro red	9
	DUNHILL one	10
	무응답	999

질문2 당신이 최근 1년 사이에 한 번이라도 피워본 담배 브랜드는 어떤 것입니까? 해당되는 것을 모두 골라주십시오.
① This ② DUNHILL ③ The nulle ④ This Plus ⑤ Marlboro Light
⑥ Mild Seven ⑦ Raison ⑧ Marlboro menthol ⑨ Marlboro red ⑩ DUNHILL one

표 10.3 이분형코드북

문항	범주	코드
V2_1(this)	yes	1
	no	0
V2_2(DUNHILL)	yes	1
	no	2
V2_3(This nulle)	yes	1
	no	2
V2_4(This plus)	yes	1
	no	2
V2_5(Marlboro light)	yes	1
	no	2
V2_6(Mild seven)	yes	1
	no	2
V2_7(Raison))	yes	1
	no	2
V2_8(Marlboro menthol)	yes	1
	no	2
V2_9(Marlboro red)	yes	1
	no	2
V2_10(DUNHILL one)	yes	1
	no	2

지금은 전자기기를 사용해서 응답을 기록하기 때문에 이미 응답 과정에서 코딩이 완료된다. 그런데 종이 설문지를 사용하는 경우에는 앞서 설명한 대로 코드북을 만든 후에 이를 참고하면서 설문지의 응답을 엑셀표에 입력하는 작업을 수행해야만 한다. 보통 한 명은 설문지에서 응답 번호를 불러주고 다른 한 명은 이를 받아 적는 식으로 코딩을 수행한다. 이 경우 설문지 응답을 불러주는 과정과 이를 받아서 입력하는 과정에서 오차가 만들어질 가능성이 있다. 심한 경우에는 열한 칸을 밀려서 코딩하거나 한 명의 응답이 통째로 사라질 수도 있다. 따라서 코딩 후에는 이를 검토하는 과정이 반드시 필요하다. 데이터 입력을 담당했던 사람이 사후 검토까지 할 수도 있으나 다른 사람들로 교체해서 입력된 코드값과 설문지의 응답을 비교하는 것이 바람직하다.

코딩 에러를 줄이는 다른 방법은 스캐너를 활용하여 기계적으로 코드값을 검색하고 입력하는 것이다. 사전에 스캐너가 코드를 읽을 수 있도록 설문지에 응답란을 만들고 나중에 스캐너가 이것을 읽도록 하면 코딩에 소요되는 시간도 줄이고, 코딩 에러를 획기적으로 줄일 수 있다. 최근의 스캐너는 필기체도 잘 인식하는 편이기 때문에 코딩에 활용하기 좋다. 그러나 개방형 질문을 분류하는 문제는 스캐너를 활용하기 어려워서 수작업으로 처리해야 한다.

10.2 | 데이터 클리닝

데이터 입력이 완료되면 입력된 데이터가 정확한지, 또 분석에 적합한지 검토하는 단계가 데이터 클리닝이다. 데이터 클리닝의 방법으로는 변수 유형 오류, 이상치 검토, 변이 정도 검토, 척도 방향 오류, 자료수집방식에 따른 오류 등을 파악하여 밝힐 수 있다(Ruel, Wagner III, Gillespie, 2015).

① 첫째로 **변수 유형**(type of variable)**에 주목**하는 것이다. 변수 유형에는 숫자의 경우가 많지만 때로는 문자, 날짜, 달러 등 다양한 유형의 데이터가 입력될 수 있다. 이 경우 원래 정해진 변수 유형에 부합되지 않는 데이터가 입력되었을 때 오류가 되기 때문에 수정이 필요하다. 숫자로 입력되었지만, 이것이 통상적인 수치가 아닌 문자처럼 기록할 필요가 있는 경우에 오류가 발생하는 경우가 많다.

② 데이터 클리닝을 수행하는 두 번째 방법은 **이상치**(outlier) **여부**를 살펴보는 것이다. 사전에 코드북에서 설정한 코드값의 범위를 벗어나는 값이 입력된 경우도 있고, 아니

면 애당초 응답에 오류가 있었을 수도 있다. 예를 들어 성별은 1(남자)과 2(여자)의 두 개 코드값만 존재할 수 있는데 만일 3이란 코드값이 발견된다면 이것은 분명한 에러이다. 이러한 오류를 찾아서 수정하는 작업이 데이터 클리닝이다. 그런데 오류로 의심되는 코드값을 찾을 때 그것이 오류라고 단정하기는 쉽지 않다. 성별의 경우에는 현재로서는 3번이 존재하기 어렵기 때문에 오류라고 단정해도 무방할 것이다. 그런데 연령의 경우 100살이 넘는다던가 10살이 안되는 경우라면 대체로 오류라고 보아도 무방할 것이다. 그렇지만 97세라든가, 14세라고 응답했다고 하면 이것이 오류인지 의심이 들어도 단정하기는 어렵다. 명백한 근거를 갖지 않는 한 함부로 입력된 데이터를 수정하는 것은 삼가야 한다. 자칫 연구자가 미처 파악하지 못한 현실이 데이터로 나타난 것일 수 있기 때문에 매우 조심스럽게 데이터를 다루어야만 한다.

③ 데이터 클리닝의 세 번째 방법은 **변수의 변이(variation) 정도를 살펴보는 것**이다. 변수(variable)의 의미는 데이터의 분포가 어느 한 관찰치에 집중하지 않고 여러 관찰치 또는 범주에 널리 분포되어 있다는 의미이다. 만일 변수의 관찰 값이 어느 한 범주에 집중된다면 그것은 변수가 아니라 상수(constant)가 되고 변수 리스트에서 제외해야 한다. 예를 들어 종교는 보통 불교, 개신교, 천주교 등으로 구분해서 측정한다. 이렇게 하는 이유는 어느 종교를 믿는가에 따라 일상에서 태도나 행동에 차이를 유발하기 때문이다. 만일 거의 모든 응답자가 개신교를 갖고있는 것으로 밝혀졌다면 종교는 더이상 변수로서의 의미를 상실한 것이 되기 때문에 분석을 위한 데이터 파일에서 제외해도 무방하다.

④ 데이터 클리닝의 넷째 방법은 척도 계산에서 혹시 **코딩의 방향이 잘못되지 않았는지를 확인**하는 것이다. 여러 문항으로 구성된 척도에서는 흔히 응답자의 건성 응답을 걸러내기 위하여 응답의 방향을 바꾼 질문을 중간 중간 넣는다. 예를 들면 우울감을 묻는 척도에서 기본적으로는 우울한 내용으로 질문하다가 중간에 행복한지를 묻는 질문을 넣어 바뀐 응답 방향에 부합되게 응답 범주를 선택하도록 하는 것이다. 그런데 분석을 할 때 코딩 과정에서 자칫 역방향 코딩을 하지 않음으로써 오류를 만들 수 있다. 즉 코딩 방향이 모두 적절했는지를 살펴서 데이터 클리닝을 할 수 있다.

⑤ 데이터 클리닝의 다섯째 방법은 **자료수집방법에 따른 자료의 질에 차이**가 있는지를 살펴보는 것이다. 최근 혼합조사 방식의 자료수집이 증가하면서 새롭게 생겨나는 문제는 어떤 방식으로 응답을 받았는가에 따라 자료의 질에 차이가 있을 수 있다는 점이다. 조사의 일부는 대면 면접으로, 일부 전화조사로, 일부는 웹조사 방식으로 이루어졌는

데 자료수집방법에 따라 수집된 데이터의 질이 조금씩 다를 수 있다. 이것은 조사원이 있고 없어서 생긴 차이일 수도 있고, 조사관리가 얼마나 엄격하게 진행됐는지에 따른 차이일 수도 있다. 흔히 사회적 규범과 관련된 질문이나 사적 비밀과 관련된 문항에서는 대면조사 여부에 따라 일정하게 차이가 나는 것으로 잘 알려져 있다. 그런데 수집된 자료의 질이 통상적으로 보고되는 자료별 차이를 넘어서서 큰 차이를 보이거나 모든 문항에서 체계적 차이를 보인다면 조사관리 상의 어떤 문제가 있는지 또는 표본특성에 어떤 차이가 있는지 등을 면밀히 검토하여 오류의 원인을 찾고 그에 따라 해결책을 모색해야 한다. 만일 조사과정의 치명적 오류가 발견된다면 조사자료는 폐기해야 한다. 또한 대면조사에서 특정 조사원이 문제를 일으키는 경우도 있다. 이럴 경우에는 그 조사원이 수집한 자료에 대해서만 폐기 여부를 결정하면 된다.

10.3 | 결측치의 보완

데이터 클리닝 과정에서 직면하는 어려움 중의 하나는 결측치(missing values)에 대한 처리이다. 여기서 말하는 **결측치란 응답자들이 응답해야 하지만 답을 하지 않아서 공란인 상태**를 의미한다. 결측치의 사례가 많지 않다면 통계분석 시 이 사례들을 제외하고 분석하면 된다. 문제는 주요 변수들에 결측치가 많은 경우이다. 핵심적인 인구학적 통제변수로 사용하는 성별, 연령, 학력 등의 변수이거나 조사분석의 핵심 변수로 생각하고 있는 음주 여부, 흡연 여부, 건강상태 등에서 무응답 사례가 많이 나온다면 간단한 문제가 아니다. 통계분석에서는 기본적으로 분석에 사용되는 변수들에 해당하는 사례들이 모두 응답한 경우들만 선별한 후에 분석이 진행된다. 만일 결측값이 있다면 그만큼 제외한 후에 분석하게 된다. 이 6개 변수에서 각각 5%씩의 무응답 사례가 있다면 최악의 경우 $6 \times 5\% = 30\%$의 사례 수가 통계분석에서 제외된 채 분석된다. 이럴 경우 통계적 유의성 검증이나 기타 통계적 방법의 적용해서 사례 수가 부족해서 분석이 제대로 안 될 수도 있다. 따라서 연구자는 가능한 결측치를 보완할 수 있는 방법을 찾게 된다.

결측치를 대체하는 방법에는 환원적 방법, cold-deck, hot-deck, 통계적 대체, 유사사례 유추 등의 방법이 있다(Aday and Cornelius, 2006). 그런데 결측치의 대체가 자칫 데이터를 왜곡할 수 있는 위험이 있으므로 가능한 제한적으로 사용할 필요가 있다. 결측치 대체의 기준은 연구분석에서 주요 변수에 결측치가 10% 이상 발생하는 경우에 고려해 볼 수 있다. 결측치를 다른 값으로 대체하는 것이 아예 제외하는 것보다 데이터의 편향성을 줄일 수 있다면 결측치 대체가 바른 선택이 될 것이다. 즉 결측치를 대체해서 분석한 결과가 참값에 더 가까운 것이라는 판단을 내릴 수 있다면 결측치 대체는 충분한 근거를 갖게 된다.

① **환원적 대체**: 성별이 결측되었을 때 성별을 유추할 수 있는 다른 문항의 응답을 검토하여 성별을 채워 넣는 경우처럼 유사 문항의 응답에서 결측치의 대체 근거를 찾는 방법이다.
② **cold-deck 대체**: 집단 평균을 계산하여 대체하는 방법이다. 성별, 평균 연령, 그룹별 평균 등을 사용할 수 있다. 만일 가계 수입이 결측값이라면 연령, 학력, 가구원 수 등을 고려한 월 소득 집단 평균을 계산하여 소득 대체 값으로 사용할 수 있을 것이다.
③ **hot-deck 대체**: 이 방법은 전체 응답자 중에서 무작위로 한 사람을 뽑아서 그 사람의 응답으로 결측값을 대체하는 방법이다. 만일 어떤 대졸 응답자가 월 소득을 무응답 했을 경우 전체 표본의 대졸자 그룹에서 아무나 한 명을 뽑아서 그의 소득을 대체 값으로 사용하는 것이다.
④ **통계적 대체**: 회귀분석(regression analysis)이나 최대확률측정법(maximum likelihood)을 사용하여 방정식을 만들어서 결측값에 대한 예측치를 계산해서 대체하는 방법이다.

10.4 | 기초적 통계분석

빈도(frequency): 데이터 입력과 데이터 클리닝이 완료되어 일단 분석 가능한 상태가 되었을 때 가장 먼저 할 일은 **빈도분포를 살피는 것**이다. 모든 변수에 대하여 빈도분포를 산출한 후 각 변수별 빈도분포가 특이한 점이 없는지, 기존의 서베이들과 유사한 분포를 가지는지 등을 살펴보아야 한다. 다음은 빈도분포의 사례이다. 표 10.4는 음주 빈도를 측정한 결과이다. 응답 범주는 순서를 갖고 있는 서열변수로 볼 수 있다. 이 조사의 표본은 3,000명이고 음주 빈도 질문에는 4개의 응답 범주가 있다. 이 표에서 빈도와 퍼센트는 이 4개 범주별로 응답이 어떻게 분포되어 있는지를 보여준다. '한 달에 2~3번 음주한다'는 응답이 44.4%로 가장 많음을 알 수 있다. 만일 이 질문에 무응답에 의한 결측치가 있다면 이 결측치를 제외하고 백분율(퍼센트)을 다시 계산한 값이 유효 퍼센트에 표시된다. 이 경우에는 무응답이 없으므로 퍼센트와 유효 퍼센트가 동일하다. 누적 퍼센트는 가장 위에 있는 응답 범수에서 다음 범주로 넘어가면서 백분율이 합산된 값이 표시된다. 즉 누적 퍼센트 두 번째 칸에 있는 59.8%(반올림한 값)는 한 달에 한 번 음주하는 자 15.5%와 한 달에 두세 번 음주하는 자 44.4%를 합산한 값이 된다. 연구자는 이러한 범주별 빈도분포가 선행연구의 결과와 차이가 있는지를 살펴봐야 한다. 만일 상당히 큰 차이를 보인다면 그 원인을 찾는 것이 분석의 중요한 지점이 될 것이다.

표 10.4 빈도분포표 사례(서열척도)

귀하는 평소 얼마나 자주 술을 드십니까?

		빈도	퍼센트	유효 퍼센트	누적퍼센트
유효	한 달에 한 번 정도	464	15.5	15.5	15.5
	한 달에 2~3번	1331	44.4	44.4	59.8
	일주일에 2~3번 정도	975	32.5	32.5	92.3
	일주일에 4번 이상	230	7.7	7.7	100.0
	합계	3,000	100.0	100.0	

표 10.5는 '응답자에게 음주를 가르쳐준 사람'을 묻는 명목변수의 빈도표 사례이다. 빈도표에 의하면 '친구'가 49.1%로 거의 절반에 달하고, '선배'인 경우가 16.6%였다. '부모'에게서 술을 배운 경우(23.1%)보다 '친구'나 '선배'로부터 음주를 배운 경우(65.7%)가 훨씬 많은 것을 알 수 있다. 즉 우리나라에서 음주 경험은 친구 또는 선후배 관계로부터 시작되는 경우가 지배적인 형태임을 알 수 있다. 연구자는 이러한 빈도분포가 이론적으로 타당한지 또는 선행연구 결과와 부합되는지를 따져야 한다.

표 10.6은 '처음 음주를 경험했던 나이'를 묻는 등간척도 빈도분포의 사례이다. 이 빈도표를 살펴보면 최초 음주 연령이 10세부터 58세까지 분포되어 있음을 알 수 있다. 연구자는 아마도 이 연령 분포가 사회적으로 타당한 근거를 갖는지를 따져보게 될 것이다. 10세면 초등학교 3학년 정도인데 과연 음주를 할 수 있을까 의구심을 가질 수 있다. 그런데 최초 흡연 연령도 초등학교 시절로 내려오는 추세이기 때문에 불가능하지는 않을 것으로 판단할 수도 있다. 58세에 첫 음주를 했다는 경우가 현실적으로 가능한지에 대해서도 의구심을 가질 수 있다. 젊은 시절까지 금주를 하던 분이 노인이 다 되어 첫 음주를 하는 것이 이상할 수 있다. 그러나 그런 상황이 불가능할 것이라는 근거를 찾기도 쉽지 않을 수 있다. 즉 연

구자는 이러한 빈도분포가 현실 적합성을 갖는지를 면밀히 검토하면서 수집된 자료의 분석 결과 기존 연구와는 다른 어떤 특성이 나타날지를 예측해 보게 된다.

표 10.5 빈도분포표 사례(명목변수)

귀하는 누구에게서 처음 술을 배웠습니까?

		빈도	퍼센트	유효 퍼센트	누적퍼센트
유효	아버지, 어머니	693	23.1	23.1	23.1
	형제, 자매	57	1.9	1.9	25.0
	친척	68	2.3	2.3	27.3
	친구	1474	49.1	49.1	76.4
	선배	499	16.6	16.6	93.0
	할아버지, 할머니	20	.7	.7	93.7
	배우자	19	.6	.6	94.3
	혼자서	84	2.8	2.8	97.1
	기타 아는 사람	86	2.9	2.9	100.0
	합계	3,000	100.0	100.0	

표 10.6 빈도분포표 사례(등간척도)

처음으로 한 잔 이상 술을 마셔본 때는 언제입니까?

		빈도	퍼센트	유효 퍼센트	누적퍼센트
유효	10	5	.2	.2	.2
	12	8	.3	.3	.4
	13	21	.7	.7	1.1
	14	35	1.2	1.2	2.3
	15	99	3.3	3.3	5.6
	16	115	3.8	3.8	9.4
	17	222	7.4	7.4	16.8
	18	489	16.3	16.3	33.1
	19	758	25.3	25.3	58.4
	20	814	27.1	27.1	85.5
	21	117	3.9	3.9	89.4
	22	55	1.8	1.8	91.3
	23	42	1.4	1.4	92.7

	24	23	.8	.8	93.4
	25	40	1.3	1.3	94.8
	26	9	.3	.3	95.1
	27	7	.2	.2	95.3
	28	4	.1	.1	95.4
	29	4	.1	.1	95.6
	30	7	.2	.2	95.8
	31	1	.0	.0	95.8
	32	5	.2	.2	96.0
	34	3	.1	.1	96.1
	35	6	.2	.2	96.3
	36	4	.1	.1	96.4
	37	5	.2	.2	96.6
	38	3	.1	.1	96.7
	39	3	.1	.1	96.8
	40	11	.4	.4	97.2
	41	5	.2	.2	97.3
	42	8	.3	.3	97.6
	43	2	.1	.1	97.7
	44	1	.0	.0	97.7
	45	7	.2	.2	97.9
	46	3	.1	.1	98.0
	47	7	.2	.2	98.3
	48	7	.2	.2	98.5
	49	10	.3	.3	98.8
	50	12	.4	.4	99.2
	51	3	.1	.1	99.3
	52	5	.2	.2	99.5
	53	3	.1	.1	99.6
	54	4	.1	.1	99.7
	55	3	.1	.1	99.8
	56	2	.1	.1	99.9
	57	1	.0	.0	99.9
	58	2	.1	.1	100.0
	합계	3,000	100.0	100.0	

다음 단계로 연구자가 살펴야 되는 것은 **통계치의 분포**이다. 보통 통계치는 평균과 표준편차가 가장 기본적인 통계치이다. 평균은 분포의 집중경향을 보여주고, 표준편차는 변이의 정도를 보여준다. 빈도분포에서는 이외에 변이의 제곱 형태인 분산, 그리고 최솟값 및 최댓값 등의 기초적 통계치가 산출된다. 다만 이런 통계치들은 등간척도일 경우에 해석이 유효하다.

집중경향성을 나타내는 통계치에는 최빈값(mode), 중위수(median), 평균(mean)이 있다. 최빈값은 가장 빈도가 많은 경우이다. 보통 대개의 빈도분포에서 '중간'에 속하는 사람들이 많기 때문에 가장 쉽게 분포의 집중경향을 파악하려면 빈도수가 가장 많은 응답 범주를 찾으면 된다. **중위수**는 응답자 전체를 순서대로 나열한 다음 **절반에 해당하는 값**의 범주에 해당된다. 예를 들어 소득수준의 경우 소득이 가장 낮은 사람부터 가장 높은 사람까지 순서대로 배열한 다음 응답자 전체의 절반에 해당하는 위치에 있는 사람의 소득이 중위수가 된다. **평균**은 **산술적으로 모든 응답자의 값을 더한 후에 응답자 수로 나눈 값**에 해당한다. 만일 어떤 변수의 도수분포가 좌우로 균형되게 분포되어 있다면, 달리 말하자면 모든 응답 범주에 고르게 분포되어 있다면 평균과 중위수 및 최빈값은 모두 동일한 값일 가능성이 크다. 반면 빈도분포가 어느 한쪽으로 쏠려 있다면 이 세 가지 통계치는 모두 달라진다. 소득분포 같은 경우는 일반적으로 잘 사는 사람은 보통사람들보다 훨씬 많은 소득을 올리기 때문에 산술평균을 계산하면 보통사람들의 소득보다 높은 방향으로 산출되기 마련이다. 즉 중간 위치에 있는 사람의 소득(중위수)보다 평균 소득은 훨씬 크게 잡힌다. 따라서 불평등한 빈도분포의 경우에는 중위수가 보다 좋은 중앙집중 경향을 보여주는 통계치가 된다. 최초 음주 연령 분포에서 평균 20.05, 중위수 19, 최빈값 20의 통계치가 산출되었다. 평균과 최빈값이 약 20세이므로 20세에 음주를 처음 경험한 사람이 가장 많았고 산술평균도 20세이다. 그런데 중위수가 19세라는 것은 고연령대에 처음 음주한 분들이 상당수 있기 때문에 그만큼 평균값이 높아지게 되고, 따라서 평균값이 중위수보다 커진 것으로 이해할 수 있다.

변이의 정도를 알려주는 통계치로는 범위와 표준편차 및 분산이 있다. **범위(range)는 분포의 최댓값과 최솟값의 차이**이다. 표 10.6에서 최솟값 10, 최댓값 58이므로 범위는 48이다. 즉 최초 음주 연령의 분포에서 범위가 48세나 된다는 것은 최초 음주가 매우 넓은 연령 범위에서 발생한다는 의미이기 때문에 이 자체로 여러 가지 사회적 의미를 담고 있는 것으로 볼 수 있다. 표준편차가 5.72세로 평균값에 비하여 작기 때문에 대부분의 응답자는 평균값을 중심으로 모여 있는 분포를 보이는 것으로 생각할 수 있다.

이 **빈도분포를 시각적으로 파악하도록 도와주는 것이 상자도표**(box plot)이다. 아래 그림은 최초 음주 연령을 성별로 나누어 빈도분포를 상자도표로 그린 것이다. 중간의 상자의 윗부분과 아랫부분은 각각 전체 도수분포를 순서대로 놓고 각각 1사분위와 3사분위에 해당하는 값을 기준으로 그린 것이다. 상자 가운데 그림은 중위수를 나타내고, 4사분위 값의 1.5배에 해당하는 위치까지 꼬리가 그려져 있다. 그 밖의 부분은 이상치(outlier)로 볼 수 있다. 남녀 분포에서 꼬리 부분을 넘어서 존재하는 이상치가 상당수 존재함을 알 수 있다. 남성의 경우 중위수에서 1사분위와 3사분위의 간격이 비슷하지만 여성의 경우에는 중위수와 3사분위의 값이 동일하게 그려져 있다. 즉 남성의 음주경험 연령은 중위수를 중심으로 1사분위와 3사분위 양방향으로 고르게 분포되어 있다. 반면 여성의 경우에는 중위수와 3사분위 사이에 밀집하여 분포된 관계로 두 통계치를 구분하기 어렵다. 즉 남성은 상대적으로 일찍 음주 경험을 하는 경향이 있고 여성은 비교적 늦게 경험하며, 다수가 동시적으로 경험하는 특성을 보이는 것으로 해석할 수 있다. 또 남녀 모두 늦은 나이에 첫 음주 경험을 하는 사람이 다수 존재함을 알 수 있다.

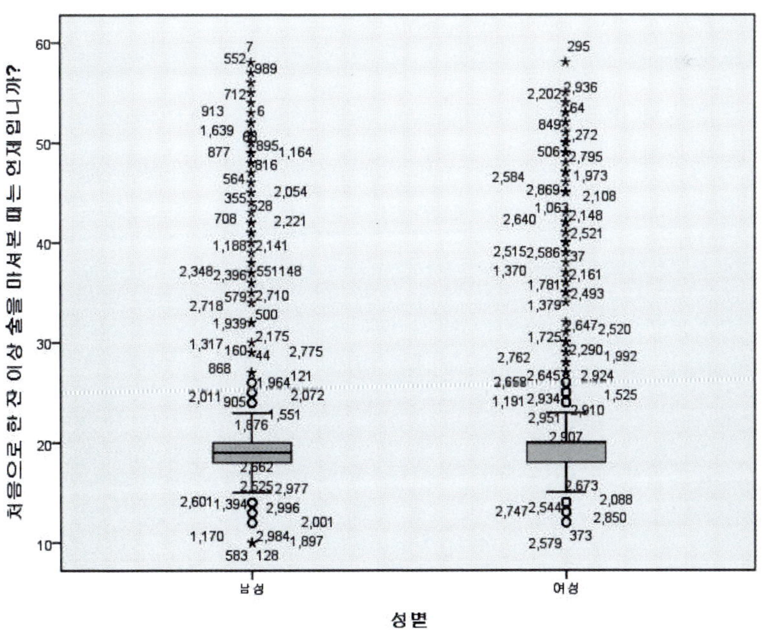

그림 10.3 SPSS 데이터 파일의 예시

10.5 | 통계분석 방법

통계분석에 대한 내용은 본 교재에서 자세히 다루기 어려우므로 보건통계학 책을 참고하기 바란다. 통계적 분석에 있어서 자료가 범주형 자료인지 연속형 자료인지에 따라 분석방법이 결정된다. 일반적으로 통계적 분석방법의 결정은 위에서 설명한 독립변수와 종속변수의 범주형 자료 또는 연속형 자료에 따라 정해지는 경우가 많다. 예를 들어, **설명변수가 두 개의 범주를 가지는 이산형(범주형)자료이고, 종속변수가 연속형자료인 경우 독립표본 t-검정을 적용하게 된다. 설명변수가 세 개 이상의 범주를 가지는 이산형(범주형)자료이고 종속변수가 연속형자료일 때는 분산분석(ANOVA)을 이용**하게 된다. 이처럼 주어진 자료에 대해서 적절한 통계적인 분석방법의 선택에 있어서 자료의 형태를 잘 구분해야만 올바른 분석방법을 적용할 수 있다.

그러나 보건학과 같은 사회과학에서는 7장의 측정과 척도에서 설명했듯이 등간척도 이상의 자료를 확보하는 것이 불가능할 때가 많으므로 **서열척도를 등간척도로 취급하여 분석하는 경우가 많다**. 다음 표 10.7은 독립변수와 종속변수의 유형에 따라 어떤 검정을 해야 하는지를 개괄적으로 요약한 것이다. 종속변수가 정규성과 분산의 동질성에 대한 가정이 확보되면 표 10.7과 같이 모수검정을 해야 하고, 가정을 충족하지 못하면 비모수 검정을 한다.

표 10.7에 소개된 *t*$\,$**검정과 분산분석(analysis of variance, ANOVA)은 집단 간 평균 차이를 검정하는 통계기법**이다. 분산분석도 두 집단의 평균 차이를 검정하는 경우에도 사용해도 되지만 계산 과정이 복잡하므로 간단한 *t*검정을 하는 것이 효율적이다. 따라서, 두 집단의 평균 차이는 *t*검정하고, 집단이 3개 이상일 경우에는 분산분석을 사용한다.

두 변수가 종속변수인지 독립변수인지 구분을 하지 않고 상관성을 보고자 하면 상관분석을 한다. 상관계수는 두 가지 의미를 지니고 있다. 첫째, 상관계수의 크기를 보고 두 변수가 동시에 변화는 정도를 판단할 수 있다. 둘째, 상관계수의 부호는 두 변수의 방향성을 파악할 수 있다. 상관계수가 양의 값을 경우 두 변수가 같은 방향으로 움직이는 정적 상관이고, 음의 값이라면 두 변수가 다른 방향으로 움직이는 부적 상관이다.

회귀분석은 변수 간의 안과적 영향을 분석할 수 있다. 영향을 줄 것으로 생각하는 변수, 독립변수(X)라고 하고, 영향을 받는 변수를 종속변수(Y)로 하여 분석한다. **독립변수가 한 개일 경우 단순회귀분석(simple regression)을 이용하고, 2개 이상을 경우 다중회귀분석(multiple regression)을 이용**한다. 회귀분석에서의 종속변수는 등간이나 비율척도이어야 한다. 그런데 건강과 관련된 연구에서는 종속변수가 흡연 여부, 음주 여부, 고혈압 유무 등과 같이 더미변수 형태인 명목척도인 경우가 많다. 이 경우에는 회귀분석 중 로지스틱 회귀분석을 사용하여야 한다.

표 10.7 분석기법 I

종속변수의 수	분석기법	자료(척도)	
		독립변수	종속변수
1 개	독립표본 t 검정(t-test)	명목	등간, 비율
	일원분산분석(ANOVA)	명목	등간, 비율
	회귀분석	명목, 등간, 비율	등간, 비율
	로지스틱회귀분석	명목, 등간, 비율	명목
	판별분석	명목, 등간, 비율	명목
	공분산분석(ANCOVA)	명목, 등간, 비율	등간, 비율
	반복측정분산분석	명목, 등간, 비율	등간, 비율
2 개	MANOVA	명목	등간, 비율

다음 그림은 조사설계 방법에 따라 통계분석을 제시한 그림이므로 그림에 따라서 적절한 통계분석을 선택한다.

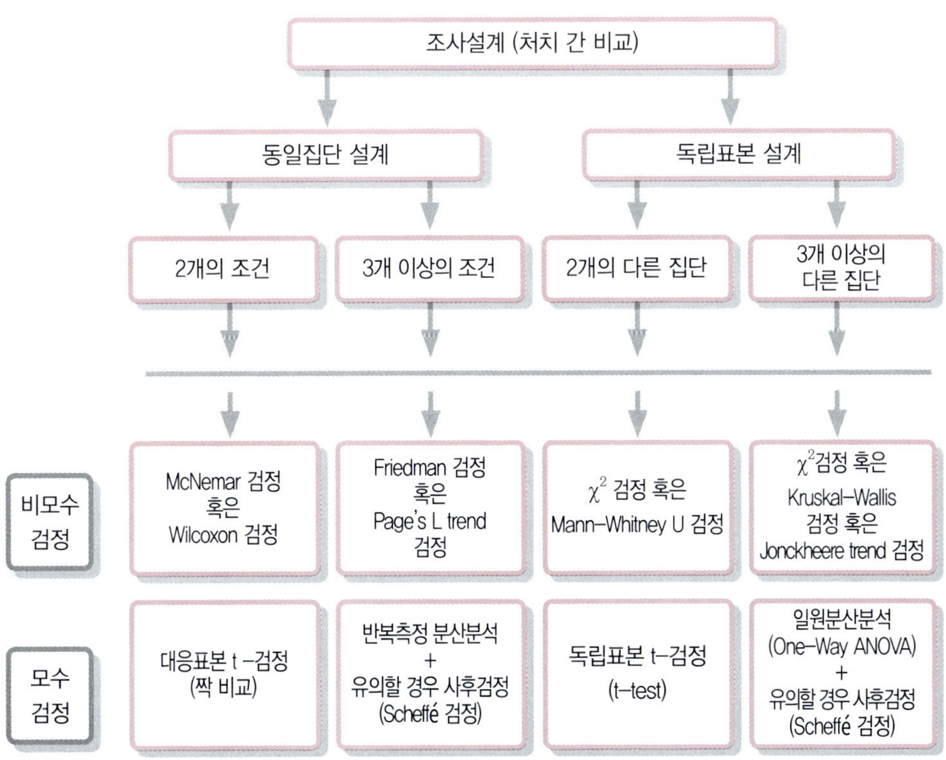

조사설계의 분석절차의 결정

정규성 검정 : 자료가 정규분포하는지 결정

→ 정규분포를 할 경우 : 모수검정

→ 정규분포하지 않는 경우 : 비모수검정

↓

동질성 검정 : 사전 자료의 동질성 검정
(통증, 근력, 일반적 특성)

→ 자료의 특성에 따라 :
• t검정(예 : 종속변수 : 통증, 근력 등의 연속변수 독립변수 : 성별과 같은 범주형 변수)
• χ^2검정(성별과 직업, 성별과 연령대 등과 같이 두 변수 모두 범주형 변수)

↓

처치 사전 · 사후 비교 검정(통증, 근력)

→ 대응표본 t검정

↓

두 집단별 자료의 비교 검정
(예 : 종속변수 : 통증, 근력 독립변수 : 성별)

→ 독립표본 t검정

↓

세 집단 이상일 경우 집단별 자료의 비교검정(예 : 종속변수 : 통증, 근력, 독립변수 : 직업)

→ 일원분산분석 검정(One-Way ANOVA)검정 유의할 경우
↓
사후검정(Post Hoc test)

11

질적 연구 방법

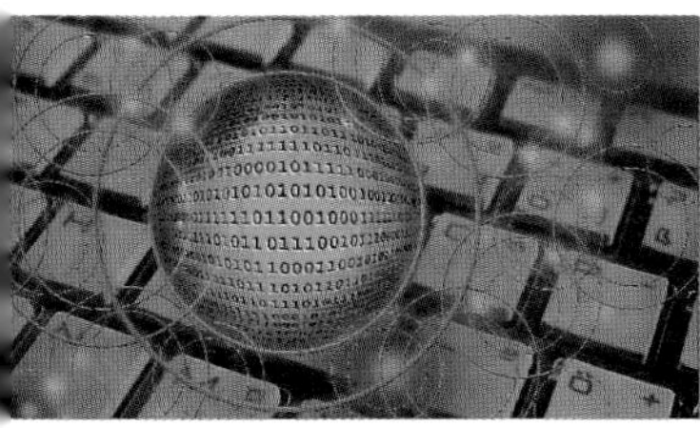

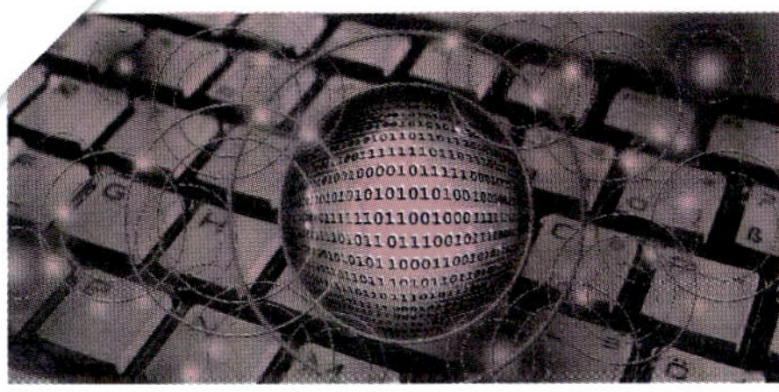

제 11 장

질적 연구 방법

11.1 | 질적 면접

11.1.1 질적 면접과 대면조사 면접의 차이

질적 면접은 양적 조사와 여러 가지 특성의 차이가 있는데 여기서는 Kelly(2010)의 연구를 중심으로 설명하기로 한다. 심층 면접(indepth interview) 또는 질적 면접(qualitiative interview)이 점차 보건 분야에서도 유행하고 있다. 질적 면접은 건강행동에 대한 심층적 이해를 돕는다는 점에서 관심의 대상이 되고 있다. 설문조사법에 의한 양적 연구에 의해서 우리는 건강행동의 양상에 대한 폭넓은 이해를 할 수 있게 되었다. 그러나 서베이는 어떤 행동에 담긴 심층적인 동기나 행동을 촉발하는데 영향을 미치는 여러 가지 상황 조건들과의 상호작용 과정에 대한 심층적 이해를 하는데는 충분하지 않을 수 있다. 이러한 부족함을 채워 주는 역할을 하는 것이 질적 면접이다. 물론 질적 면접만으로도 독립적인 연구방법으로 사용되고 있으나 여기서는 양적 연구와 함께 사용될 수 있는 부분에 대해서만 설명하기로 한다.

양적 조사의 면접은 구조화된 면접 방식을 취하고 질적 면접은 비구조화된 면접 방식을 취한다는 점에서 분명한 차이가 있다. **구조화된 면접이란 말의 의미는 질문과 응답을 구성하는 문장, 단어, 순서 등 모든 것이 사전에 정교하게 설계되어 있다는 의미이다.** 따라서 구조화된 면접에서 조사원은 주어진 질문 순서대로 읽어가야 하고 조사원이 임의적으로 추가하거나 변형할 수 있는 여지는 사실상 존재하지 않는다. 응답자 또한 주어진 응답 범주 내에서 선택만 할 수 있을 뿐이고 자신의 견해를 자유롭게 진술할 기회는 사실상 제약되어 있다.

반면 비구조화된 면접 방식이란 면접을 통해서 얻고자 하는 주요 내용을 가설적 질문의 형태로 만들어 둘뿐 그것을 실제로 진행하는 과정에서 조사원이 융통성 있게 가감할 수도 있고, 순서를 바꾸어서 질문할 수도 있다. 또한 응답자의 응답이 어떤가에 따라 질문은 더욱 세세하게 나뉘어 진행될 수도 있다. 즉 비구조화된 면접에서는 어떤 정보를 궁극적으로 얻을지 목표 지점만 정해 두고 거기에 이르기까지의 대화순서나 세세한 질의응답의 내용에 대해서는 조사원의 판단과 진행에 맡겨두는 것이다. 따라서 조사원의 역할이 상당히 중요할 수밖에 없게 된다. 사실 질적 면접에서는 조사원이라고 부르지 않고 사회자라고 부르는 것이 더 합당하다. 비구조화된 면접이란 일종의 주제에 대한 자유토론과도 같은 것으로 볼 수 있다. 물론 아무 얘기나 해도 되는 것은 아니고 조사 주제와 관련되는 얘기를 하되 순서나 형식에 얽매이지 않고 자유롭게 얘기할 수 있다. 혹시 얘기가 주제의 범위를 벗어나거나 주제의 핵심에 들어가지 못하는 상황이 있을 수도 있는데 이 때에는 사회자가 적절히 통제하고 그동안 진술된 이야기를 정리해서 방향을 잡는 역할을 수행하게 된다.

양적 조사에서는 이미 만들어진 개념이나 이론적 틀에 수집된 사례들을 부합시키는 과정, 즉 연역적 과정으로 볼 수 있다. 반면 질적 조사에서는 그와 같은 미리 만들어진 개념이나 이론적 틀을 전제하지 않으며, 오히려 새로운 개념과 이론을 만들어 가는 과정, 즉 귀납적 과정으로 볼 수 있다. 질적 면접은 사람의 말과 행동에 담긴 의미 해석에 관심을 둔다. 현상학적 관점에서 볼 때 각자의 언행은 독자적인 가치와 의미가 담긴 작은 세상으로 생각할 수 있고, 질적 면접을 통해 그러한 타인의 세상을 이해하는 단초를 얻게 된다고 볼 수 있다. 예를 들어 흡연에 대한 연구를 한다고 하자. 양적 조사에서는 흡연행위를 하는지, 얼마나 많은 담배를 피우는지 등에 주목할 뿐이다. 반면 질적 조사에서는 응답자 한 사람 한 사람이 흡연에 부여하는 삶의 의미가 같지 않다는 전제하에 왜 흡연을 하는지, 흡연을 함으로써 무엇을 얻게 되는지를 그 사람의 말로 들어보는 과정으로 볼 수 있다.

질적 면접의 가장 흔한 방식은 반구조화된 면접이다. 연구자가 사전에 여러 개의 질문 리스트를 마련해 놓고 진행하게 된다. 대화적 면접(narrative interview)은 사전 질문 리스트 없이 응답자가 보다 자유롭게 주제에 대하여 진술하도록 하는 것으로 연구자는 가능한 한 역할을 적게 하고 잘 들어주고 추임새를 넣어서 얘기가 잘 진술되도록 하는 정도의 역할을 수행하면 된다. 환자의 질병경험 역사를 얘기할 때 적절한 방법이다. 집단면접(group interview)은 초점집단(focus group)과 같이 응답자가 한자리 모여서 사회자의 질문에 차례대로 의견을 진술하는 방식으로 진행하는 면접이다.

11.1.2 질적 면접시 고려사항

양직 조사를 할 때에는 표준화된 언어와 개념을 사용하는 것이 중요하다. 모든 사람들에게 보편적으로 타당한 언어와 개념을 사용해서 사실적 행위나 태도를 수집하는 것이 양적 조사이다. 반면 질적 면접에서는 '표준적 언어' 대신에 '현지 언어' 또는 응답자의 고유한 표현과 언어관습을 존중한다. 사람들은 자신의 상황에 부합되는 방식으로 표준적 언어를 변형시켜 사용하기도 한다. 표준적 언어는 생활의 변화, 삶의 의미의 변화를 표현하기에 충분히 유연하지 못할 수 있기 때문에 사람들은 새로운 말을 만들어서 사용하거나 기존 언어의 용법을 변화시켜 사용하기도 한다. 질적 면접에서는 이 때문에 표준적 언어보다는 사용자의 언어에 주목한다. 질병 경험을 표현할 때 또는 의료이용의 경험을 표현할 때 응답자들이 사용하는 단어나 표현이 표준적인 언어 용법에 부합되지 않을 수 있지만, 그 자체로 중요한 함의가 담겨 있을 수 있다는 전제하에 그들의 언어 그대로를 기록하고 분석하는 것이 중요하다. 예를 들어 신체증상을 표현할 때 의학적 용어는 상당히 어렵기 때문에 일반인들은 이를 순화시켜 자신만의 언어로 표현하게 된다. 그런데 이러한 일반인 표현방식에는 증상을 바라보는 관점이나 심각성에 대한 판단까지도 함축되어 있을 수 있다. 그리고 만일 그가 증상개념을 민속적 언어로 표현할 경우에 의학적 진찰을 받는 것이 지체될 가능성도 있게 된다.

질적 면접은 면접의 기록을 수기로 작성하기는 쉽지 않다. 따라서 **녹음 또는 녹화를 한 후에 사후에 이를 풀어서 녹취록 형태의 문건을 만들어서 자료로 삼는다.** 질적 면접을 위한 표본수는 특별히 정해진 기준은 없다. 주제의 복잡성 등에 따라서 10명 이내에도 충분한 응답을 얻을 수도 있고 더 많은 표본을 면접해야 할 수도 있다. 관행적인 기준은 새로운 응답자와 면접을 진행해도 더 이상 새로운 이야기가 나오지 않는 순간이 되면 표집을 멈추면 된다. 면접은 보통 한 시간 내외로 진행되는데 필요시 별도 일정을 잡아서 추가 면접을 진행하기도 한다.

11.1.3 질적 면접의 진행

질적 면접시 우선 어느 수준으로 구조화된 면접을 수행할지를 정해야 한다. 이것은 연구 주제가 이미 많은 선행연구와 양적 조사연구를 통해서 많은 부분이 밝혀진 상태라면 반구조화된 방식으로 보다 세세한 질문 리스트를 작성하여 이를 확인하는 방식으로 질적 면접을 수행할 수 있다. 반면 연구주제에 대하여 별로 연구된 바가 없는 상태라면 질문 리스트는 개략적인 목표만 정할 수 있고 비구조화된 방식으로 또는 대화식 면접 방식으로 진행하는 것이 좋을 것이다.

예를 들어 음주 행태에 대해서는 개괄적으로 알려진 사실들이 많다. 한국인들이 얼마나 술을 많이 먹는지, 어떤 계층에서 음주를 많이 하는지, 어떤 술을 먹는지, 일주일에 몇 번이나 먹는지 등은 이미 많은 것들이 조사되어 있다. 그런데 직종에 따른 음주 행태는 상대적으로 덜 알려진 상태이다. 양적 조사를 통해서 살펴보면 생산직 근로자들은 음주를 많이 하지 않는 편이고 반면 사무직 근로자, 특히 영업부서 근무자들이나 언론-문화 부서 근무자들의 음주 강도가 높은 것으로 밝혀졌다. 이런 상황에서 질적 면접을 통해 근무부서의 특징에 따른 음주문화의 차이를 살펴보기 위한 질적 면접을 기획할 경우에 반구조화된 면접을 취하면 될 것이다. 다음은 반구조화된 면접 질문의 예시이다.

생산직 근로자의 경우

- 양적 조사 결과를 보면 생산직 근로자들은 음주를 많이 하지 않는 것으로 나타났다. 당신이 근무하는 회사의 경우에도 그러한가? 동료들과 어울려 음주를 하는 빈도가 한 달에 몇 번이나 되는가?
- 이 회사 생산직 근로자들이 다른 직종과 음주문화가 다른 이유는 무엇인가?
- 퇴근 후에 동료들끼리 어울려서 모임을 하지 않는가? 그럴 경우 무엇을 하는가?
- 혹시 술을 좋아하는 직원은 (동료들과 어울려서 음주를 하지 않는다면) 어떤 식으로 음주 욕구를 해결하는가?

영업직 근로자의 경우

- 양적 조사 결과를 보면 영업직 근로자들은 음주를 많이 하는 것으로 나타났다. 당신이 근무하는 회사의 경우에도 그러한가? 동료들과 어울려 음주를 하는 빈도가 한 달에 몇 번이나 되는가?
- 다른 직종 근로자보다 음주를 자주하는 이유는 무엇인가?
- 잦은 음주가 개인생활이나 직장근무에 지장을 주지는 않는가?
- 혹시 음주를 좋아하지 않는 직원이 있을 경우 이런 잦은 빈도의 음주문화 속에서 어떻게 견딜 수 있는가?

질적 면접에서 조사원이 먼저 조사의 취지를 설명하고 동의서를 받는 과정까지는 양적 면접과 동일하다. 그 다음에 조사원은 어떤 방식으로 면접이 진행되어야 하는지에 대하여 잘 설명해야 한다. 즉 일반 대면 면접조사와는 달리 질적 면접에서는 응답자가 주제에 대한 의견을 자유롭게 그리고 충실하게 진술하는 것이 중요하다는 점을 강조해야 한다. 일단 첫째 질문은 상대적으로 수월하게 응답할 수 있는 내용으로 질문을 해서 말문을 트는 것이 필요하다. 응답자가 어떻게 대응하는가에 따라 조사원은 주어진 면접 리스트 안에 있는 질문을 순서에 상관없이 물어보면 된다. 아울러 질문 리스트에 없는 사항에 대해서도 보조적인 질문을 추가할 수 있다. 예를 들어 A 회사 생산직 근로자가 자신의 회사는 야간 근무까지 하게 되면 피곤해서 술을 마실 생각이 나지 않는다고 응답할 경우 조사원은 이를 받아서 혹시 야간 근무가 없이 과업이 6시에 종료될 경우에도 음주하러 간 적이 없는가 하고 캐묻기 질문을 던질 수 있다. 또 B 회사 영업직 근로자가 영업직 근무를 하다 보면 제품 구매처 관계자들을 접대해야 하는 자리가 많아서 자연히 음주할 기회가 많다고 응답한다면 조사원은 이를 받아서 만일 접대할 자리가 없는 경우에도 동료들끼리 음주를 하는지를 되물어서 확인할 필요가 있을 것이다.

이처럼 질적 면접에서의 질문은 일종의 상호대화의 방식으로 진행하는게 바람직하다. 양적 조사의 서베이에서는 문항 하나 하나가 서로 다른 내용의 것들이고 결국 일종의 시험문제 풀이와도 유사한 진행이 되기 때문에 비교적 경직된 상황에서 면접이 진행된다. 반면 질적 면접에서는 대화가 자연스럽게 물 흐르듯이 진행되어야 응답자들이 자신의 의견을 자유롭게 진술할 수 있고 그 과정에서 보다 충실한 답변을 할 수 있게 된다. 따라서 이러한 대화식 면접을 이끌어 나가려면 조사원이 조사주제에 대하여 상당한 기본지식을 갖추고 있어야 하고, 상대방의 의중을 잘 파악하면서 대화를 들으면서 그 속에서 캐묻기를 할 부분을 찾아내거나 다음 질문으로 넘어가는 등의 대화기술에 능숙한 역량을 갖추어야 한다. 만일 응답자의 설명이 불확실하거나 불충분하다고 생각되면 조사원은 “방금 말씀하신 내용이 이러이러한 뜻입니까?” 또는 “지금 말씀하신 부분에 대하여 조금 더 구체적으로 설명해 주시겠습니까?” 하는 식으로 보충 답변을 요구해야 한다.

11.2 | 초점집단면접(focus group interview, FGI)

초점집단(focus group) 또는 표적집단이란 인구학적으로 비슷한 속성을 가졌거나 다른 사회적 특성이 유사한 일군의 사람들을 의미하는데 이들을 대상으로 집단면접을 실시하여

개인적 태도와 행동에 영향을 주는 원인, 신념, 문화적 요소 등을 밝혀내고자 하는 연구 방법을 의미한다. 1940년대부터 마케팅 조사에서 많이 활용되던 기법이었다. 초점집단면접을 하기 위해서는 보통 6-8명의 집단을 구성하여 60분에서 120분 동안 토론을 하게 되는데 이들은 비슷한 인구학적 또는 사회적 특성을 가져야 하되 사전에 서로 알지는 못하는 사람들로 구성하게 된다. 어떤 제품이나 정책 또는 관념에 대하여 자유롭게 의견을 진술하도록 하되 참석자들 간의 동적인 상호작용에 의하여 보다 깊이 있는 의견 진술이 되도록 한다. 마케팅 조사에서 이 방법을 선호했던 배경에는 특정 제품의 구매층이 있고 이들 간에 제품 사용경험을 주고받는 관행들이 있었고 이런 소비자들의 흐름이 제품 선호도 형성에 영향을 준다는 점이 밝혀졌기 때문이다. 1980년대 이후에는 사회과학 연구에서도 널리 활용되기 시작하였다. 제품의 사용경험이 모든 사람들한테 동일하지는 않다. 그런데 어떤 사람의 경험담이 다른 사람들한테는 동조를 가져오기도 하지만 다른 견해를 촉발하기도 한다. 그래서 때로는 경험 자체가 커다란 논쟁으로 진화하기도 한다. 논쟁이 일어나려면 참석자는 각기 제품에 대하여 깊은 관찰과 자신만의 독특한 경험을 해야 하고 이를 바탕으로 자신의 의견을 진술하게 된다. 그런데 이러한 의견의 형상화 과정은 다른 사람의 의견을 출발점으로 해서 그와 대비되는 자신의 경험을 의견으로 형상화하게 된다. 연구자는 이러한 과정을 관찰함으로써 소비자들이 제품의 어떤 점에 자신의 경험을 근거하는지를 파악할 수 있게 되고 이를 통해 제품에 대한 소비자 선호의 근거와 평가방식 등을 알 수 있게 되어 이후 새로운 제품의 개발에 반영할 것이다. 그런데 이러한 접근방식은 마케팅 조사에서만 유효한 것은 아니고 보건정책에 대한 연구나 특정한 보건 이슈들에 대한 연구에도 적용할 수 있다.

초점집단면접이 언제나 효과적인 것은 아니다. 엄격한 통계적 추론이 필요한 상황이거나 참석자들 간의 합의가 필요한 상황은 초점집단은 적절한 방법이 아니다. 초점집단의 참석자들은 자신의 경험을 주장하기 위해서 나왔을 뿐이고 굳이 다른 사람의 다른 의견에 동조하거나 합의를 해줄 필요는 없는 것이다. 또한 자신의 경험을 진술할 때 객관적 근거나 수치적 근거에 입각하여 자신의 주장을 합리화할 필요도 없는 것이기 때문에 통계 분석하는 상황과는 부합되지 않는다. 초점집단 구성할 때 필요한 조건은 사전에 서로 알지 못해야 한다는 점이다. 만일 서로 알고 있거나 또는 위계적 관계에 있는 사람들로 초점집단이 구성된다면 자유로운 의견진술이 어려워진다. 또는 주장이 지나쳐서 다툼의 단계로 될 수도 있고 이럴 경우에는 초점집단은 제 역할을 하기 어렵다.

초점집단면접은 질적 면접의 한 방식이다. 따라서 사회자의 질문에 응답자들은 자유롭게 진술하는 개방형 구조를 취한다. 그런데 초점집단에는 사회자(moderator)가 존재하고 그의 역할은 질문 리스트를 갖고 토론이 잘 진행되도록 조절하고 한 두명의 참가자가 대화를 독점하지 않고 모든 응답자가 적극적으로 발언하도록 참가자들을 동기화시키는 것이다. 만일 참가자들이 돌아가면서 평등하게 한마디씩 한다면 이것은 개별 면접과 다를 바가 없게 된다. **초점집단에서는 참가자들 간에 서로 주고받는 상호작용의 과정이 있어야 하고 이것이 개별 면접과의 차별점**이 된다. 사회자는 이러한 점을 유의하여 상호작용이 잘 이루어지도록 관찰하고 꼭 필요한 지점에서만 개입할 필요가 있다. 달리 말하자면 초점집단면접은 개별 면접을 한데 모아놓은 것이 아니며 참석자들 사이에 상호작용을 관찰할 필요가 있는 주제의 경우에 적합한 연구방법이다. 예를 들어 음주는 개인적 욕구에 의하여 이루어지기도 하지만 개인의 의지와 관계없이 사회적이거나 상황적으로 음주 기회가 만들어지는 경우들도 많다. 초점집단에서는 개인의 의지를 강조하는 측과 집단적 교류의 기회를 강조하는 의견이 대립되면서 어떻게 음주가 상황적으로 추동되는지를 파악하는 기회가 될 수 있다. 즉 개인적으로는 음주를 하고 싶지 않아도 주변 동료들의 권고 때문에 함께 어울리게 되는 일종의 상황극과 같은 모습을 초점집단 참석자들의 상호작용 속에서 파악해 볼 수 있다면 매우 성공적인 연구 기회로 평가될 것이다. 그렇지만 초점집단면접은 한 사례를 심층적으로 관찰한 결과에 해당되는 것이고 이 자체로는 일반화하기 어렵다는 점은 분명한 한계가 된다. 다른 초점집단을 구성하게 되면 다른 결과가 도출될 수도 있는 것이다.

초점집단면접을 실시하기 위해서 몇 가지 준비사항이 있다(Jarvis and Barberena, 2008). 연구자는 우선 몇 개의 초점집단이 필요할지 정해야 한다. 복잡하지 않은 내용의 주제라면 한 개의 초점집단으로도 충분할 수 있다. 그런데 보통은 성별이나 연령대를 달리해서 몇 개의 집단을 구성하는 것이 필요하다. 보통 남성과 여성은 여러 가지로 표현방식 등에 차이가 있기 때문에 별도의 집단으로 구성하는 것이 좋다. 연령대 역시 차이가 크면 사회적 관습 때문에 젊은 층이 발언을 자제할 수도 있기 때문에 연령대별로 다르게 초점집단을 구성하는 것이 좋다. 주제의 성격에 따라 또 다른 기준에 의하여 초점집단을 구성할 수도 있다.

다음으로 사회자(moderator)를 고용할지 여부를 정해야 한다. 전문 사회자들은 많은 주제의 초점집단면접을 다루었기 때문에 큰 문제 없이 토론을 진행할 수 있다. 그러나 어떤 경우에는 연구자가 스스로 사회자 역할을 하는 것이 필요할 수도 있다. 특히 사전연구가 많지 않은 새로운 주제, 정형화되지 않은 사회적 이슈를 다루게 될 때에는 연구자가 직접 사회자 역할을 수행하는 것이 더 좋을 수 있다. 다만 비전문 사회자의 경우에는 소통방식에 주의를 필요로 한다. 참석자들 간에 언어적 소통뿐만 아니라 비언어적 소통도 이루어지기 때문에 이러한 것들을 잘 파악하고 대처할 수 있는 능력을 갖추는 것이 필요하다.

연구자는 토론을 위한 질문 리스트(프로토콜, protocol)를 준비해야 한다. 6명의 참석자가 약 90분에서 120분간 토론한다고 할 때 한 명당 평균 15분 내외로 발언할 것이기 때문에 이것을 고려할 때 10개 이내의 질문을 준비하는 것이 좋다. 아울러 모든 참석자들이 서로 얼굴을 마주 보면서 토론할 수 있도록 원형 탁자 같은 것이 준비되어야 한다.

연구자는 자신의 연구목적에 부합하는 적절한 참석자를 확보해야 한다. 이를 위해서는 어떤 배경을 가진 참석자가 필요할지 숙고한 후에 그에 걸맞은 조건을 갖춘 참석자를 섭외하든지 모집해야 한다. 관련 집단에 의뢰하여 추천을 받을 수도 있고, 또는 조사패널에서 조건을 명시하고 공모할 수도 있다. 조건이 많고 복잡할수록 적합한 사람을 구하기 어려울 수 있기 때문에 가능한 한 중요한 조건 두 개 정도를 제시하여 선발하는 것이 좋다. 만약의 경우를 대비하여 1~2명의 예비명단을 확보해 두는 것도 좋다. 이들에 대한 보상은 일반 조사의 응답자의 경우와는 다르게 대우해야 한다. 특정 시간과 장소에 와서 참가해야 하고 연구자가 원한 조건을 맞추어서 선발된 것이기 때문에 적절한 보상이 필요하다.

토론의 진행은 앞서 질적 면접의 방식을 원용하여 진행하면 된다. 초점집단면접 역시 모든 대화의 과정은 녹음 또는 녹화하는 것이 기본이며, 녹취록을 만들어서 자료로 삼아 분석하게 된다.

11.3 | 사례연구

사례연구(case study)**는 하나의 개인, 가족, 집단, 조직, 지역사회 혹은 전체 사회에 대한 개별 사례적**(idiographic) **조사**다. 사례연구의 주요 목적은 주제에 대한 묘사를 하는 것이지만 때때로 사물에 대한 설명을 시도하기도 한다. 사례연구의 예는 병원에서의 환자경험, 동성애자로서 겪는 차별에 대한 연구, 보건교육프로그램에 대한 서비스 전달방법에 영향을 미치는 요인을 탐색하는 연구, 한국에서 코로나19가 유행시 환자의 경험에 대한 묘사연구 등이 될 수 있다.

사례연구는 일반적으로 특정 사례의 개별화된 이해를 하는 것이 목적이지만 사례연구를 통해 좀 더 일반적이고 보편법칙적인 이론을 형성할 수 있다. 사례연구의 논리적 초점은 다른 사례에 대한 통계적인 일반화(또는 외적 타당도)가 아니라, 사례연구의 결과를 특정한 이론에 연결하는 데 있다. 이것은 하나의 사례에서 수집된 다양한 증거의 비중이 이론과 얼마나 일관적인지를 보여줌으로써 가능하다. 이것은 이론에 대한 적절한 검증과정으로 볼 수 없다. 왜냐하면, 이 연구는 하나의 사례를 다루기 때문이다. 그러나 재현과정에서 일관성 있는 결과가 축적되면 단일사례 또는 집단실험의 재현을 이용하는 것처럼 이론을 검증하는 유용한 방법이 될 수 있다.

사례연구법을 활용하는 당위성은 일반적으로 집중적인 탐색을 받을 만한 가치가 있는 것처럼 보이는 특별한 사례가 존재하고, 이를 연구할 수 있는 가능이 있다는 현실이다. 예를 들어 농촌지역에서 사례관리 서비스를 제공하려는 첫 시도를 연구하는 것이 될 수 있다. 하나의 사례연구는 수행과정 상의 문제점과 그 문제들이 해결되는 과정을 확인하도록 할 수 있는데, 이런 정보는 다른 농촌지역의 프로그램을 기획하는 데 도움을 줄 수 있다.

그러나 오늘날 질적 연구 방법에 대한 흥미가 새로운 경향으로 나타나고 있고, 아울러 질적 연구 방법을 실험적 연구에 통합하려는 관심도 커지고 있다. 그러므로 프로그램이나 실천개입의 효과성을 평가하는 실험적 연구는 그 프로그램이나 중재과정에 대한 평가를 위해서 질적 방법을 사용할 수 있다. 즉, 미래의 보건 프로그램 성과를 향상시키기 위해서 필요한 정보를 수집할 수 있다. 만약 프로그램이 성공하지 못했다고 한다면 그 이유가 무엇인지에 대한 정보를 질적 방법을 통해서 얻을 수 있을 것이다.

요약

■ **연역적 방법과 귀납적 방법**

① **연역적 방법**: 일반적인 것으로부터 특수한 것을 추론해 내는 방법으로 논리적 전개는 이론→가설설정→조작화→가설관찰→가설검정 순으로 이루어진다.

② **귀납적 방법**: 관찰로부터 시작해서 일반적인 이론이나 결론에 도달하는 방법으로 논리적 전개는 주제선정→관찰→경험적 일반화→결론 순으로 이루어진다.

■ **초점집단면접(Focus Group Interview, FGI)**

① **초점집단면접의 정의**

전문적인 지식을 가진 면접진행자가 소수의 집단을 대상으로 특정 주제에 대해 자유롭게 토론을 하도록 하여 필요한 정보를 얻는 방법으로 탐색조사방법 중의 하나이다.

② **초점집단면접의 장점**

㉠ 심도 있는 정보획득이 가능하다.

㉡ 응답을 강요당하지 않으므로 솔직하고 정확한 의견을 표명할 수 있다.

㉢ 높은 내용타당도를 가진다.

③ **초점집단면접의 단점**

㉠ 표적집단을 선정하기 어렵다.

㉡ 사회자의 편견이 개입될 가능성이 높다.

㉢ 사회자의 능력에 따라 조사 결과가 크게 좌우된다.

㉣ 조사결과의 일반화가 어렵다.

④ **조사연구와의 차이점**

표본을 무작위로 선출하지 않으며 일정한 조사도구나 질문지를 사용하지 않는다.

12

연구보고서 작성

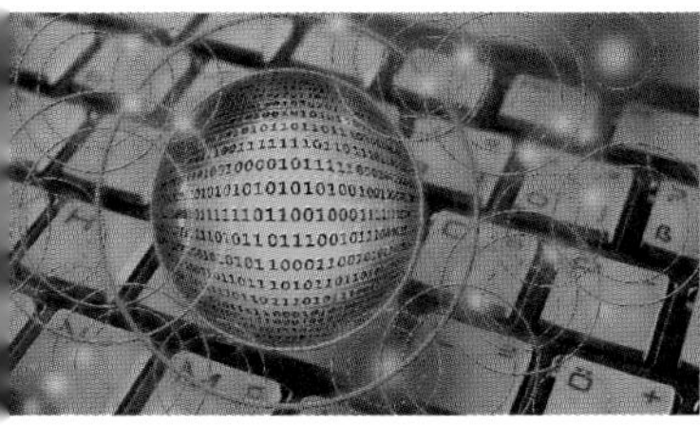

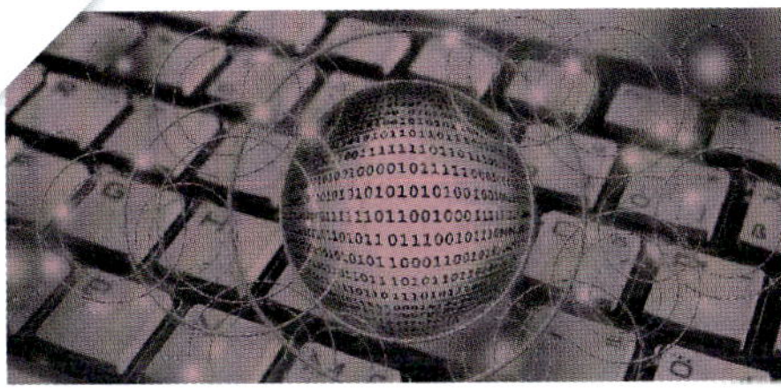

제12장

연구보고서 작성

12.1 연구보고서 작성

사회조사의 최종단계는 연구결과를 모아서 연구보고서를 작성하는 것이다. 연구보고서의 독자에 따라 관심사가 약간 다를 수 있다. 학술적 목적의 보고서일 경우에는 방법론적 타당성에 관심이 많다. 얻어진 결과가 보편타당하려면 방법론적으로 정교하게 설계되어야 하기 때문이다. 반면 언론사나 회사의 담당자라면 주요 결과에 더 많은 관심이 갈 것이다. 결과의 제시 방법에도 차이가 있을 수 있다. 학술적 목적의 보고서에서는 통계적 분석표를 정교하게 작성하고 관련 통계치를 빠짐없이 제시하는 것이 중요하지만 실용적 목적의 보고서에서는 주요 발견 사실을 직관적 형태의 그림이나 그래프를 활용하여 보여주는 것이 더 필요할 수 있다. 그렇지만 보고서의 기본 형태는 어느 경우에나 유사하다. 연구보고서의 기본 목차는 다음과 같다.

요약
I. 연구의 목적과 필요성
II. 선행연구 검토
III. 연구방법
- 연구의 개념틀
- 표집과 자료수집방법
- 설문지 개발과 주요 개념의 측정
- 분석방법
IV. 주요 결과
V. 결론 및 제언
참고문헌
부록: 설문지 및 주요 결과표

얼핏 보면 보고서의 목차와 학술논문의 목차가 거의 흡사하다. 그렇지만 내용적으로는 양자가 상당한 차이가 있다. 연구보고서에서는 선행연구 검토나 주요 결과 제시에서 연구자가 수행했던 모든 과정을 꼼꼼히 정리하여 모두 담는 것이 중요하다. 반면 학술논문에서는 논지를 뒷받침해 줄 수 있는 핵심적인 사실만 간추려서 정리하는 것이 중요하다. 연구보고서에서는 사용했던 모든 설문지와 문항별 분석 결과를 모두 제시해야 한다. 반면 학술논문에서는 지면의 제약이 있으므로 논지 전개에 필요한 문항들만 제시하면 되고, 분석 결과 역시 제한적으로만 보여주게 된다. 학술논문에 부록을 포함하는 경우는 드물다.

보고서의 작성 과정에서 주요 관계자들의 검토를 받는 것은 거의 필수적인 일이다. 연구비를 제공해준 기관에 연구 진행 상황과 결과를 보고하면서 검토를 받게 되고, 또 필요할 경우 관련 전문가들에게 자문을 받으면서 연구결과에 대한 검토를 받게 된다. 연구보고서를 바탕으로 학술논문을 작성할 경우 동료평가(peer review)의 형태로 연구방법과 연구결과에 대한 검토를 받게 된다. 연구보고서나 학술논문 모두 과학적 연구의 과정이고 다른 사람들의 검토와 논평, 반박(critique)과 대응 또는 수정의 과정을 거치면서 과학적 사실로 발전해 간다. 이러한 과정을 거치지 않고 연구자의 독단으로 연구결과를 종료하고 이를 사실로 간주하고 외부에 공표하는 행위는 매우 비과학적인 태도이다.

12.2 | 연구의 목적과 필요성

연구의 시작은 문제의식에서 비롯된다. 연구자가 먼저 문제를 제기할 수도 있고, 아니면 연구의 발주처에서 필요하여 연구과제를 제시하고 연구자를 찾을 수도 있다. 어떤 경우이든지 연구 문제가 존재할 때 연구가 시작된다. 어떤 현상이 문제라는 인식은 쉽게 얻어지지 못할 수 있다. 우리는 관행적으로 익숙해진 현실에서 살기 때문에 현실에서 어떤 문제점을 찾는 것이 어렵다. 그렇지만 연구자들이 객관적인 통찰력을 갖고 세상을 지속적으로 관찰하다 보면 어떤 변화의 방향을 인지할 수 있게 되고 연구의 필요성을 제기하게 된다. 물론 갑작스러운 사회변화로 인한 혼란이나 무질서한 상황 때문에 누구라도 쉽게 사회문제를 인식할 수 있을 수도 있다. 어떤 경우든지 연구 문제는 기존의 제도나 관점에서 해결되지 못하는 과제일 수도 있고 제도 자체의 변화를 요구하는 것일 수도 있다. 연구자는 왜 이런 사회문제가 연구해야 할 필요가 있는지 충분한 논거를 제시하는 것이 필요하다. 논거는 실용적인 해결책을 제시해야 하는 필요성이 될 수도 있고, 아니면 순수하게 학술적 연구가 부족하기 때문에 연구를 시도해야 하는 것일 수도 있다. 연구의 필요성이 꼭 학술적이어야 하는 것은 아니다. 오히려 언론 보도나 통계자료를 인용하면서 사회문제의 발생과 해결의 시급성을 제시해 주는 것이 좋을 수도 있다. 즉 **연구 목적은 어떤 현상이 문제가 되고 있다는 진단과 함께 왜 이것을 연구해야 하고 해결책을 제시해야 하는지를 설명**해야 한다. 만일 그 문제에 대하여 이미 많은 연구들이 있다면 유사한 연구를 다시 진행하는 것은 불필요하게 된다. 이럴 경우 연구자는 기존 연구들이 어떤 점에서 한계가 있었는지를 명확하게 밝혀야지만 연구가 타당성을 인정받게 된다.

12.3 | 선행연구의 검토

선행연구는 연구 문제와 관련된 선행연구들을 찾아서 정리하는 것을 말한다. 선행연구의 문헌을 정리하는 방법은 여러 가지가 있다. 우선 연구자는 이 연구에서 밝혀야 할 핵심적 개념이 무엇인지 분명히 해야 한다. 한 예로 질병에 의한 사회적 차별을 연구한다고 하자. 그러면 여기서 핵심 개념은 사회적 차별 또는 소수자 차별이 되는 것이고, 여러 가지 차별의 원인 중 질병에 의한 차별이 세부적인 내용이 될 것이다. 연구자는 사회적 차별 그리고 질병에 의한 차별이 언제부터 어떤 관점에서 연구되기 시작했는지를 고찰하고 연대기적으로 주요 연구들을 정리해 나갈 수 있을 것이다.

보건 분야에서는 체계적 문헌분석(systematic review, SR)이라는 방식을 많이 활용한다. 보건의학 분야에서는 세계적으로 수많은 연구자들이 대량으로 논문을 출판하기 때문에 연구자들이 모든 논문을 일일이 찾아서 정리하기가 쉽지 않다. 따라서 연구자가 어떤 주제의 논문을 검색할 때 검색기준을 정해주면 그에 부합되고 중요도가 높은 논문들을 걸러주는 소프트웨어들이 개발되어 있다. 즉 수백 개 이상의 관련 논문 중에서 연구자의 관심에 잘 부합되는 중요 논문만을 제시해 주기 때문에 연구자는 SR 분석을 통해서 효과적으로 관련 문헌 검토를 수행할 수 있다.

어떤 경로로 선행연구를 검토하든지 간에 연구자는 기존 문헌들은 연구 문제와 관련해서 어디까지 설명할 수 있고, 무엇이 설명되지 않은 채 남아있는지를 분명하게 정리해내는 것이 중요하다. 기존 연구로도 아직 설명되지 않은 채 남아있는 부분이 연구자에게 연구의 타당성이나 근거를 주는 지점이기 때문이다.

12.4 | 연구방법

연구방법에서는 연구를 처음 기획할 때 만들었던 연구(조사)계획서의 내용을 보완해서 사용하면 된다. 연구방법 단계에는 첫째로 **연구의 개념틀이 제시**되어야 한다. 연구의 개념틀은 연구에 포함된 주요 변수들 간의 관계를 제시해 주는 것으로 독립변수, 종속변수, 매개변수, 통제변수 등 변수의 역할을 분명히 하고 변수들 간의 영향력의 방향을 설정하는 형태를 취하게 된다. 연구의 개념틀은 선행연구의 결과와 연구자의 문제의식을 바탕으로 만들어진다. 즉 선행연구 결과에 근거하되 연구자의 창의적인 요소를 추가해서 연구의 새로움과 의의를 살리도록 개념틀이 만들어져야 한다.

둘째로 **연구대상자의 표집과 이들을 접촉하여 어떤 방식으로 응답을 받을지에 대한 자료수집방법**이 정해져야 한다. 표본의 규모와 표집 방식은 연구 문제의 성격, 분석의 수준, 연구비의 규모 등을 고려하여 정한다. 전국규모 통계치 산출에 목적이 있는 연구라면 대략 1,000명 정도의 표본이 필요하다. 만일 지역이나 사회계층별 차이를 세세하게 분석하려고 한다면 고려하는 변수의 복잡성만큼 표본은 더 많이 필요하게 된다. 연구자는 어떤 속성을 고려해서 표본 수와 표집 방법을 정했는지를 비교적 구체적으로 설명해야 한다. 자료수집 방법은 보통 대면조사, 전화조사, 웹조사 중에서 선택한다. 연구자는 어떤 자료수집방법을 어떤 이유로 선택했는지 적시해야 한다. 또한 대면조사를 기본적 방법으로 하더라도 응답자의 요구에 따라 자기 기입식 방법을 허용했을 경우 이러한 선택이 통계적 오류에 미치는 영향 등을 검토했음을 밝혀야 한다.

셋째로 **설문지 개발과 측정에 대한 설명**이 필요하다. 어떤 주제에 대하여 어떤 문항을 통해서 측정하려 했는지, 또 새로운 척도를 개발하게 되었다면 왜 그런 척도가 필요했는지에 대하여 설명해야 한다. 아울러 새로 개발된 척도가 충분한 타당성과 신뢰도를 갖추었는지를 보여주어야 한다. 흔히 주요 요소별로 어떤 문항들이 있고 측정 범주가 어떻게 되는지에 대하여 표로 만들어서 제시해 주면 이해하기 쉽다.

넷째, **분석방법에 대하여 설명**해야 한다. 어떤 통계적 기법과 통계 소프트웨어를 사용하였는지에 대하여 개략적으로 설명하면 된다. 만일 질적 연구방법을 사용한 경우라면 주요 개념의 도출과정에 대하여 설명해야 한다.

다섯째, **연구윤리 검증 결과에 대하여 설명**해야 한다. 언제 기관연구윤리위원회의 승인을 받았는지 승인번호 등을 제시해 주어야 한다.

12.5 | 연구결과

연구보고서에서 연구결과 제시는 연구의 개념틀에서 제시된 순서대로 정리하면 된다. 만일 주요 개념이 A, B, C가 있고, A–B, B–C의 관계가 주요 내용이라면 이 순서대로 결과를 제시해 주면 된다. 즉 개별 변수들의 도수분포를 우선 설명해야 한다. 다음으로 다문항으로 구성된 척도가 있다면 척도의 평균값이나 척도의 세부 요인별 분포의 범위 등에 대하여 설명해 주어야 한다. 개별 변수에 대한 설명이 완료되면 변수 간의 관계에 대하여 설명해야 한다. 상관분석이나 교차분석 또는 분산분석의 결과를 제시하고 설명하면 된다. 끝으로 여러 변수들 간의 관계를 종합적으로 고찰하는 회귀분석의 결과를 제시하고 설명하면 된다.

연구결과는 표(table)와 그래프로 만들어서 제시하는 것이 관행이다. 표의 양식은 기관마다 약간씩 차이가 있다. 따라서 관행을 준수하면서 제시해 주면 된다. 표와는 별도로 그래프를 사용하기도 한다. 여기에는 파이 차트(pie chart)나 막대그래프, 꺾은선 그래프 등 다양한 형식이 있다. 각각 사용되는 경우가 다르기 때문에 적절한 그래프 양식을 선택해야 한다. 보통 명목척도의 경우에는 막대그래프, 서열척도는 파이 차트, 등간척도의 경우에는 꺾은선 그래프를 사용한다. 막대그래프의 경우에도 횡축으로 그릴지 아니면 종축으로 그릴지에 따라 그래프가 주는 이미지에 차이가 있기 때문에 잘 선택해서 사용해야 한다. 보통 상업용 통계프로그램의 경우 메뉴 방식을 사용하기 때문에 그래프 그리기가 수월한 장점이 있다. 반면 R 같은 무료 공개된 프로그램의 경우에는 명령어를 사용하여 입력하는 방식으로 그래프를 그릴 수 있기 때문에 초심자들의 경우는 약간 어려움을 느낄 수 있다.

12.6 | 결론과 제언

결론은 연구결과를 간략하게 요약하면서 원래 가졌던 문제의식에 비추어 연구결과가 그에 합당한 증거가 되고 있는지를 판단하게 된다. 예를 들어 질병의 치명력이 높은 점만으로는 사회적 차별이 발생하지 않고 대상 집단의 사회적 일탈성이 결부될 때 사회적 차별이 발생한다. 집단의 사회적 일탈성이 장시간 지속된다는 문제의식에서 연구를 시작하였는데 연구결과에 의하면 주로 빈민, 장애인, 이민자 등이 질병 감염과 관련될 때 사회적 차별이 두드러진 점이 확인되면 원래의 문제의식이 충분한 근거를 갖게 되었음을 결론으로 내리게 된다. 만일 주요 사회집단 간에 차별의식의 차이가 크지 않은 것으로 나타났다면 정반대의 결론을 내리게 된다. 이 경우 연구자는 왜 연구결과가 애당초 연구목적과 다른 결과를 보였는지에 대하여 추론하여 의견을 제시할 필요가 있을 것이다. 아울러 제시된 연구결과나 결론이 특정한 정책이나 제도의 개선에 의미를 갖는 경우라면 이에 대해서도 결론 부분에서 언급하면 된다.

12.7 | 부록

연구의 과정에서는 보고서의 본문에 수록되지 않는 여러 가지 문건들이 만들어진다. 예를 들어 설문지나 초점집단면접 기록 또는 주요 독립변수별 기본통계표 같은 것들이다. 이러한 문건들은 후속 연구를 위하여 부록의 형태로 수록하는 것이 좋다.

12.8 | 요약

○ 이 연구는 한국인의 과음 경향을 파악하고, 과음을 유발하는 사회문화적 요인들을 밝히며, 음주의 결정요인을 통계적으로 분석하는 목적을 가짐. 음주행태 서베이는 3,000명의 대상자를 조사회사의 온라인 DB에서 무작위 추출하여 온라인 조사방식으로 진행하였음. 고위험 음주 비율은 24.2%였고, 남성(31.5%)이 여성(16.7%)보다 많았음. 남성은 연령이 높아질수록 고위험 음주 비율이 약간씩 상승하였고, 여성은 20대와 30대에 높고 40대 이후에는 급격하게 감소하였음. 대다수의 응답자들이 음주에 허용적인 규범을 가지고 있었고, 음주의 긍정효과를 과대하게 인식한 반면 부정적 효과에 대해서는 과소하여 인식하였음. 고위험음주자들은 대체로 절주의 필요성을 인지하고 있으나 절주를 실천하게 만드는 동기화 기전이 아주 약한 것으로 보임.

다음은 한 연구보고서의 사례를 축약하여 제시한 것이다.

12.9 | 보고서 사례

개인 음주행태 요인분석 연구보고서

I. 연구의 목적과 필요성

○ 우리나라 국민의 음주율은 지난 20년간 유지되거나 증가하는 추세이며, 2016년 월간 음주율[1]은 남자 74.5%, 여자 44.5%로 나타났음. 그중에서도 남성의 21.2%, 여성의 5.4%는 고위험음주[2]에 해당하며, 이러한 비율이 2005년에 비해 2007년 급격히 상승한 후 지금까지 비슷한 추이를 보이고 있음. 1인당 알코올 소비량(2010)은 12.3리터

1 월간음주율 : 최근 1년 동안 한 달에 1회 이상 음주한 비율, 만 19세 이상

2 고위험음주율 : 1회 평균 음주량이 남자의 경우 7잔 이상, 여자의 경우 5잔 이상이며 주 2회 이상 음주하는 비율, 만 19세 이상

로, 이것은 서태평양지역 평균 6.8리터의 약 2배에 달하는 수치이며, 우리나라 국민은 상당한 수준으로 음주하고 있다고 볼 수 있음. 과도한 음주가 신체에 악영향을 끼치는 것은 필연적임. 정영호 등(2015)의 연구에 의하면 고위험음주는 모든 음주 관련 암 발생위험을 증가시키며, 고위험음주자는 비음주자에 비하여 간암과 위암 발생위험이 각각 2.9, 2.5배 높은 것으로 나타났음. 뿐만 아니라 고위험음주는 심뇌혈관 질환과 당뇨, 간질환, 췌장질환의 발생위험을 높이는 것으로 나타났음. 한편, 과도한 음주는 사회적 관계를 악화시키고, 사회적 비용을 증가시키는데, 음주로 인한 질병의 사회경제적 비용은 약 6조 1,200억 원, 사고의 사회경제적 비용은 약 1조 2,492억 원에 달함(정영호 등, 2012). 음주로 인한 사회 · 경제적 비용이 2013년을 기준으로 9조 4,524억 원으로 집계되었는데, 이는 흡연, 비만보다 더 많으며, 매년 급격히 증가하는 추세임(건강보험심사평가원, 2015).

○ 음주로 인한 손실이 분명함에도 불구하고, 음주행위를 규제할 제도적 장치는 주로 음주운전 단속, 청소년 주류구매연령 제한, 주류소매 면허제, 주류광고 제한, 홍보교육 등으로 실시되며, 단편적으로 진행되고 절주효과를 극대화할 수 있을 만큼의 지속적인 자원투입과 모니터링 및 평가는 체계적으로 이루어지지는 못하고 있음(김광기 등, 2010). 주류광고가 TV에서 대대적으로 송출되고, 드라마와 예능 등에서 음주장면이 무차별하게 방송되고 있지만, 이에 대응하는 공익광고사업은 부족한 실정임. 그리고 보건소나 정신건강복지센터 등 지역사회 내 건강증진조직의 음주폐해 예방활동이나 인식, 사업간 연계가 부족하고 지역사회 내에서 음주와 관련된 예방 활동이 부족함. 보건소에서 실시되고 있는 집단교육홍보사업도 정작 고위험음주자 본인이 위험군이라고 인지하지 못하기 때문에 참여가 저조한 형편임.

○ 이와 같이 한국사회에서 술에 관대한 음주문화를 개선하고, 음주취약계층(여성, 청소년)을 위한 개인 및 사회 전반에 걸친 음주 폐해 예방 정책을 추진할 필요성이 대두되고 있음. 그동안 정부는 주류에 대한 건강증진부담금 법제화, 음주행위의 공공장소 제한 등을 시도하였으나 실패에 그쳤으며, 주류광고 규제 강화를 강화하려는 정책에 주류업계, 광고업계의 산업 측면에서의 반발에 부딪혀 추진하지 못하였음. 사회 전반의 음주에 대한 관대한 문화로 인해 정책수용도가 낮을 것이라 예상되므로 전략적인 접근을 취할 필요가 있음. 따라서 급진적인 제도적 규제보다는 음주 가이드라인을 제정함으로써 교육홍보를 통한 인식개선을 이뤄내는 것이 현실적인 전략으로 보임. 이 연구는 과학적 근거를 기반으로 한 음주 가이드라인 제정을 위한 근거자료를 확보하

기 위하여 음주행태와 인식에 대한 체계적 조사를 실시하고자 함. 어떤 상황조건에서, 왜 과도한 음주를 하게 되는지에 대한 체계적인 요인분석을 실시하고, 그 결과를 바탕으로 적정음주의 기준을 설정하고 이를 음주행위의 규범이 되도록 교육홍보의 정책방향을 설정하고자 함.

II. 선행연구의 검토

○ 음주행태의 결정요인은 크게 유전적 소인, 개인적 특성, 사회경제적 요인, 환경적 요인으로 나누어짐. 어떤 요인이 더 큰 영향력을 갖는지에 대해서는 아직 논쟁적이나, 이 요인들은 상호작용하는 것으로 간주됨.

○ 먼저, 유전적 소인은 개인마다 알코올 대사 작용이 달라 알코올 섭취분해 능력에 차이가 발생하고, 음주에 대한 생리적 반응이 다른 유전자에 의한 원인임. 또한, 부모가 알코올 중독일 경우 그렇지 않은 경우보다 아이들도 알코올 중독으로 발전될 가능성이 더 높은 것으로 알려져 있음(Hawkins et. al., 1992). 물론 유전적 소인이 알코올 중독으로의 발전에 절대적인 영향을 미친다기 보다는 환경적 요인과 상호작용하면서 중독으로 발전할 가능성이 큼.

○ 개인적 특성은 연령, 성격, 정신건강상태, 알코올 기대, 음주동기 등이 해당됨. 연령이 낮을수록 음주가 더 많은 경향이 있는데, 특히 첫 음주연령이 이를수록 알코올 중독이나 문제음주에 빠질 가능성이 높아졌다는 연구결과(Grant and Dawson, 1997; Zeiger, et. al., 2005)와는 달리, 조기 음주시작과 성인기 문제음주 간의 관계가 나타나지 않았다는 결과도 있지만(Rutter, 2007), 조기음주는 이미 위기에 처한 젊은 이들에게서 나타나는 경향이 있음(Liberman, 2000). 대부분의 젊은이들은 부모와 가족의 권유와 영향으로 인해 음주를 시작하는 것으로 알려져 있는데, 가족 안에서 음주를 시작한 젊은이는 가족 외부에서 음주를 시작한 젊은이에 비하여 문제음주에 빠질 가능성이 낮은 것으로 나타남(Warner and White, 2003).

○ 성격과 정신건강이 음주에 미치는 영향을 살펴보면, 위험을 감수하는 성향이 과도한 음주와 관련이 있으며(National Institute of Alcohol Abuse and Alcoholism, 2005), 인격장애 또는 반사회적 행동장애를 가진 경우 알코올중독과 상관관계가 높음(Malone, et. al., 2004). 알코올 남용과 정신질환 간의 상관성은 매우 높게 나타났는데(Cleary, et. al., 2009), 불안장애나 우울장애가 있는 경우에 이를 보상하고

제12장
12

은폐하고자 과음행동을 취하는데, 여기서 과음은 일종의 불안/우울 대응전략이라고 볼 수 있음(Mroczek, Spiro, Turiano, 2009).

○ 알코올의 긍정적 효과를 기대하는 경우 음주할 가능성이 높고, 부정적 효과를 기대할 경우에는 절주내지 금주할 가능성이 높음(Agrawal et. al., 2009). 음주를 하게 되는 동기로, 보통 사회적 관계 유지, 특정한 능력강화, 스트레스와 긴장에 대한 대응, 타인에 대한 동조 등이 있음. 스트레스 대응을 위한 음주는 과음으로 이어질 가능성이 높은 반면, 사회관계 유지나 동조를 위한 음주는 적절한 수준에 그칠 가능성이 높음(Kuntsche et. al., 2007).

○ 사회경제적 지위에 따라 음주유형과 음주효과가 달라짐. 사회경제적 지위가 높을 경우 적절한 음주를 즐기고 음주폐해도 낮은데(Lee et. al., 2009), 청소년은 사회경제적 지위 효과가 나타나지 않음(Hanson and Chen, 2007). 빈곤화되거나 사회적으로 주변화될 경우(예를 들어 홈리스) 알코올 중독에 빠질 가능성이 매우 높아짐(Fazel et. al., 2008). 가족간 유대가 높거나 부부관계가 안정될 경우 문제음주의 가능성이 낮아짐(Bahr, Marcos, Maughan, 1995). 반면 부모의 돌봄이 약하거나 부모로부터 외면 받을 경우 문제음주의 가능성이 높아짐(Mogro-Wilson, 2008). 가족은 음주기대와 규범형성에 영향을 미치는 요인으로, 부모의 음주는 청소년이 성인이 되었을 때 음주에 영향을 미치고(Barnes and Welte, 1990), 형제 자매의 음주는 같은 성별의 동생의 음주에 부모보다 더 큰 영향을 미침(McGue, Sharma, Benson, 1996). 남성은 여성보다 친구/동료의 영향을 더 많이 받으며(Vallant, 1995), 친구가 과음자일 경우 본인 또한 과음하는 성향이 있음(Leonard and Mudar, 2000). 촘촘한 가족 및 친구의 사회적 연결망은 음주문제로부터 보호막이 됨(Hanson, 1994).

○ 음주에 대한 포괄적인 설명인 음주 결정요인 모형(International Center for Alcohol Policies, ICAP, 2009)에 따르면, 1) 유전적 소인, 2) 개인적 특성, 3) 사회경제적 특성(사회경제적 지위, 대인관계 등), 4) 환경적 특성(사회규범 등)이 음주행위에 영향을 줌. 먼저, 유전적 소인은 알코올 대사 유전자와 관련하여 알코올 섭취와 분해 능력과 음주에 대한 생리적 반응에 개인차가 나타나는 것임. 또한 부모의 알코올 중독 이력은 자녀의 알코올 중독으로 이어지는 것으로 알려져 있음(Hawkins et al., 1992). 이러한 유전적 소인은 환경적 요인과 상호작용하여 알코올 중독을 설명함.

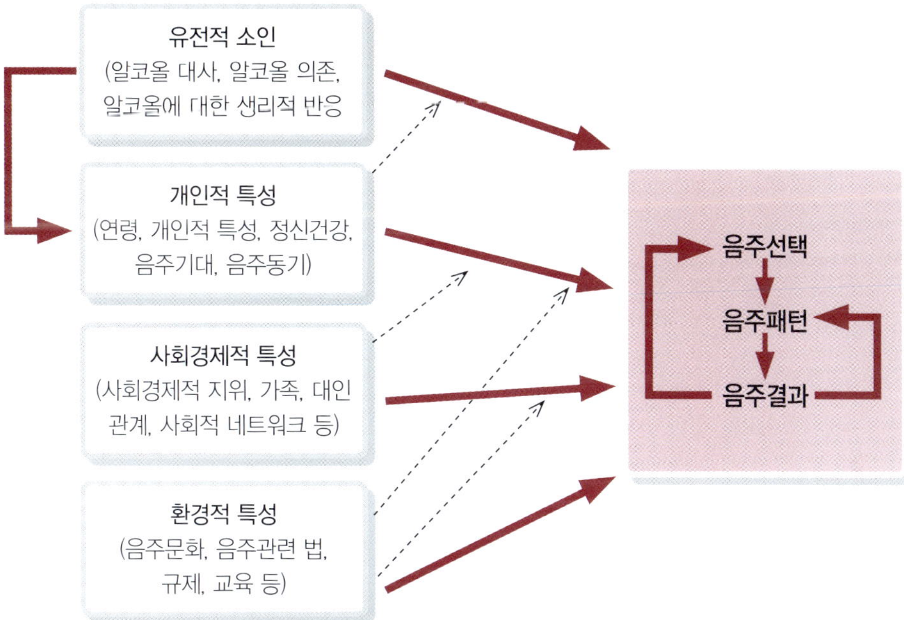

그림 12.1 음주행위와 음주결과의 결정요인
출처 : International Center for Alcohol Policies(2009)

(중략)

III. 연구방법

○ 음주집단을 대상으로 음주량과 빈도, 음주 가족력, 음주 시 생리적 반응, 음주효과 및 폐해경험, 음주 동기와 형태, 인구학적 특성, 성격, 정신건강, 음주규범과 기대, 사회경제적 지위, 가족유대 및 친구/동료 네트워크, 적정음주에 대한 의견, 절주의지 등을 파악하기 위한 서베이 실시.

○ **표본규모**: 세부항목에 대한 심층분석이 가능하도록 최소표본을 3,000개로 설정. 조사대상자는 만 19세 이상 60세 미만인 성인 중에서 선정. 기존에 표준화된 특정 현상의 모분율이 인지된 연구가 아니므로, 구체적인 표본수 설정에는 어려움이 있음. 대략 10,000개 정도의 표본 수를 가지면 큰 수의 법칙에 따라 인구 전반의 특징을 알 수 있는 것으로 알려져 있으나 예산 등 실행 면에서 어려움이 많음. 통상적인 설문조사가 1,000개 내외의 표본을 가지고 있으며, 이를 바탕으로 온라인 조사의 한계 및 예산의 여유, 세부항목에 대한 심층분석이 가능한 표본 크기 등을 고려하여 3,000개

로 표본 수 최종 결정.

○ **조사방식**: 예산의 제약이 있기 때문에 조사회사가 보유한 온라인 패널을 이용한 웹조사 방식으로 진행함.

Ⅳ. 연구결과

1. 연구참여자의 인구사회학적 특성

○ 연구참여자의 인구사회학적 특성은 〈표 12.1〉에 제시

○ 총 3,000명 중 남성은 51.1%, 여성은 48.9%로 인구에 비해 남성이 근소하게 많이 집계되었으나, 이는 연구 모집단이 만 60세 미만 한국인인 것에 따른 것.

○ 연구참여자의 주 거주지역은 서울 및 경기 권역이었으며 세전 월 가구 총소득은 300에서 499만원 사이가 35.7%로 가장 많았음. 학력의 경우 4년제 대학원 졸업자가 55%였으며, 대학원 이상 학력을 가진 자도 전체의 10%인 300명이나 되었음.

표 12.1 연구참여자의 인구사회학적 특성

변수	범주	빈도	비율
성별	남성	1532	51.1%
	여성	1468	48.9%
연령	20대	687	22.9%
	30대	738	24.6%
	40대	875	29.2%
	50대	700	23.3%
주거권역	서울특별시	988	32.9%
	부산/울산/경남	352	11.7%
	대구/경북	222	7.4%
	대전/충청/세종	237	7.9%
	인천/경기/강원	1002	33.4%
	광주/전라/제주	199	6.6%
학력	고등학교졸	556	18.6%
	전문대졸	494	16.5%
	4년제대졸	1650	55.0%
	대학원졸	300	10.0%
가구소득	299만원 이하	755	25.2%
	300~499만원	1071	35.7%
	500~699만원	658	21.9%
	700만원 이상	516	17.2%

혼인상태	기혼	1669	55.6%
	미혼	1238	41.3%
	이혼/별거/사별	93	3.1%
총합		3,000	100.0%

2. 직접 음주 요인

○ 음주 시작 연령 : 음주 시작 연령은 어린 세대일수록 빨라지는 경향이 나타남.

○ 40대 이상은 남성이 여성보다 먼저 음주를 시작하는 경향이 뚜렷했으나, 30대 이하에서는 남성과 여성 사이의 차이가 거의 없음. 대략 성인이 되는 전후로 음주를 시작하는 것으로 나타남.

표 12.2 성 · 연령별 음주 시작 연령 평균

성별	20대	30대	40대	50대	전체
남성	18.6세	18.9세	20.3세	21.1세	19.7세
여성	18.5세	18.8세	20.9세	23.2세	20.4세

○ 술을 배운 사람 : 남성의 48.5%, 여성의 49.8%가 친구로부터 술을 배웠다고 답함. 젊은 층에서 부모로부터 음주를 배웠다는 응답이 높아, 과거에 비해 가족 내 음주가 활발한 것으로 판단됨. 반면 선배로부터 음주를 배웠다는 답은 고연령층에서 많았음.

표 12.3 성 · 연령별 음주 교육자

성별	연령	부모		친구		선배		기타	
		빈도	비율	빈도	비율	빈도	비율	빈도	비율
남성	20대	132	36.7%	166	46.1%	29	8.1%	33	9.2%
	30대	106	28.0%	175	46.3%	59	15.6%	38	10.1%
	40대	88	19.8%	219	49.3%	85	19.1%	52	11.7%
	50대	64	18.3%	183	52.3%	64	18.3%	39	11.1%
	소계	390	25.5%	743	48.5%	237	15.5%	162	10.5%
여성	20대	106	32.4%	161	49.2%	23	7.0%	37	11.3%
	30대	75	20.8%	193	53.6%	65	18.1%	27	7.5%
	40대	62	14.4%	223	51.7%	98	22.7%	48	11.1%
	50대	60	17.1%	154	44.0%	76	21.7%	60	17.1%
	소계	303	20.6%	731	49.8%	262	17.8%	172	11.8%

(중략)

○ 과음 상황 : 주된 과음 상황 두 가지를 골라달라고 설문 응답자들에게 요청함. 그 결과 남성의 경우 주된 과음 상황으로 소수의 친구들과 친목 도모(47.3%), 다수의 동료들과 회식(26.0%), 소수의 동료들과 업무 뒤풀이(20.6%)를 꼽음. 여성은 소수의 친구들과 친목 도모(52.9%), 다수의 동료들과 회식(19.4%)까지는 남성과 순위가 같았으나, 다음이 가족 또는 친척 모임(18.5%) 순서였음. 남성은 고연령층일수록 친목 도모 시 과음하는 비중이 줄어들었고, 여성은 특히 고연령층에서 가족 또는 친척 모임에서 과음한다는 비중이 높았음.

표 12.4 성 · 연령별 주요 과음 상황

성별	연령	소수의 친구들과 친목 도모		다수의 친구들과 동창회 모임		동호회 모임이나 MT를 갔을 때		소수의 동료들과 업무 이후 뒤풀이 모임을 할 때	
		빈도	비율	빈도	비율	빈도	비율	빈도	비율
남성	20대	214	59.4%	79	21.9%	83	23.1%	48	13.3%
	30대	181	47.9%	69	18.3%	40	10.6%	87	23.0%
	40대	191	43.0%	69	15.5%	47	10.6%	104	23.4%
	50대	139	39.7%	66	18.9%	28	8.0%	77	22.0%
	소계	725	47.3%	283	18.5%	198	12.9%	316	20.6%
여성	20대	187	57.2%	60	18.3%	76	23.2%	46	14.1%
	30대	183	50.8%	59	16.4%	52	14.4%	57	15.8%
	40대	225	52.2%	56	13.0%	38	8.8%	65	15.1%
	50대	182	52.0%	52	14.9%	36	10.3%	52	14.9%
	소계	777	52.9%	227	15.5%	202	13.8%	220	15.0%
성별	연령	다수의 동료들과 회식을 할 때		접대 목적의 술자리를 가질 때		가족 또는 친척들 모임을 할 때		혼술(혼자 술먹기) 할 때	
		빈도	비율	빈도	비율	빈도	비율	빈도	비율
남성	20대	57	15.8%	27	7.5%	19	5.3%	27	7.5%
	30대	114	30.2%	66	17.5%	23	6.1%	20	5.3%
	40대	135	30.4%	92	20.7%	35	7.9%	19	4.3%
	50대	92	26.3%	77	22.0%	31	8.9%	24	6.9%
	소계	398	26.0%	262	17.1%	108	7.0%	90	5.9%
여성	20대	79	24.2%	19	5.8%	23	7.0%	15	4.6%
	30대	86	23.9%	28	7.8%	41	11.4%	36	10.0%
	40대	78	18.1%	18	4.2%	108	25.1%	53	12.3%
	50대	42	12.0%	11	3.1%	100	28.6%	32	9.1%
	소계	285	19.4%	76	5.2%	272	18.5%	136	9.3%

(중략)

음주빈도와 음주량의 영향요인

○ 음주빈도와 음주량의 핵심적인 영향요인이 무엇인지 파악하고자 OLS 방식으로 다중선형회귀분석을 실시, 투입된 독립변수가 많은 까닭에 후진 기법으로 유의미한 변수만을 남김(〈표 12.5〉).

○ 독립변수의 경우 인구사회학적 변인과 함께 앞서 음주 영향 요인으로 분류한 모든 변수를 투입. 대상은 조사한 전체 집단에 대하여 회귀분석을 실시. 음주빈도는 조사시점 기준 지난 한 주 음주 횟수를 종속변수로 이용하였고, 음주량은 지난 한 주 알코올 섭취량을 결과변수로 두었음.

○ 알코올 섭취량을 종속변수로 두고 최종 구성된 회귀분석 모형의 설명력(adjusted-R^2)은 30%. 최종적으로 유의확률이 5% 미만인 변수는 총 15개. 가장 큰 영향력을 가진 것은 성별로 여성이 남성에 비해 유의하게 알코올 섭취량이 적었음. 성별 다음으로는 주위 친구들이 술을 많이 마시고, 가족이나 친척들이 모였을 때 술을 마시는 문화가 있다는 점이 꼽혔음. 그 외에도 9위는 업무 관계의 음주, 11에서 13위는 단체참여로 친구, 가족, 지인, 회사 동료들과 술 마실 일이 많을수록 알코올 섭취량이 늘어나는 것으로 분석됨.

○ 개인적인 동기로는 본인의 주량, 술 마시는 것의 즐거움, 원샷 하는 습관, 취한 후 행동에 대한 관용이 특히 영향이 있는 것으로 나타남.

○ 개인의 주량이나 음주의 즐거움은 정책적으로 개입하기 어려운 영역인 반면, 원샷 행동이나 주취 후 행동은 용서받을 수 있다는 인식의 경우 음주 관련 캠페인을 통해 개선할 수 있는 부분으로 판단됨.

제12장 12

표 12.5 한 주 알코올 섭취량을 종속변수로 둔 다중선형회귀분석 결과

순위	변수	표준화 계수	유의확률
		베타	
0	(상수)		0.510
1	성별	-0.202	0.000
2	귀하의 친구들은 술을 얼마나 자주 마신다고 생각하십니까?	0.151	0.000
3	귀하의 가족이나 친척들이 명절이나 집안행사에 모였을 때, 음주를 하는 편이었습니까?	0.104	0.000
4	귀하는 술자리에서 다음과 같은 이유로 술을 더 마시겠다고 하신 적이 있는지요? (나는 술이 세서 괜찮다)	0.102	0.000
5	다음은 사람들이 술을 마시는 다양한 동기들입니다. 귀하에게 해당되는 정도를 선택해 주십시오. (술 마시는 것이 기분 좋고 즐겁다)	0.100	0.000

6	다음과 같은 음주 방식을 경험한 적이 있습니까? (원샷을 한 적이 있다.)	0.097	0.000
7	최근 1년 사이에 다음과 같은 일은 경험하신 적이 있는지요? (돈이 없어서 병원에 가지 못했다)	0.087	0.000
8	다음은 음주 관용도에 대한 것입니다. 각 문항에 대한 귀하의 생각은 어떠하십니까? (술에 취해서 한 행동은 용서할만하다)	0.085	0.000
9	다음은 사람들이 술을 마시는 다양한 동기들입니다. 귀하에게 해당되는 정도를 선택해 주십시오. (업무와 관련된 술자리가 많아서 술을 많이 먹게 된다.)	0.074	0.002
10	귀하의 최종 학력은 어떻게 되십니까?	-0.070	0.001
11	다음 중 귀하께서 회원으로 참여하고 계신 모임이나 단체는 무엇입니까? 소속 여부와 활동 여부를 표시해 주십시오. (봉사단체)	0.067	0.003
12	다음 중 귀하께서 회원으로 참여하고 계신 모임이나 단체는 무엇입니까? 소속 여부와 활동 여부를 표시해 주십시오. (향우회, 종친회)	0.066	0.004
13	다음 중 귀하께서 회원으로 참여하고 계신 모임이나 단체는 무엇입니까? 소속 여부와 활동 여부를 표시해 주십시오. (스포츠/레크레이션/문화활동 동호회)	0.058	0.008
14	귀하는 현재 담배를 피우십니까?	0.053	0.011
15	귀하가 과음을 하게 되는 날은 어떤 상황인지 다음 사례들 중에서 귀하의 경험에 가까운 것을 2개만 골라 주십시오. (혼술 할 때)	0.045	0.031

V. 결론 및 제언

○ 월간음주자 3,000명을 표집하여 음주의 사회문화적 요인 규명을 위한 서베이를 실시함. 특히 음주량과 음주빈도를 정확하게 측정하기 위하여 최근 1주일간의 음주력을 날짜별로 조사함.

○ 고위험음주 비율은 24.2%였고, 남성(31.5%)이 여성(16.7%)보다 많았음. 남성은 연령이 높아질수록 고위험음주 비율이 약간씩 상승하였고, 여성은 20대와 30대에 높고 40대 이후에는 급격하게 감소함. 음주력이 있는 가족배경을 가질 경우 고위험음주의 경향이 높음.

○ 고위험음주자들은 사교목적으로 음주를 하는 경향이 있어 음주친구가 많음. 드라마 등의 음주장면이 주는 영향은 여성에게서 더 높게 관찰됨. 대다수의 응답자들이 음주에 허용적인 규범을 가지고 있었고, 음주의 긍정효과를 과대하게 인식한 반면 부정적 효과에 대해서는 과소하게 인식함.

○ 고위험음주자들은 대체로 절주의 필요성을 인지하고 있으나 절주를 실천하게 만드는

동기화 기전이 아주 약함. 음주의 위험성에 대한 인식(예를 들어 건강악화)이 정서적 동기와는 부의 상관성을 보였으나 사회적 동기와는 아예 무관계한 것으로 나타남. 즉 사회적 동기에 의한 음주는 매우 강한 음주동기화 요인이면서 이를 억제할 요인이 사실상 존재하지 않음.

○ 음주횟수와 음주량을 종속변수로 회귀분석한 결과 친구들의 음주량과 가족의 음주여부가 공통적으로 가장 큰 영향요인으로 나타났음. 즉 가족과 친구가 음주할 경우 음주횟수와 음주량이 높아질 가능성이 큰 것으로 보임.

○ 남성의 지난 일주일간 평균 알코올 섭취량은 230.98g임. 평균 음주 횟수가 2.31회이므로 회당 평균 알코올 섭취량은 약 100.0g(14.3표준잔)이고, 이것은 17.5도 소주 기준으로 약 2병에 해당됨. 권고안 좌담회 참석자들이 스스로 정한 절주량이 1일 소주 1병이었던 점을 감안하면 절주 환경이 조성되면 음주량을 절반으로 줄이는 것은 어느 정도 현실적인 목표가 될 수 있을 것으로 생각됨. 아울러 음주자들은 음주가 집단으로 이루어지는 것이기 때문에 개인별 절주기준보다는 집단별 절주기준을 제시하는 것이 효과적일 것이라는 제안을 함. 예를 들어 '5명이 소주 3병 마시기' 같은 식으로 그룹형태의 홍보전략이 필요해 보임.

○ 여성 음주자들의 지난 일주일간 평균 알코올 섭취량은 107.07g이고, 평균 음주 횟수가 1.82번이므로 회당 평균 알코올 섭취량은 약 58.8g (8.4표준잔)으로 소주 1병을 초과함. 여성들의 경우에 남성과 달리 사회적 음주가 적고 정서적 음주가 절대적으로 많은 모습을 보여줌. 또한 여성 음주자들은 20대와 30대에 주로 분포되어 있기 때문인지 절주의 필요성에 대한 인식도 약했음. 따라서 이들에게는 절주인식제고가 무엇보다 시급함.

○ 절주환경 조성을 위해서는 음주의 긍정효과(친목도모, 인간관계 증진, 스트레스 해소)가 지나치게 과장되어 있음을 홍보할 필요가 있음. 정서적 음주(스트레스 해소)일 경우에는 과음으로 인한 건강위험 인식과 상관성이 있어서 어느 정도 절주효과를 기대할 수 있으나 사회적 음주(인간관계 증진)는 건강위험 인식과 관계가 없는 것으로 나타났기 때문에 자발적 절주를 기대하기가 매우 어려움. 따라서 이러한 연구결과에 부합되는 홍보전략의 개발이 필요함.

(중략)

13

조사 실습 가이드라인

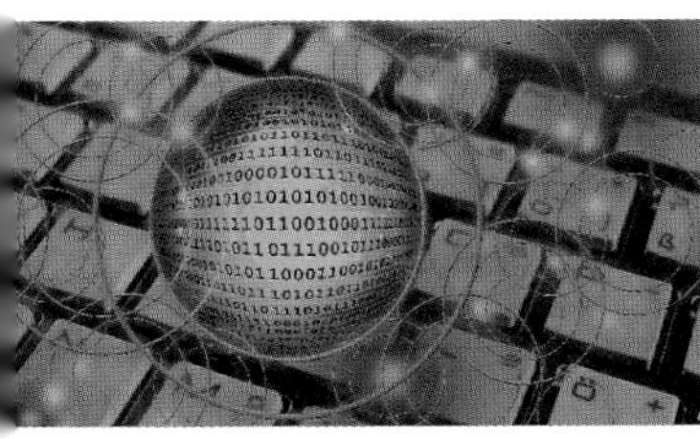

조사 실습 가이드라인

이 장은 조사방법론을 배우는 학생들이 조사 실습을 한다고 가정하고 실습에 도움이 될 만한 사항들을 정리하려고 한다. 사회조사의 원리를 배웠다고 해도 이를 직접 적용하여 조사를 수행하는 것은 쉽지 않은 일이다. 초심자들이 무엇을 어려워하고 실수하게 되는지에 주목하여 가이드라인을 만들었다.

13.1 | 연구주제의 선정

초보자들이 겪는 최초의 어려움은 조사 주제를 선정하는 것이다. 즉 조사에 적합한 주제가 무엇인지 판단하는 데 어려움을 겪는 경우가 많다. 다음 주제들을 생각해 보자.

자살(시도)자의 자살 동기에 대한 연구

우리나라가 OECD 국가 중에서 자살률이 가장 높은 상황에서 사람들이 왜 자살을 시도하는지 파악하는 것은 중요한 연구주제일 수 있다. 그러나 자살시도자를 어떻게 접촉할 수 있을지 불확실하여 실습주제로서는 부적합하다.

환경오염 피해주민의 신체적 정신적 건강에 대한 연구

환경오염을 유발하는 공장 인근에 살고 있는 주민들은 신체적 정신적 건강의 위협을 느낀다는 보도가 많다. 이 연구는 환경오염에 노출된 주민의 건강상태를 파악하고자 하였다.

그런데 언론에 보도된 지역의 경우에는 이미 문제가 많이 알려져서 피해구제가 진행된 경우들이 다수였다. 다른 곳으로 이주하든지 아니면 공장이 폐쇄되든지 함으로써 현재는 위험에 노출되는 경우가 적었다. 따라서 위험 노출에 따른 건강 피해를 살려보려고 한 원래 연구의도를 살리기 어려워서 연구주제가 부적합한 것으로 결정했다.

초등학생의 부모와의 관계가 아동의 흡연 시작에 미치는 영향

흡연 시작 연령이 갈수록 어려진다는 연구 보고들이 있었다. 이 연구는 한 초등학교를 선택하여 부모와 학생의 관계를 파악하여 부모의 무관심이나 과잉 요구가 학생의 흡연을 초래하는 원인이 되는지를 조사하려고 하였다. 그런데 학교 당국의 협력을 얻는 것이 쉽지 않았다. 혹시 연구결과가 공표되어 이 학교 부모들이 문제가 있다는 식으로 알려지는 것을 두려워한 학교 당국이 이러한 조사를 거부한 것이다. 학교 당국은 교육청의 허가를 받아오라고 요구하는데 교육청은 개별학교의 문제를 교육청에서 지시하기는 어렵다고 응답하였다. 결국 이 조사는 실시되지 못하였다.

코로나19 상황이 의사 및 간호사의 역할 과중과 소진에 미치는 영향

이 연구는 코로나19로 인하여 업무 부담이 증가한 의료기관 종사자들이 코로나 이전 상황에 비하여 근무시간, 주의, 감염 예방 보호구 착용 등으로 인하여 얼마나 업무가 과중해졌고 이로 인한 직무스트레스가 증가했는지 등을 파악하려는 의도에서 시작되었다. 응답자가 분명하고, 이들을 접촉하는 것도 어렵지 않으며, 설문지 개발에서도 기존에 직무스트레스 척도 등이 만들어져 있었다. 따라서 조사설계와 표집 등의 문제가 크지 않아서 실습주제로 가능하였다.

중년 여성의 음주 실태와 추동요인에 대한 연구

최근 여성의 음주가 증가하는 추세를 보이고 있고 특히 남성과는 달리 30-40대 중년 여성들의 음주가 증가하는 모습을 보이고 있다. 이 연구는 과거와 달리 이들이 왜 음주를 하게 되는지를 파악하고자 하였다. 남성들과는 다른 이유로 음주를 할 것으로 예상되기 때문에 조사의 의의는 충분한 것으로 판단되었다. 중년 여성은 특별히 접근이 어렵지는 않다. 아파트 거주단지에서 편의적으로 접근할 수도 있고, 또는 중년 여성들을 대상으로 하는 인터넷 카페에서 관심 있는 응답자들을 모을 수도 있을 것으로 생각되었다. 연구주제나 표집이 적절한 것으로 판단되어 실습주제로 채택되었다.

몇 가지 예시에서 보여주는 함의는 다음과 같다. 사회조사에 적합한 주제를 선택하는 기준은 1) 조사의 의의, 2) 표집의 가능성이다. 이 두 가지 조건이 다 어렵든가 아니면 어느 하나라도 어려울 경우 시회조사 실습의 주세보서는 적합하지 않다. 조사의 의의 측면에서 생각해 보면 이 주제에 대하여 기존 연구들이 있는지, 새로 조사를 한다는 것이 충분한 의의를 갖는 것인지, 또 이 주제에 접근하는데 서베이 방식이 필요한지 아니면 문헌연구 등 다른 방식으로 자료를 수집해야 하는지 등을 판단해야 한다. 서베이에 적합한 주제란 주로 응답자들의 태도나 행동에 대한 자료를 수집할 경우에 적합하다. 건강검진의 효과성 같은 주제는 다른 임상자료에 의하여 밝혀질 성질의 주제이지 조사로 밝히기는 어려울 것이다. 건강보험 수가결정 방식에 대한 연구도 일반 국민을 상대로 조사해서 밝힐 수 있는 주제는 아니다. 내가 접촉할 수 있는 사람들을 대상으로 질문하여 자료를 얻을 수 있는 주제인가를 우선적으로 판단해야 한다.

다음으로 표본에 접촉할 수 있는지를 살펴야 한다. 학교의 연구의 경우처럼 해당되는 표본은 분명히 존재하지만 이런 저런 장애요인 때문에 내가 접근하기는 어려운 경우도 있고, 환경오염 연구의 사례처럼 표본 자체가 불확실한 경우도 있다. 어떤 경우든지 표본을 얻을 수 없다면 조사는 불가능하다. 표본은 있지만 접근이 어려운 또 다른 경우로는 사회적 소수자들이 해당된다. 동성애자, 마약중독자, 교도소 수감경험이 있는 범죄자, 정신병원 입원경험자 등은 분명 존재하지만 우리의 일상생활에서는 잘 드러나지 않는 집단이다. 따라서 이들은 접촉하기 위해서는 특별한 방법이 필요한데 이것은 전문연구자들에게나 가용하다. 반면 생각 외로 쉽게 접근이 가능한 경우도 있다. 특정 질환을 앓는 환자그룹이나 장애인 집단이 그러하다. 이들은 비교적 잘 조직화 되어 있고, 사회적 관심을 필요로 하기 때문에 연구목적을 잘 설명하면 이들을 대상으로 조사를 실시하는 것이 가능하다.

13.2 | 연구설계

학생들이 실습 목적으로 서베이를 한다고 할 때 표집의 규모는 얼마나 되어야 할까? 일반적인 경우라면 1,000명 규모의 표본이 유의미한 통계치를 산출하는데 필요한 표본의 규모가 된다. 그런데 학생 10명이 한 조가 되어 조사를 한다고 했을 때 1,000명의 표본을 확보하기는 일반적으로 쉽지 않은 일로 생각된다. 만일 1주일의 조사실습기간을 갖는다고 가정하면 하루에 5명 정도의 표본을 섭외하여 조사를 하는 것이 적절할 것이고 그러면 한 조 10명의 학생들이 대면조사를 실시하여 실습할 때 1주일에 약 300명 정도의 표본을 확보한다면 비교적 성공적인 조사를 한 것으로 볼 수 있을 것이다. 만일 응답자들에게 자기기입식으로 설문조사 참여를 요청한다면 더 많은 수의 표본도 가능할 것이다. 다만 응답자 섭외가 쉬운 일이 아니기 때문에 약 100명의 표본 규모를 넘긴다면 분석을 위한 최소한의 표본은 확보했다고 할 수 있다.

학생 실습의 경우에는 조사원으로서의 역할도 체험할 필요가 있기 때문에 모든 응답을 자기기입식으로 진행하기보다는 대면조사와 자기기입식 조사를 절충하여 자료수집을 하는 것이 좋을 것으로 생각된다.

13.3 | 설문지 개발

설문지를 처음 개발할 때 학생들은 무슨 질문을 해야 할지 막막해 하는 경우가 많다. 이것은 무엇을 조사해야 하는지에 대한 인식이 불확실하거나 조사 주제에 어떻게 접근해 들어가야 하는지 잘 모르기 때문이다. 연구의 최종 목적지가 무엇인지, 그리고 어떻게 접근해야 할지가 분명하면 질문은 보다 수월하게 만들어질 수 있다. 이런 경우에 학생들에게 도움이 되는 것은 이론적 개념틀에 의존하는 것이다. 예를 들어 코로나 예방백신을 맞을 것인지 여부가 한때 한국사회의 관심사가 된 적이 있다. 만일 이러한 주제를 조사를 통해서 밝혀보려 한다면 어떻게 시작할 수 있을까? 보건학에서는 예방행동에 대한 이론들이 있다. 가장 널리 알려진 것은 '건강신념모형'이다. 이 모형에 따르면 지각된 민감성, 지각된 심각성, 지각된 이득, 지각된 장애, 자기효능감 등에 따라 예방행동이 영향을 받는다고 한다. 그러면 각 개념에 부합되는 설문을 만들어 보면 다음과 같다.

(지각된 민감성) 나는 코로나19에 걸릴 가능성이 높다. [그렇다/아니다]
(지각된 심각성) 만일 내가 코로나19에 감염된다면 나는 매우 위중할 가능성이 높다. [그렇다/아니다]
(지각된 장애) 코로나 백신 접종 후 심각한 후유증을 겪을 수 있다. [그렇다/아니다]
(지각된 이득) 당신은 코로나19 백신을 맞으면 감염될 확률이 낮아질 것이라고 확신합니까? [그렇다/아니다]
(자기효능감) 나는 내 친구들이 백신접종에 부정적인 의견을 갖더라도 틀림없이 예방접종을 할 것이다. [그렇다/아니다]

막연하게 백신 예방접종 의사를 파악하려 한다면 몇 개밖에 질문 문항을 만들지 못할 수 있다. 그러나 건강신념모형과 같은 이론적 모형에 근거할 경우 수십 개의 문항을 만드는 것도 어렵지 않게 된다. 즉 이론적 모형에 포함된 각 세부 개념의 의미를 정확히 이해할 경우 그 개념에 적합한 상황을 가상적으로 생각해 보고 그것을 설문으로 구성해보면 되는 것이다.

설문지 개발과 관련하여 학생들이 겪는 또 다른 어려움은 우선 질문에는 능한데 그 질문을 받은 응답자들이 쉽게 응답할지를 고려하는데 미숙하다는 점이다. 다음 사례를 살펴보자.

귀하는 정부 정책을 신뢰하십니까?

이 질문은 코로나19와 관련된 설문에서 나온 것이다. 학생들은 코로나19와 관련된 정부의 정책에 대한 신뢰도를 질문한 것이겠으나 너무 막연하다. 코로나 정책도 여러 가지가 있다. 거리두기 정책도 있고 백신 정책도 있고, 피해자 구제 정책도 있다. 정책의 사안에 따라 국민들의 의견은 달라질 수 있다. 따라서 설문지에서는 매우 구체적인 정책을 질문하도록 해야 한다.

귀하의 최종 학력은 어떻게 됩니까?

1) 전문대 졸, 2) 4년대 졸, 3) RN BSN 재학 중, 4) 대학원 재학 이상

이 질문은 간호사들의 학력 수준을 질문하고 있다. 아마도 학력 수준에 따른 태도의 차이 여부를 파악하려는 목적에서 학력을 질문하는 것으로 보인다. 그런데 전문대 졸업과 4년제 대학 졸업 간에는 대우 등에서 차이가 있을 수 있겠으나 다른 과정의 수료자가 특별히 사회적 지위를 달리하거나 의견을 달리한다고 보기는 어렵다. 즉 이 질문은 불필요하게 상세한 내용 또는 사적으로 민감할 수 있는 내용을 질문하는 것으로 생각된다.

> 귀하는 만 19세 이후 다음 예방접종을 받으신 적이 있습니까? 인플루엔자, A형 간염, B형 간염, 대상포진, 풍진, 백일해, 파상풍, 자궁경부암, 폐렴구균. [있다/없다]

이 질문은 여러 가지 예방접종의 경험을 질문하고 있다. 그런데 질문의 형식이 잘못되어 응답자가 대답을 하기 곤란할 수 있다. 무려 9가지 백신의 사례를 제시하면서 한 묶에 예/아니오를 답하도록 되어 있다. 그러면 그중 하나만 맞아도 예라고 해야 되는 것인지 모두 맞아야 예가 되는 것인지 불확실하다. 응답자의 응답상황을 충분히 고려하지 못한 질문인

셈이다. 이럴 경우에는 예방접종의 종류별로 예/아니오를 답하도록 하는 것이 응답자에게는 분명한 응답기준이 된다.

설문지 개발과 관련된 또 다른 어려움은 기존에 개발되어 있는 척도들을 얼마나 활용할 것인가 하는 점이다. 건강과 관련된 기존 척도는 상당히 많은 편이다. 예를 들어 정신건강을 측정하는 척도는 수십 가지에 달한다. 학생들이 실습목적으로 설문지를 구성할 때 이러한 척도들을 가져다 사용할 경우 측정의 신뢰성이 높아지는 장점이 있다. 예를 들어 보건의료인들이 직무스트레스를 많이 느끼면 정신건강에 심각한 위험이 초래되는지를 파악하는 연구를 실습주제로 선택했다고 하자. 이때 직무스트레스 척도와 우울증 척도를 가져다가 설문지를 구성하면 설문지 자체는 완성된다. 그런데 실습의 목적에는 부합되지 않는다. 조사실습은 사회조사의 모든 과정을 학생들이 직접 경험해 보는데 의의가 있다. 설문지 개발은 사회조사에서 중요한 요소이다. 직접 설문 문항들은 만들어 봐야 데이터를 생산하는 작업이 얼마나 험난한 과정인지 실감을 하게 된다. 따라서 기존의 개발되어 있는 척도를 적절하게 사용하는 것은 무방하나 모든 문항을 기존 척도로 채우는 것은 지양해야 한다. 학생들은 직무스트레스나 정신건강과 관련된 추가적 질문들을 만들어 볼 수 있을 것이다. 예를 들어 직무스트레스를 느낄 때 개인적으로 어떻게 대응하는지, 회사에는 직무스트레스 대응하는 시설이나 보상 같은 게 있는지, 그리고 정신건강을 나빠질 때 동료들끼리 단합하여 자조하는 모임 같은 게 있는지 등등 직무스트레스 상황을 염두에 두고 잘 생각해 보면 여러 가지 부수적 질문을 만들어 볼 수 있을 것이다.

13.4 | 설문지 평가

일단 설문지가 완성되면 설문구성의 타당성을 검증해야 한다. 1차로 지도교수가 설문지의 완성도 등을 검토해 줄 수 있을 것이다. 2차로 **사전조사(pretest)를 실시하여 응답자들 몇 명에게 직접 질의응답을 실시해 보고 응답이 수월하게 이루어지는지를 확인**해야 한다. 만약 응답자들이 공통적으로 어려움을 겪는 문항이 발견된다면 어떤 점이 어렵게 하는지, 또 그 문항의 의미를 어떻게 이해했는지를 파악하는 것이 필요하다. 만일 문항 자체가 연구자의 의도와 다르게 응답자들에게 잘못 전달되고 있다면 문항 개선이 필요하게 된다.

13.5 | 조사실시

대면조사 방식으로 조사를 실시할 경우 학생들은 조사원으로서의 역할을 다시 한번 되새기고 처음 보는 응답자들과 어떻게 인사를 나누고 조사목적을 설명할지 여러 번 연습해야 한다. 손쉽게 응답자들을 소개받아서 설문지를 나눠주고 작성케 한 후에 수거하는 방식으로 조사에 임할 경우 조사원 역할을 거의 배우지 못한 셈이 된다. 따라서 몇 명이라도 원칙대로 응답자를 찾아서 조사를 시도해 보아야 한다. 실패하더라도 그 자체가 훌륭한 경험이 된다.

13.6 | 결과분석과 보고서 작성

자료수집이 완료되면 데이터 코딩 및 데이터 클리닝도 원칙대로 실시해 보자. 수작업으로 설문지 결과를 입력하다 보면 자료를 만들어 간다는 느낌을 얻을 수 있을 것이다. 또 기초적인 통계기법을 사용하여 문항별로 결과를 분석하고 그래프도 만들어서 결과를 설명해 보자. 결과값을 어떻게 이해해야 하는지는 통계학적 지식이 필요한 부분이다. 그래도 도수분포 정도는 어렵지 않게 시도할 수 있기 때문에 문항별 도수분포를 파악하고 그래프로 표현해 보고 여기에 설명을 붙이면 기초적인 보고서로서 충분하다.

13.7 | 조사실습 사례

조사주제

농촌 주민들은 장기간에 걸쳐 농업에 종사하면서 특정 근골격계 부위를 많이 사용하기 때문에 나이가 들면서 신체 부위에 만성적인 통증(요통, 어깨결림)을 가져오는 것으로 알려져 있다. 학계에서는 이를 농부증이라고 부른다. 경기도에 소재한 한 농촌 마을을 대상으로 주민들의 농부증 실태를 파악하고 그로 인한 정신건강의 악화가 초래되는지, 또 농부증을 극복하기 위하여 어떤 체조활동이 도움이 되는지를 조사하였다. 아울러 사회적 참여나 사회적 부조가 신체적 통증 감소에 도움이 된다는 선행연구 결과를 받아들여서 사회참여가 농부증 감소에 기여하는지도 파악할 예정이다.

연구가설/선행연구의 검토

1. 일손이 부족한 농부일수록 농부증 증상을 심각하게 겪을 것이다.
2. 농부증 증상이 심각할수록 우울감도 심할 것이다.
3. 건강 체조를 실천하는 농부는 농부증 감소를 경험할 것이다.
4. 사회봉사 참여 또는 사회적 모임 참여가 많을수록 농부증 감소를 경험할 것이다.

설문개발

이 실습을 위한 설문지를 개발하는데 약 3주가 소요되었다. 가장 핵심적인 개념인 농부증을 측정하는데는 초심자들이 척도개발을 하는 것이 어려워서 전문가인 Meng(1980)이 사용한 농부증 척도를 빌려다가 사용하였다. 이 척도는 어깨결림, 요통, 손발 저림, 야간빈뇨, 호흡곤란, 불면, 어지럼증, 복부팽만감 등 8가지 증상을 최근 1개월 사이에 경험하였는지를 각각 2점(항상 경험), 1점(때때로 경험), 0점(없음)으로 측정한 후에 합산하여 척도점수로 사용하였다. 또한 음주와 흡연 등 건강행동여부를 조사하였고, 농부증 이외의 건강상태를 파악하기 위하여 주관적 건강상태 및 만성질환 유무를 질문하였다. 또 우울감 척도를 사용하여 정신건강 상태를 측정하였다. 농부들의 각종 모임 참가의 빈도와 단체활동 유무를 질문하였고, 농협을 통해서 몇 년 전부터 보급되기 시작한 건강체조의 실천 여부를 질문하였다.

표본의 선정

○○군 ○○리 ○○마을은 대부분 노인들로 구성된 전형적인 농촌마을이다. 이 마을 주민은 남자 198명, 여자 220명이다. 이중 80%인 330명을 조사대상으로 정하였다. 외출자 등 면접이 어려운 사람을 제외하면 대부분의 주민을 조사하는 것과 같다.

자료 수집 방법

여름 방학 기간을 이용하여 현지 조사를 기획하였다. 6월 중에 조장과 부조장이 현장 마을을 방문하여 이장님 등 마을 지도자를 만나서 조사실습의 취지를 설명하고 도움을 요청하였다. 이장님은 학생들 공부의 일환으로 진행된다는 설명을 듣고 선뜻 조사활동을 돕기로 약속하였다. 아울러 조사시기는 여름철 한창 바쁠 때를 피해서 진행하는 것이 좋다는 권고에 따라 8/5~8/7 3일간 실시하기로 하였다. 10명의 조원을 세팀으로 나누어 각각 하루씩 방문하여 조사를 실시하였다. 조장은 3일 내내 현장에 머물면서 조사활동을 지휘하였다. 농민들이 낮에 집에 머물러 있는 경우는 많지 않았다. 그래서 농민들이 모여 있는 노인회관, 정자밑, 가게집, 의원 등을 방문하여 대면설문조사를 시행하였다. 방문 시에 농민들에게 연구의 내용과 참여자의 권리에 대해 설명을 하였고, 참여자가 이해하고 동의하는 경우 동의서를 받고 설문을 진행하였다. 조사 시간은 개인당 약 10~20분 가량 소요되었다. 농민들은 대부분 고령의 노인이었기 때문에 스스로 설문지를 읽고 작성하는 것이 가능하지 않았다. 대부분의 경우에 학생 조사원이 구두 설명을 하고 질문하고 응답을 하면 설문지에 기입하는 방식으로 진행하였다. 조사 완료된 설문지를 갖고 학생들은 각자 사전에 만들어진 엑셀 시트에 자료입력을 실시하였다. 응답한 농민들에게는 간단한 학교 기념품을 준비하여 제공하였다.

자료분석

수집된 실습조사의 자료를 분석하는데는 SPSS 통계 패키지를 사용하였다. 각 변수별 특성을 파악하기 위해 성별과 연령 등 인구학적 변수와 음주, 흡연 등 건강행태 변수, 농부증 증상별 경험빈도, 단체 및 모임참가 여부 등을 빈도분석을 실시하였다. 주요 변수들 간의 관계는 Pearson 상관계수를 산출하여 살펴보았다. 다음 단계로 사회참여도에 따른 근 · 골격계 만성통증 수준의 분석을 위해 카이제곱검정(Chi-square test), t-검정 등을 사용하였다. 개인 수준에서의 사회적 참여와 근 · 골격계 통증 수준 간 연관성 분석을 위해서는 위계적 선형모형을 활용하여 분석하였다. 종속변수인 근 · 골격계 통증 수준은 연속변수이므로 일반 위계선형모형 분석을 실시하였다. 모형1은 어떠한 설명변수도 포함시키지 않은 기본 모형, 모형2는 성별, 연령 등 인구학적 변수들과 건강행태(흡연, 음주)를 추가한 회귀모형이다. 모형3은 여기에 사회적 참여도를 추가한 회귀모형으로 구성하였다. 모형4는 건강체조 활동 여부를 추가한 것이다. 이러한 위계적 회귀모형 분석을 통하여 사회참여 및 건강체조 활동이 농부증 감소에 효과가 있는지를 파악하였다.

보고서 작성

연구 목적과 방법에 이어서 분석 결과를 표와 그래프를 작성하여 설명하면서 보고서를 작성하였다. 표와 그래프가 약 20개에 달하였다. 결과제시와 함께 설문지와 일정별 실습

활동 내용 등을 부록으로 추가하였다. 보고서는 약 40쪽에 달하였다. 부록에 에이즈에 대한 뮤지컬을 관람한 후 에이즈 지식, 태도가 변화되었는지를 평가한 보고서를 첨부하였으므로 보고서 작성 시 참고하기 바란다.

부록

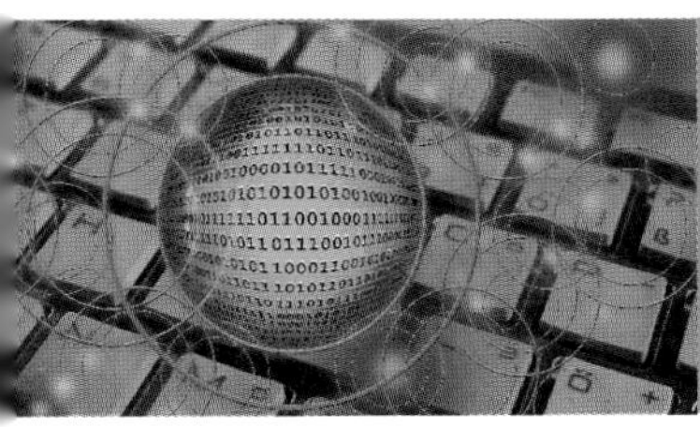

부록 1 절주 가이드라인 좌담회 질문

부록 2 청소년 에이즈 예방 뮤지컬 공연 효과 분석 설문지

부록 3 청소년 에이즈 예방 뮤지컬 공연 평가 보고서 결과제시 사례

부록 1

절주 가이드라인 좌담회 질문

(연구의 취지 설명)

(동의서 사인 요청 및 무엇이든지 불편하면 참여중단할 수 있음을 고지)

1. 평소에 1주일 술자리 횟수와 주량은 얼마나 되는지요? 그리고 평소에 절주의 필요성을 느끼는지요?

2. 연구진이 사전에 제시한 절주 가이드라인을 실천해 보셨는지요? 지난 1주일 술자리 모임에서 몇 번이나 시도하셨는지요? 그리고 절주 시도의 결과(성공여부)는 어떠한지요?

3. 가이드라인을 이해하는데 어려움은 없었는지요?

4. 가이드라인은 지키지 못하지만 음주를 줄인다면 어느 정도까지 줄일 수 있을지요? 혹시 본인이 가이드라인을 제정한다면 더 좋은 제안이 있을지요?

5. 절주 가이드라인을 실천하는데 어떤 점이 어려웠는지요? 예를 들어 본인의 절주의지가 부족했는지? 음주동료나 친구들의 눈치 때문인지? 아니면 술을 꼭 마셔야 하는 상황 때문인지요?

6. 절주하는 사회가 되려면 무엇이 바뀌어야 할까요? 아울러 본인이 절주하려면 누가 무엇을 도와주면 될까요?

부록 2

청소년 에이즈 예방 뮤지컬 공연 효과 분석 설문지

부록 1. 사전 설문지

에이즈 예방 교육 뮤지컬 공연 설문지(관람 전)

이 설문은 오늘 보신 뮤지컬 공연이 원래의 공연 목표를 달성하였는지를 평가하기 위한 것입니다. **통계법에 의하여 여러분이 응답하신 것은 무기명으로 처리되며 원래의 평가목적 이외에는 다른 곳에 사용될 수 없습니다.** 솔직하고 진지하게 응답해 주셔야 그 결과를 가지고 더 유익한 뮤지컬을 만들 수 있습니다. 한국에이즈퇴치연맹에서 실시하는 것이므로 학교 선생님들은 이 내용을 알 수가 없을 것이며 의견이 있으시면 아래 전화번호로 연락하시면 됩니다.

사단법인 한국에이즈퇴치연맹 02-927-4071

* 귀하의 성별과 학년을 선택하여 주십시오.

성 별	① 남자 ② 여자
학 년	① 고1 ② 고2 ③ 고3

1. 에이즈에 관한 질문들입니다. 각 질문에 대한 귀하의 생각을 표시해주십시오. 잘 모를 경우에는 '모르겠다'고 답해 주시면 됩니다.

내 생각에는.........	맞다	틀리다	모르겠다
1. 에이즈 감염인과 식사를 같이 하면 에이즈에 감염될 수 있다.	①	②	③
2. 에이즈는 모기를 통해서 감염될 수 있다.	①	②	③
3. 에이즈는 성관계시 콘돔을 사용하면 예방할 수 있다.	①	②	③
4. 에이즈는 적절한 치료와 건강관리를 하면 일상생활에 지장이 없다.	①	②	③
5. 보건소 및 병원에 가면 무료로 익명검사를 받을 수 있다.	①	②	③

2. 에이즈에 관한 태도를 알아보는 질문입니다. 귀하의 생각을 표시해 주십시오.

내 생각에는........	매우 그렇다	그렇다	보통 이다	그렇지 않다	진혀 그렇지 않다
1. 나는 에이즈 감염인과 같은 학교에 다닐 수 있다.	①	②	③	④	⑤
2. 나는 에이즈 감염인의 옆자리에 앉을 수 있다.	①	②	③	④	⑤
3. 나는 에이즈 감염인을 편견이나 차별 없이 대할 수 있다.	①	②	③	④	⑤
4. 나는 에이즈 감염인과 악수나 포옹을 할 수 있다.	①	②	③	④	⑤
5. 나는 에이즈 감염인이 내 짝꿍이어도 함께 공부할 수 있다.	①	②	③	④	⑤
6. 뜻하지 않게 성 접촉을 할 경우 콘돔을 사용할 의향이 있다.	①	②	③	④	⑤

- 공연 관람 후 뒷장의 설문지를 작성해주세요. -

부록 2. 사후 설문지

에이즈 예방 교육 뮤지컬 공연 설문지(관람 후)

1. 에이즈에 관한 질문들입니다. 각 질문에 대한 귀하의 생각을 표시해주십시오. 잘 모를 경우에는 '모르겠다'고 답해 주시면 됩니다.

내 생각에는........	맞다	틀리다	모르겠다
1. 에이즈 감염인과 식사를 같이 하면 에이즈에 감염될 수 있다.	①	②	③
2. 에이즈는 모기를 통해서 감염될 수 있다.	①	②	③
3. 에이즈는 성관계시 콘돔을 사용하면 예방할 수 있다.	①	②	③
4. 에이즈는 적절한 치료와 건강관리를 하면 일상생활에 지장이 없다.	①	②	③
5. 보건소 및 병원에 가면 무료로 익명검사를 받을 수 있다.	①	②	③

2. 에이즈에 관한 행동 및 태도를 알아보는 질문입니다. 귀하의 생각을 표시해 주십시오.

내 생각에는.........	매우 그렇다	그렇다	보통이다	그렇지 않다	전혀 그렇지 않다
1. 나는 에이즈 감염인과 같은 학교에 다닐 수 있다.	①	②	③	④	⑤
2. 나는 에이즈 감염인의 옆자리에 앉을 수 있다.	①	②	③	④	⑤
3. 나는 에이즈 감염인을 편견이나 차별 없이 대할 수 있다.	①	②	③	④	⑤
4. 나는 에이즈 감염인과 악수나 포옹을 할 수 있다.	①	②	③	④	⑤
5. 나는 에이즈 감염인이 내 짝꿍이어도 함께 공부할 수 있다.	①	②	③	④	⑤
6. 뜻하지 않게 성 접촉을 할 경우 콘돔을 사용할 의향이 있다.	①	②	③	④	⑤

부록 3

청소년 에이즈 예방 뮤지컬 공연 평가 보고서 결과제시 사례

Ⅰ. 평가 개요

1. 필요성 및 목적

○ 본 조사는 청소년의 에이즈 감염 예방과 성 건강을 위하여 한국에이즈퇴치연맹에서 실시하고 있는 청소년 에이즈 예방 뮤지컬 공연 "WITH" 프로그램의 효과를 평가하기 위한 것임.

- 본 뮤지컬 공연은 에이즈가 무엇인지, 에이즈 증상과 에이즈 감염경로, HIV와 AIDS가 어떻게 다른지 등 에이즈에 대한 정확한 정보를 이해하고, 에이즈에 대한 차별과 편견을 감소하는 것이 목적임.

○ 본 평가의 목적은 다음과 같은 내용을 평가하는 것임.

- 청소년들이 뮤지컬 공연을 관람한 후 에이즈에 대한 지식이 증가하였는가?
- 청소년들이 뮤지컬 공연을 관람한 후 에이즈 관련 태도에 변화가 있었는가?
- 청소년들이 뮤지컬 공연 관람에 대하여 만족하였는가?

2. 평가방법

○ 평가를 위한 설계는 기본적으로 동일한 관람자가 공연 전과 공연 후에 각각 평가하여 효과를 검증하는 사전-사후조사 방법으로 설계하였음.

- 공연 시작 전에 설문지를 나누어주되, 사전조사 설문지를 작성하도록 하였고, 공연 후에 사후설문지를 작성하게 하였음.

○ 평가는 공연 전후의 짧은 시간에 작성할 수 있도록 구조화된 설문지를 이용하였고, 설문지는 사전조사와 사후조사의 짝 비교(Paired t test)가 가능하도록 구성하였음.

3. 평가내용

○ 평가내용은 공연 관람 청소년의 인구사회학적 특성, 에이즈 관련 지식, 에이즈에 대한 태도, 만족도로 구성되어 있으며, 구체적인 내용은 〈표 1〉과 같음.

○ 에이즈에 대한 지식과 태도는 동일한 문항으로 공연 전과 공연 후 모두 조사하였으

며, 만족도는 공연 후에만 조사하였음.

〈표 1〉 조사내용 및 설문지 구성

구분	문항구성	사전 사후조사 여부
에이즈에 대한 지식	5문항	사전, 사후
에이즈 관련 태도	6문항	사전, 사후
공연에 대한 만족도	6문항	사후
인구사회학적 특성	성, 연령, 학교급, 지역	

○ 평가내용 중 에이즈에 대한 지식을 질문하는 5개 문항과 에이즈 관련 태도를 질문하는 6개 문항에 대한 신뢰도와 구성타당도를 확인한 결과 신뢰도와 구성타당도 모두 높았음.
  - 신뢰도 검증 결과 에이즈 지식에 대한 신뢰도[1]는 Cronbach α값. 733, 에이즈 관련 태도에 대한 신뢰도는 Cronbach α값 .905이었음.
  - 설문 항목의 구성타당도는 요인분석으로 확인한 바, 에이즈에 대한 지식 및 태도 모두 1개의 요인으로 묶이고 모든 문항의 요인적재값(factor loading)이 0.5 이상이었음.
  - 이를 통해 볼 때 본 평가에서 채택한 평가 문항은 신뢰도와 타당도가 확보된 것으로 여겨짐.

4. 분석 방법

○ 자료분석은 빈도분석과 교차분석, 대응표본 평균비교(paired t-test), 선형다중회귀분석으로 실시하였음.
  - 공연 전과 비교하면 공연을 관람한 후 에이즈에 대해 얼마나 바르게 이해하게 되었는지는 교차분석으로 확인하였음.
  - 공연 전과 공연 후의 에이즈 관련 지식과 태도의 변화 정도는 대응표본 평균비교로 확인하였으며, 공연 전후의 지식과 태도의 변화량(공연 후–공연 전)에 영향을 미치는 요인은 선형다중회귀분석으로 확인하였음.

○ 통계분석은 SPSS win 26.0을 활용하였음.

1 설문문항의 신뢰도를 측정하는 것은 평가 설문 문항이 본 평가처럼 5개가 있을 때, 하나의 개념을 측정하기 위해 개발된 이들 문항이 서로 다르지 않으며 개념이 가지고 있는 다양한 특성을 측정하고 있는 지(문항간 내적 일치도)를 평가하려는 것으로 Cronbach 알파의 크기로 표현됨. 일반적으로 사회과학에서는 0.6 이상이 되어야 신뢰도가 있다고 평가함

Ⅱ. 청소년 에이즈 예방 뮤지컬 공연 평가결과

1. 공연 관람자의 특성

1) 지역별 공연 관람 학교와 관람자 수

○ 청소년 에이즈 예방 뮤지컬 공연은 전국의 10개 학교에서 총 2,238명의 청소년이 관람하였음. 10개 학교에는 중학교 6개, 고등학교 4개가 포함되었음.

○ 공연이 가장 많이 시행된 지역은 경상도 지역으로 4개 학교에서 실시되었으며, 경기도, 강원도, 충청도에서는 각각 2개 학교에서 공연되었음.

○ 공연 관람 청소년이 가장 많은 지역은 경상도 지역으로 전체 관람 청소년의 31.8%를 차지하였으며, 경기도 지역 청소년이 28.9%, 강원도 지역 청소년이 26.7%, 충청도 지역 청소년이 12.6%였음.

〈표 2〉 지역별 공연 관람 학교 · 시설 및 청소년 수

구분	학교와 시설		관람 청소년	
	개수	%	명	%
서울	0	0.0	0	0.0
경상도	4	40.0	712	31.8
경기도	2	20.0	646	28.9
강원도	2	20.0	598	26.7
충청도	2	20.0	282	12.6
전라도	0	0.0	0	0.0
제주도	0	0.0	0	0.0
계	10	100.0	2,238	100.0

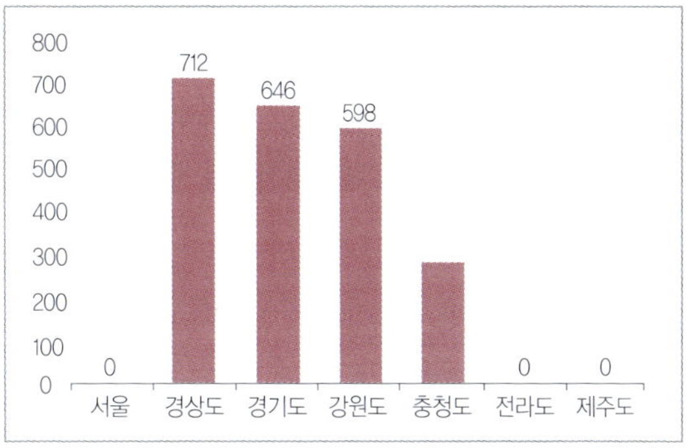

〈그림 1〉 지역별 공연 관람 청소년 수

2) 공연 관람 청소년의 일반적 특성

○ 공연을 관람한 청소년 중 남학생이 54.7%로 여학생 45.3%에 비해 더 많았음.

○ 학교급별로는 중학생이 62.8%로 과반수였으며, 고등학생이 37.2%였음.

○ 공연 관람 청소년의 연령의 범위는 14세부터 19세였으며, 14세 20.7%, 15세 39.6%, 16세 2.5%, 17세 16.0%, 18세 16.5%, 19세 4.7%이었음. 평균연령은 15.82(표준편차 1.56)세였음.

〈표 3〉 공연 관람 청소년의 일반적 특성

구분		명	%
성별	남학생	1224	54.7
	여학생	1014	45.3
학교급	중학교	1406	62.8
	고등학교	832	37.2
나이	14세	464	20.7
	15세	886	39.6
	16세	56	2.5
	17세	358	16.0
	18세	369	16.5
	19세	105	4.7
	평균연령±표준편차	15.82±1.56	
계		2,238	100.0

2. 공연 효과 평가

1) 에이즈에 대한 지식의 변화

○ 에이즈에 대한 지식은 총 5개 문항으로 측정하였으며, 측정 문항은 다음과 같음.
  - 에이즈 감염인과 같이 식사하면 감염될 수 있다.
  - 에이즈는 모기를 통해 감염될 수 있다.
  - 에이즈는 성관계 시 콘돔을 사용하면 예방할 수 있다.
  - 에이즈는 적절한 치료와 건강관리를 하면 일상생활에 지장이 없다.
  - 보건소 · 병원에 가면 무료로 익명검사를 받을 수 있다.

○ 이들 5개 문항 각각에 대하여 "맞다" 또는 "틀리다", "모르겠다" 중 하나를 응답하도록 하였고, 정답이면 1점, 오답이나 "모르겠다"로 응답했을 경우 0점 처리했음.

○ 이 5개 문항에 대한 공연 관람 청소년들의 응답은 〈표 4〉와 같이 분포되었음.
  - 공연 전에 정답을 가장 많이 맞힌 항목은 '보건소 · 병원에 가면 무료로 익명의 검사를 받을 수 있다'로 60.6%의 청소년이 정답을 가장 많이 맞히었고, 두 번째가 '에이즈 감염인과 같이 식사하면 감염될 수 있다'로 51.3%였음. 공연 전 정답을 가장 적게 맞힌 항목은 '에이즈는 모기를 통해 감염될 수 있다'로 반에 미치지 못하는 35.3%의 청소년이 정답을 맞히었음.

– 그러나 공연 후에는 모든 항목에 98% 이상 정답을 맞히었음.

– 전반적으로는 공연 전에 오답이었다가 공연 후 정답을 맞힌 청소년의 비율이 늘어나기도 하였지만, 공연 전에는 '모르겠다'라는 응답률이 5개 문항 모두 25.7%~38.3% 사이로 분포하였으나 공연 후에는 0.3%~1.0%로 나타나 대부분 25%포인트 이상 줄어들었음. 이는 뮤지컬 공연을 통해 에이즈에 대해 무관심하여 잘 몰랐던 것을 인식한 것으로 효과가 있는 것으로 나타났음.

〈표 4〉 에이즈에 대한 지식 문항 응답 분포

단위: % (N=2,238)

구분		공연 전	공연 후
에이즈 감염인과 같이 식사하면 감염될 수 있다(F)	맞다	23.1	0.0
	틀리다	51.3	99.7
	모르겠다	25.7	0.3
에이즈는 모기를 통해 감염될 수 있다(F)	맞다	29.4	0.0
	틀리다	35.3	99.7
	모르겠다	35.2	0.3
성관계 시 콘돔을 사용하면 예방할 수 있다(T)	맞다	48.3	98.9
	틀리다	13.4	0.1
	모르겠다	38.3	1.0
에이즈는 적절한 치료와 건강관리를 하면 일상생활에 지장이 없다(T)	맞다	46.1	99.5
	틀리다	17.8	0.1
	모르겠다	36.1	0.4
보건소 · 병원에 가면 무료로 익명검사를 받을 수 있다(T)	맞다	60.6	99.7
	틀리다	3.8	0.0
	모르겠다	35.6	0.3
계		100.0	100.0

□ 에이즈에 대한 지식 항목별 정답률의 변화

○ 에이즈에 대한 지식을 측정하는 5개 항목별로 정답을 맞힌 청소년의 비율을 공연 관람 전후로 비교해 본 결과 [그림 2]와 같았음.

○ 5개 항목 모두 공연 전과 비교하면 공연 후에 정답을 맞힌 청소년의 비율이 늘어나 뮤지컬 공연을 통해 에이즈에 대한 지식이 향상되었음.

부록

- 특히 '모기를 통해 에이즈에 감염될 수 있다'라는 항목에서 공연 전 정답률이 35.3%로 다른 항목에 비해 가장 낮았으나 공연 후 99.7%로 64.4%포인트 늘어나 가장 많이 향상되었음.
- 공연 전에 가장 높은 정답률을 나타낸 '보건소 · 병원에서 무료로 익명검사를 받을 수 있다'라는 항목은 공연 전 60.6%에서 공연 후 99.7%로 39.1% 포인트 향상되었음.
- '성관계 시 콘돔을 사용하면 예방할 수 있다'라는 항목은 공연 전과 비교하면 정답률이 50.6% 포인트 향상되었지만, 공연 후 정답률이 98.9%로 다른 항목에 비해 낮은 편이었음.

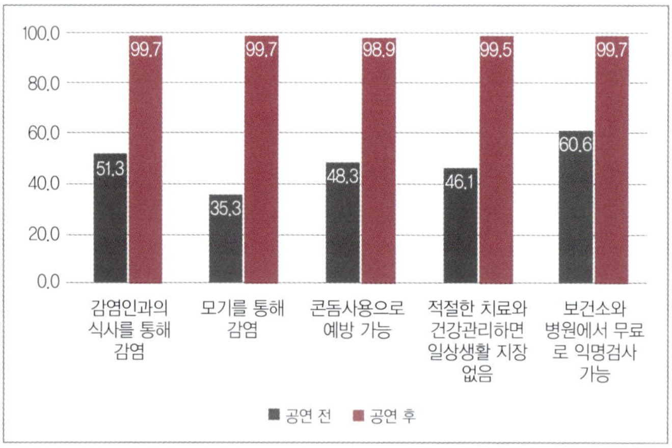

〈그림 2〉 에이즈에 대한 지식 문항별 정답률

□ 에이즈에 대한 지식 점수의 변화

○ 에이즈에 대한 지식을 측정하는 5개 항목 중 몇 개 항목에서 정답을 맞히었는지 공연 전후를 비교 분석한 결과 〈표 5〉와 같았으며, 공연 전후 차이는 통계적으로 유의하였음.

- 공연 전에는 5개 항목 중 평균 2.42개 맞추었으나 공연 후에는 4.98개로 거의 다 정답을 맞히었고, 사전과 비교하면 2.56개 더 맞추었음.
- 이를 100점 만점으로 환산해본 결과 공연 전에는 평균 48.33점에서 공연 후 99.51점으로 51.18점이 향상하였음.

○ 이러한 결과는 에이즈 예방 뮤지컬 공연을 통해 에이즈에 대한 지식 향상에 효과가 있음을 보여주는 것임.

〈표 5〉 공연 전후 에이즈에 대한 지식 점수 변화

구분	정답 수[1]	점수[2]	paired t(p 값)
	평균±표준편차	평균±표준편차	
공연 전	2.42±1.75	48.33±35.03	68.82(.000)
공연 후	4.98±0.28	99.51±5.67	
변화량(공연 후-공연 전)	2.56±1.76	51.18±35.18	

주: [1] 5개 항목 중 정답을 맞힌 개수임; [2] 100점 만점으로 환산한 점수임

○ 이러한 지식수준의 변화는 〈그림 3〉을 통해서도 확인해 볼 수 있음.

- 공연 전에는 5개를 다 맞춘 청소년이 15.7%에 불과하였으나 공연 후에는 98.7%로 많이 늘어나 대상자가 거의 모든 문제에 정답을 맞히었음.
- 이와 반대로 하나도 맞추지 못한 청소년이 공연 전에는 20.2%였으나 공연 후 0.3%였음.

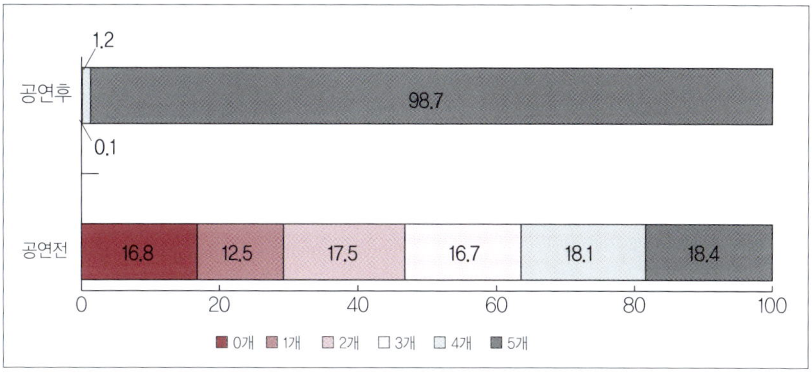

〈그림 3〉 공연 전후 에이즈에 대한 지식 정답 수 비교

□ 청소년 특성별 에이즈에 대한 지식 변화

○ 공연 관람 청소년의 특성별로 에이즈에 대한 지식의 변화가 어떠하였는지를 정답 수의 평균과 점수로 파악한 결과 성별, 학교급별로 공연 전과 공연 후 모두 유의수준 0.001에서 통계적으로 유의미하게 향상되었음(표 6).

○ 성별로는 공연 전후 지식의 변화량이 남학생 2.76개(55.16점), 여학생 2.32개(46.37점)로 남학생이 더 향상되었음.

○ 학교급별로는 중학생, 고등학생 순으로 변화가 컸음.

- 고등학생들은 공연 전에는 정답 수가 2.96개(59.23점)였으나 공연 관람 후에는

4.98개(99.62점)로 2.02개(40.38점)로 늘어났음.

- 중학생은 공연 전 정답 수가 평균 2.09개(41.88점)였으나 공연 후 평균 4.97개(99.45점)로 평균 2.88개(57.57점) 더 맞추었음.
- 이러한 결과는 뮤지컬 공연 전에는 중학생들이 고등학생들과 비교해서 에이즈 지식이 더 낮았으나 뮤지컬 공연을 통해 지식이 많이 향상된 것을 알 수 있었음.

〈표 6〉 청소년 특성별 에이즈에 대한 지식 변화 단위: 정답 수(점수)

구분		공연 전	공연 후	변화량 (공연 후–공연 전)	paired t
성별	남학생	2.22±1.69 (44.41±33.86)	4.98±0.21 (99.58±4.10)	2.76 (55.16)	56.56***
	여학생	2.65±1.79 (53.06±35.83)	4.97±0.36 (99.43±7.11)	2.32 (46.37)	41.19***
학교급	중학교	2.09±1.71 (41.88±34.26)	4.97±0.27 (99.45±5.44)	2.88 (57.57)	62.39***
	고등학교	2.96±1.68 (59.23±33.61)	4.98±0.30 (99.62±6.04)	2.02 (40.38)	34.77***

주: *** p<.001; ( ) 안은 100점 만점으로 환산한 점수임

2) 에이즈에 대한 태도의 변화

○ 뮤지컬 공연을 통해 에이즈 예방뿐만 아니라 에이즈에 대한 차별이나 편견을 없애고 포용적 태도를 변화시키는 데 목적이 있음. 평가결과 공연 전과 비교하면 공연 후 포용적 태도로 변화된 것으로 나타났으며, 이는 통계적으로 유의미하였음(표 7).

○ 에이즈에 대한 태도는 6개 문항으로 구성하여 리커트 5점 척도로 측정하였으며, 각 항목은 다음과 같음.

- 감염인과 같은 학교 다닐 수 있다.
- 감염인의 옆자리에 앉을 수 있다.
- 감염인을 편견이나 차별 없이 대할 수 있다.
- 감염인과 악수나 포옹을 할 수 있다.
- 감염인이 내 짝꿍이어도 함께 공부할 수 있다.
- 뜻하지 않은 성 접촉 시 콘돔 사용 의향 있다.

○ 뮤지컬 공연 전 평균 3.21점으로 보통보다 약간 높은 수준이었으나 공연 후 평균 4.36점으로 평균 1.15점이 높아져 에이즈에 대한 태도가 더 포용적으로 변화된 것을

알 수 있었음.

- ‘감염인과 악수나 포옹할 수 있다’라는 항목이 공연 전 2.85점으로 다른 항목에 비해 가장 낮은 점수를 보였으나 공연 후에는 4.31점으로 평균 1.46점이 높아져 가장 많이 변화한 항목이었음.
- 이와 유사하게 ‘감염인의 옆자리에 앉을 수 있다’, ‘감염인과 같은 학교 다닐 수 있다’라는 항목은 공연 전 2.99, 3.02점에서 공연 후 4.34, 4.38점으로 평균 1.35점이 높아져 두 번째로 많이 변화하였음.
- 그러나 ‘뜻하지 않은 성 접촉 시 콘돔을 사용할 의향이 있다’라는 항목은 공연 전 3.90점으로 다른 항목에 비해 상대적으로 높았으며, 공연 후 0.59점으로 변화하여 다른 항목에 비해 변화량은 적은 편이었음.
- ‘감염인을 편견이나 차별 없이 대할 수 있다’, ‘감염인이 내 짝이어도 함께 공부할 수 있다’라는 항목은 공연 전 다른 항목들에 비해 비교적 더 긍정적이었으나 공연 후 4.34, 4.33점으로 다른 항목과 비슷한 수준으로 변화하였음.

〈표 7〉 공연 전후 에이즈에 대한 태도 변화

구분	공연 전	공연 후	변화량 (공연 후–공연 전)	paired t
감염인과 같은 학교 다닐 수 있다	3.02±1.23	4.38±0.72	1.35	50.96***
감염인의 옆자리에 앉을 수 있다	2.99±1.25	4.34±0.75	1.35	48.30***
감염인을 편견 · 차별 없이 대할 수 있다	3.35±1.11	4.34±0.72	0.99	39.79***
감염인과 악수나 포옹할 수 있다	2.85±1.21	4.31±0.74	1.46	53.74***
감염인이 내 짝이어도 함께 공부할 수 있다	3.17±1.20	4.33±0.73	1.17	44.23***
뜻하지 않은 성 접촉 시 콘돔 사용 의향 있다	3.90±1.31	4.49±0.69	0.59	21.15***
전체	3.21±0.98	4.36±0.61	1.15	53.94***

주: *** p〈.001; 항목별 점수는 1점에서 5점 사이이며, 점수가 높을수록 에이즈에 대해 관용적 태도임

□ 청소년 특성별 에이즈에 대한 태도 변화

○ 에이즈에 대한 태도 변화가 공연 관람 청소년 특성별로 차이가 있는지 분석한 결과 〈표 8〉과 같았으며, 통계적으로 유의미하였음(p〈.001).

○ 성별로는 남학생의 태도 변화가 여학생보다 더 컸음.

- 남학생은 공연 전 3.15점에서 공연 후 4.38점으로 변화하였고, 여학생은 3.29점에

서 4.34점으로 변화하였음.

- 또한, 점수의 차이가 크지는 않지만, 공연 전과 대비해 공연 후 남학생이 여학생과 비교하면 태도 점수가 높아졌음.

○ 학교급별로는 중학생, 고등학생 순으로 에이즈에 대해 포용적인 태도로 변화하였음.

- 뮤지컬 공연 전 에이즈에 대한 태도가 가장 포용적이지 않았던 집단이 중학생이었으나(평균 3.11점) 공연 후 평균 4.35점으로 1.24점이 향상하여 가장 많은 태도 변화를 보였음.
- 고등학생은 공연 전 3.40점에서 공연 후 4.39점으로 0.99점 향상되어 중학생에 비해 적게 변화하였음.

〈표 8〉 청소년 특성별 공연 전후 에이즈에 대한 태도 변화

구분		공연 전	공연 후	변화량 (공연 후–공연 전)	paired t
성별	남학생	3.15±1.03	4.38±0.61	1.23	40.50***
	여학생	3.29±0.90	4.34±0.61	1.05	36.07***
학교급	중학교	3.11±1.04	4.35±0.59	1.24	43.12***
	고등학교	3.40±0.82	4.39±0.65	0.99	33.83***

주: *** p<.001; 항목별 점수는 1점에서 5점 사이이며, 점수가 높을수록 에이즈에 대해 관용적 태도임

□ 항목별 에이즈에 대한 태도 변화

○ 에이즈에 대해 측정하는 6개 항목 각각에 대해 공연 전과 공연 후 긍정적 태도가 어떻게 변화하였는지를 살펴보았음.

① 감염인과 같은 학교에 다닐 수 있다.

- '나는 에이즈 감염인과 같은 학교에 다닐 수 있다'라는 항목에서 매우 그렇다 또는 그렇다고 생각하는 청소년이 공연 전에 34.0%에서 공연 후 87.7%로 53.7% 포인트 늘어나 변화폭이 가장 컸음.
- 이와 함께 그렇지 않다고 생각하는 청소년의 비율은 31.1%에서 0.8%로 부정적 태도는 30.3% 포인트 줄어들었음.

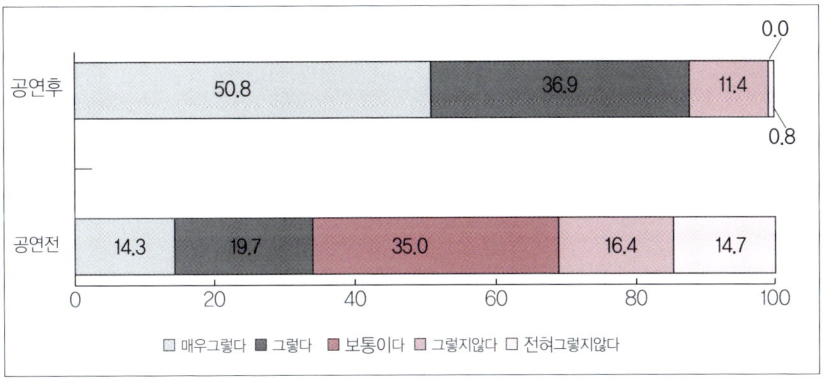

〈그림 4〉 감염인과 같은 학교에 다닐 수 있는지에 대한 태도 변화

② 감염인의 옆자리에 앉을 수 있다.

- '나는 에이즈 감염인의 옆자리에 앉을 수 있다'에 대해서 공연 전에는 매우 그렇다 또는 그렇다고 생각하는 청소년이 반에 미치지 못하는 35.9%였으나 공연 후 85.7%로 49.8% 포인트 늘어났음.
- 그렇지 않다고 생각하는 청소년의 비율은 35.4%에서 1.0%로 부정적 태도는 34.4% 포인트 줄어들었음.

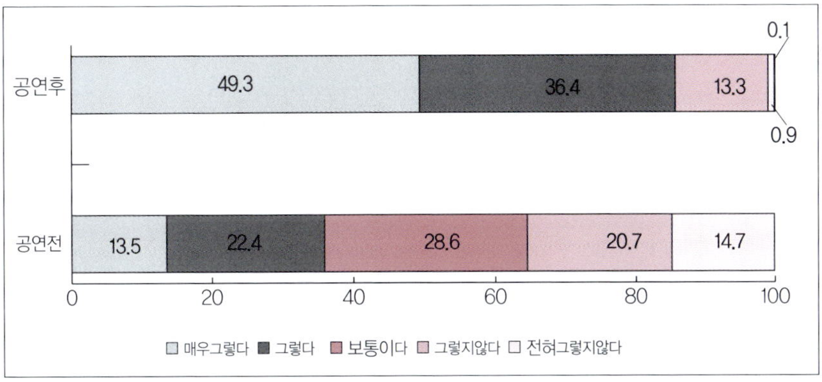

〈그림 5〉 감염인의 옆자리에 앉을 수 있는지에 대한 태도 변화

③ 감염인을 편견이나 차별 없이 대할 수 있다.

- 에이즈 감염인을 편견이나 차별 없이 대할 수 있는지는 공연 전에는 46.1%의 청소년이 그렇다고 하였으나 공연 후에는 86.4%가 그렇다고 응답하여 포용적인 태도가 40.3% 포인트 증가하였음.
- 그렇지 않다고 생각하는 청소년은 19.6%에서 0.4%로 부정적 태도는 19.2% 포인트

줄어들었음.

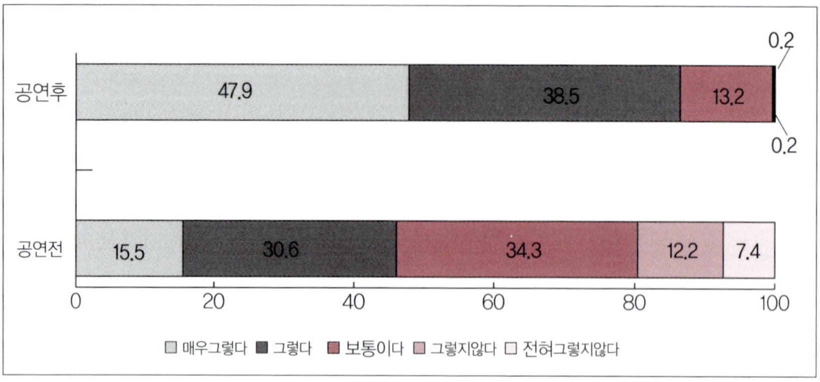

〈그림 6〉 감염인을 편견이나 차별 없이 대할 수 있는지에 대한 태도 변화

④ 감염인과 악수나 포옹을 할 수 있다.

- 에이즈 감염인과 악수나 포옹을 할 수 있는지는 공연 전 28.8%의 청소년이 매우 그렇다 또는 그렇다고 응답하였으나 공연 후 85.1%로 포용적 태도가 56.3% 포인트 늘어났음.
- 반면 그렇지 않다고 생각하는 청소년은 38.7%에서 0.7%로 부정적 태도는 38.0% 포인트 줄어들었음.

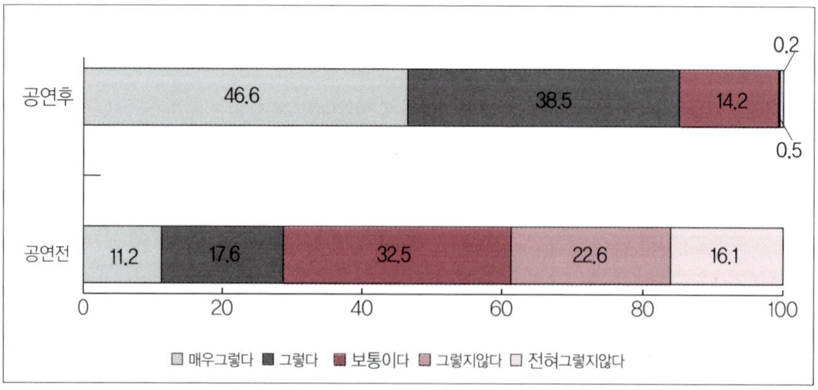

〈그림 7〉 감염인과 악수나 포옹을 할 수 있는지에 대한 태도 변화

⑤ 감염인이 내 짝꿍이어도 함께 공부할 수 있다.

- '나는 에이즈 감염인이 내 짝꿍이어도 함께 공부할 수 있다'라는 항목에 대해서는 공연 전에는 40.1%가 그렇다고 응답하였으나 공연 후에는 86.2%로 46.1%의 청소

년이 긍정적인 태도로 변화하였음.

- 이와 함께 그렇지 않다고 생각하는 청소년은 25.5%에서 0.6%로 부정적 태도는 24.9% 포인트 줄어들었음.

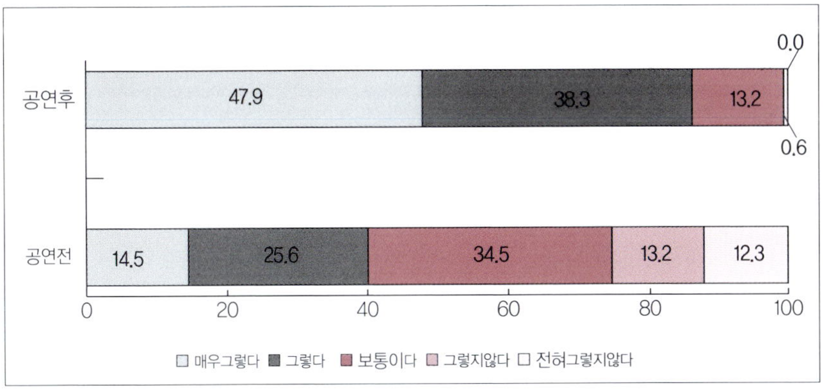

〈그림 8〉 감염인이 내 짝꿍이어도 함께 공부할 수 있는지에 대한 태도 변화

⑥ 뜻하지 않은 성 접촉 시 콘돔 사용 의향 있다.

- 뜻하지 않게 성 접촉을 하게 될 때 콘돔을 사용할 의향이 있는지는 공연 전에도 그렇다는 응답이 65.2%로 다른 항목에 비해 높은 편이었는데, 공연 후에는 89.5%로 24.3%포인트 증가하여 다른 항목과 비슷하였음.
- 같은 맥락에서 그렇지 않다는 응답 비율은 13.7%로 다른 항목에 비해 낮았으나 공연 후 0.3%로 부정적 태도가 13.4% 포인트 줄어들었음.

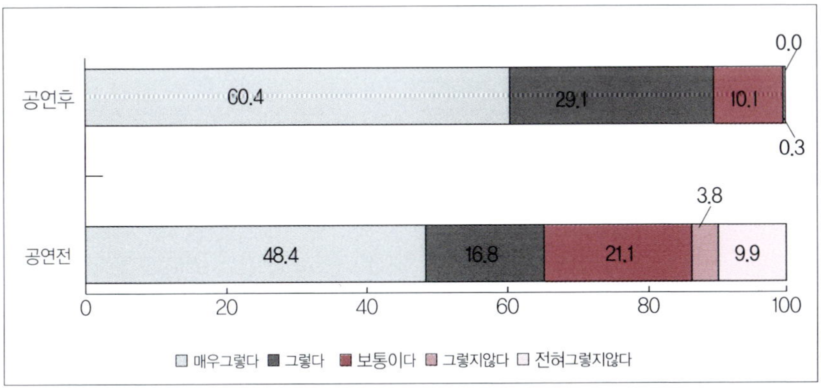

〈그림 9〉 뜻하지 않은 성 접촉 시 콘돔 사용 의향이 있는지에 대한 태도 변화

부록

3) 프로그램 만족도

○ 청소년 에이즈 예방 뮤지컬 공연에 대한 만족도는 공연의 스토리, 지식 전달 정도, 상황 표현, 필요성, 다른 친구에 대한 추천 의사, 전반적 만족도의 6개 항목으로 평가하였으며, 그 결과는 〈표 9〉에 나타난 바와 같았음.

○ 모든 항목에서 매우 그렇다는 응답이 57% 이상이었으며, 그렇다는 응답은 28~34% 사이로 분포되어 전반적으로 만족하는 비율이 90% 이상이었음. 전체 만족도 평균값은 5점 만점에 4.50점으로 매우 높은 만족도를 보였음.

- 가장 높은 만족도를 보인 항목은 '에이즈 관련 지식을 충분히 전달했다', '재미있는 스토리이다'로 4.55점이었고, '일어날 수 있는 상황을 표현했다'가 4.99점의 순으로 나타났음.
- 상대적으로 만족도가 낮은 항목은 '우리에게 꼭 필요한 공연이다', '다른 친구에게 추천하고 싶다', '전반적으로 만족한다'로 평균 4.46점이었으나, 큰 차이는 아니었음.

〈표 9〉 공연에 대한 만족도 (단위: %)

구분	매우 그렇다	그렇다	보통 이다	그렇지 않다	전혀 그렇지 않다	평균± 표준편차
재미있는 스토리이다	62.5	30.4	6.8	0.3	0.0	4.55±0.64
에이즈 관련 지식을 충분히 전달했다	62.0	32.3	5.2	0.2	0.3	4.55±0.63
일어날 수 있는 상황을 표현했다	57.7	34.3	7.6	0.0	0.4	4.49±0.67
우리에게 꼭 필요한 공연이다	60.1	28.1	9.2	1.7	0.8	4.45±0.80
다른 친구에게 추천하고 싶다	61.1	28.4	7.5	1.8	1.3	4.46±0.81
전반적으로 만족한다	59.1	33.1	7.5	0.2	0.1	4.51±0.65
전체	60.4	31.1	7.3	0.7	0.4	4.50±0.69

주: 평균값은 1점에서 5점 사이이며, 점수가 높을수록 만족도가 높은 것임

□ 청소년 특성별 공연 만족도

○ 공연에 대한 만족도를 공연 관람 청소년 특성별로 분석한 결과 〈표 10〉과 같음. 성별, 학교급별 만족도 차이는 통계적으로 유의하지 않았음.

○ 성별로는 남학생의 만족도가 4.51점으로 여학생의 만족도 4.49점에 비해 약간 높았으나 통계적으로 차이를 보이지 않았음.

○ 학교급별로는 고등학생이 4.56점으로 중학생(4.47)보다 높았고, 연령이 낮을수록 뮤지컬 공연을 통한 예방 교육 효과가 더 높은 것으로 해석할 수 있음.

〈표 10〉 청소년 특성별 만족도

구분		평균±표준편차	t
성별	남학생	4.51±.0.60	t=0.84
	여학생	4.49±.0.55	
학교급	중학교	4.47±0.60	t=2.87***
	고등학교	4.56±0.52	

주: *** p<.001; 평균값은 1점에서 5점 사이이며, 점수가 높을수록 만족도가 높은 것임

III. 결론 및 제언 (생략)

부록

참고문헌

김경동, 이온죽, & 김여진. (2009). 사회조사연구방법: 사회연구의 논리와 기법. 박영사.

신광영. (1999). 『사회과학방법론사전』: 정대연 지음. 백의출판사 펴냄, 1997년, 1071쪽, 정가 60,000원. 韓國社會學, 33(SP), 231-235.

신정우, 조병희, 최보람, 김희년, 문석준, 진재현, & 김혜인. (2020). 2020 의료서비스경험조사. In: 한국보건사회연구원.

오인환. (1992). 사회조사방법론. 나남. http://www.riss.kr/link?id=M11621663

장사랑, 손애리, & 조병희. (2014). 동성애자에 대한 조사연구 방법 개발 연구. 보건학논집, 51(1), 21-33.

정대연. (1997). 사회과학방법론사전. 서울: 백의출판사.

최인재, 김현주, 이명선, 박경옥, 이기봉, & 이은경. (2010). 한국청소년지표조사 V--건강, 안전 (보호) 지표, 총괄보고서. In: 한국청소년정책연구원.

학회자료. (2010). 한국종합사회 KGSS 조사 2009. 한국종합사회조사 통계자료집, 2010(-), 1-459.

학회자료. (2011). 한국종합사회 KGSS 조사 2010. 한국종합사회조사 통계자료집, 2011(-), 1-463.

Aday, L. A., & Cornelius, L. J. (2006). Designing and Conducting Health Surveys: a Comprehensive Guide. John Wiley & Sons.

Alasuutari, P., Bickman, L., & Brannen, J. (2008). The SAGE Handbook of Social Research Methods. Sage.

Barnes, G. M., & Welte, J. W. (1990). Prediction of Adults' Drinking Patterns from the Drinking of their Parents. Journal of studies on alcohol, 51(6), 523-527.

Bourgeault, I., Dingwall, R., & De Vries, R. (2010). The SAGE Handbook of Qualitative Methods in Health Research. Sage.

Bradburn, N. M., Sudman, S., & Wansink, B. (2004). Asking Questions: the Definitive Guide to Questionnaire Design--for Market Research, Political Polls, and Social and Health Questionnaires. John Wiley & Sons.

Crano, W. D., Brewer, M. B., & Lac, A. (2014). Principles and Methods of Social Research. Routledge.

Curtin, R., Presser, S., & Singer, E. (2005). Changes in Telephone Survey Nonresponse over the Past Quarter Century. Public opinion quarterly, 69(1), 87–98.

Dillman, D. A., Smyth, J. D., & Christian, L. M. (2014). Internet, Phone, Mail, and Mixed-Mode Surveys: the Tailored Design Method. John Wiley & Sons.

Foddy, W., & Foddy, W. H. (1994). Constructing Questions for Interviews and Questionnaires: Theory and Practice in Social Research. Cambridge university press.

Fowler Jr, F. J., & Fowler, F. J. (1995). Improving survey questions: Design and evaluation. Sage.

Fowler Jr, F. J., & Mangione, T. W. (1990). Standardized survey interviewing: Minimizing interviewer-related error (Vol. 18). Sage.

Fullam, F., & VanGeest, J. B. (2014). Surveys of Patient Populations. Health Survey Methods, 561–583.

Health, U. D. o., & Services, H. National Institute of Alcohol Abuse and Alcoholism.(2004). NIAAA council approves definition of binge drinking. NIAAA Newsletter, 3.

Hills, P., & Argyle, M. (2002). The Oxford Happiness Questionnaire: a compact scale for the measurement of psychological well-being. Personality and individual differences, 33(7), 1073–1082.

J., F., & J., F. (2013). Survey Research Methods. Sage publications.

Jarvis, S. E., & Barberena, L. (2008). Focus Group. Encyclopedia of survey research methods, 1, 286–289.

Johnson, T. P. (2014). Handbook of Health Survey Methods (Vol. 565). John Wiley & Sons.

Keeter, S., Miller, C., Kohut, A., Groves, R. M., & Presser, S. (2000). Consequences of Reducing Nonresponse in a National Telephone Survey. Public opinion quarterly, 64(2), 125–148.

Kelly, S. E., Bourgeault, I., & Dingwall, R. (2010). Qualitative Interviewing Techniques and Styles. The SAGE handbook of qualitative methods in health research, 307–326.

Kessler, R. C., & Pennell, B. E. (2014). Developing and Selecting Mental Health Measures. Health Survey Methods, 143–169.

Lavrakas, P. J. (2008). Encyclopedia of Survey Research Methods. Sage publications.

Liamputtong, P. (2019). Handbook of Research Methods in Health Social Sciences. Springer.

Oksenberg, L., & Cannell, C. (1988). Effects of Interviewer Vocal Characteristics on Nonresponse. Telephone survey methodology, 257–269.

Ruel, E., Wagner III, W. E., & Gillespie, B. J. (2015). The Practice of Survey Research: Theory and Applications. Sage Publications.

Sakshaug, J. W., Ofstedal, M. B., Guyer, H., Beebe, T. J., & Johnson, T. (2015). Handbook of Health Survey Methods.

Singer, E. (2006). Introduction: Nonresponse Bias in Household Surveys. International Journal of Public Opinion Quarterly, 70(5), 637–645.

Sue, V. M., & Ritter, L. A. (2012). Conducting Online Surveys. Sage.

찾아보기

ㄱ

ㄴ

ㄷ

ㅈ

ㅊ

보건조사방법론 값 25,000원

2021년 12월 31일 제1판 1쇄 발행
2023년 8월 25일 제1판 2쇄 발행

저 자 : 손 애 리
발행인 : 주 영 일
발행처 : **계 축 문 화 사**

서울특별시 종로구 통일로12길 16-17
우편번호 : 03029
TEL : 735-2257·738-9746
FAX : 723-9025
E-mail : gyechuk@hanmail.net
홈페이지 : http://gyechuk.co.kr

1973. 10. 31 등록번호 제300-1973-8호
ISBN 978-89-5629-659-3 93510